中医非物质文化遗产临床经典读本

第一辑

儒门事亲

（第二版）

金·张从正◎著

谷建军◎校注

U0297266

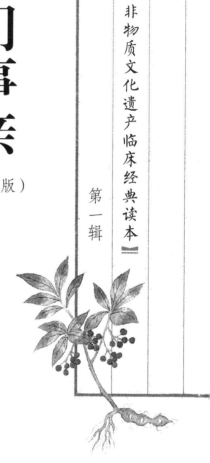

中国健康传媒集团
中国医药科技出版社

图书在版编目（CIP）数据

儒门事亲 /（金）张从正著；谷建军校注 . —2 版 . — 北京：中国医药科技出版社，2019.7

（中医非物质文化遗产临床经典读本）

ISBN 978-7-5214-0870-6

Ⅰ.①儒… Ⅱ.①张… ②谷… Ⅲ.①中医临床—经验—中国—金代 Ⅳ.① R24

中国版本图书馆 CIP 数据核字（2019）第 037814 号

美术编辑　陈君杞

版式设计　也　在

出版	**中国健康传媒集团** | 中国医药科技出版社
地址	北京市海淀区文慧园北路甲 22 号
邮编	100082
电话	发行：010 - 62227427　　邮购：010 - 62236938
网址	www.cmstp.com
规格	880×1230mm $\frac{1}{32}$
印张	12 $\frac{5}{8}$
字数	264 千字
初版	2010 年 12 月第 1 版
版次	2019 年 7 月第 2 版
印次	2019 年 7 月第 1 次印刷
印刷	三河市航远印刷有限公司
经销	全国各地新华书店
书号	ISBN 978-7-5214-0870-6
定价	**36.00 元**

获取新书信息、投稿、为图书纠错，请扫码联系我们。

《儒门事亲》为金代著名医家张从正著，后经其门人整理而成。书名曰《儒门事亲》者，以为惟儒者能明其理，而事亲者当知医也。

张从正（1156~1228年），字子和，号戴人。睢州考城人（今河南兰考县）。张氏精于医，贯穿《素》《难》之学，论病强调邪气，治病以祛邪为先，临床善用汗、吐、下三法。其书凡十五卷，集中体现了张氏的主要医学思想和诊疗特色，可谓有说有辨、有记有解、有诫有笺、有诠有式、有断有论、有疏有述、有衍有诀，对中医学的创新与发展影响深远，至今仍具有重要学习与研究价值。

内容提要

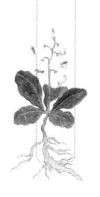

《中医非物质文化遗产临床经典读本》
编 委 会

出版者的话

　　中国从有文献可考的夏、商、周三代，就进入了文明的时代。中国人认为自己是炎黄的子孙，若以此推算，中国的文明史可以追溯到五千年前。中华民族崇尚自然，形成了"天人合一"的信仰，中医学就是在这种信仰的基础上产生的一种传统医学。

　　中医的起源可以追溯到炎帝、黄帝时期，根据考古、文献记载和传说，炎帝神农氏发明了用药物治病，黄帝轩辕氏创造脏腑经脉知识，炎帝和黄帝不仅是中华民族的始祖，也是中医的缔造者。

　　大约在公元前 1600 年，商代的伊尹发明了用"汤液"治病，即根据不同的证候把药物组合在一起治疗疾病，后世称这种"汤液"为"方剂"，这种治病方法一直延续到现在。由此可见，中华民族早在 3700 多年前就发明了把各种药物组合为"方剂"治疗疾病，实在令人惊叹！商代的彭祖用养生的方法防治疾病，中国人重视养生的传统至今深入民心。根据西汉司马迁《史记》的记载，春秋战国时期的秦越人扁鹊善于诊脉和针灸，西汉仓公淳于意善于辨证施治。这些世代传承积累的医药知识，到了西汉时期已蔚为大观。汉文帝下诏命刘向等一批学者整理全国的图书，整理后的图书分为六大类，即六艺、诸子、诗赋、兵书、术数、方技，方技即医学。刘向等校书，前后历时 27 年，是对中国历史文献最为壮观的结集、整理、研究，真正起到了上对古人、下对子孙后代的承前启后的作用。后之学者，欲考中国学术的源流，可以此为纲鉴。

这些记载各种医学知识的医籍，传之后世，被遵为经典。医经中的《黄帝内经》，记述了生命、疾病、诊疗、药物、针灸、养生的原理，是中医学理论体系形成的标志。这部著作流传了2000多年，到现在，仍被视为学习中医的必读之书，且早在公元7世纪，就传播到了周边一些国家和地区，近代以来，更是被翻译成多种语言，在世界许多国家广泛传播。

经方医籍中记载了大量以方治病和药物的知识，其中有《汤液经法》一书，相传是伊尹所作。东汉时期，人们把用药的知识编纂为一部著作，称《神农本草经》，其中记载了365种药物的药性、产地、采收、加工和主治等，是现代中药学的起源。中国历代政府重视对药物进行整理规范，著名的如唐代的《新修本草》、宋代的《证类本草》，到了明代，著名医学家李时珍历经30余年研究，编撰了《本草纲目》一书，在世界各国产生了广泛影响。

东汉时期的张仲景，对医经、经方进行总结，创造了"六经辨证"的理论方法，编撰了《伤寒杂病论》，成为中医临床学的奠基人，至今仍是指导中医临床的重要文献。这部著作早在公元700年左右就传到日本等国家和地区，一直受到重视。

西晋时期，皇甫谧将《素问》《针经》和《黄帝明堂经》进行整理，编纂了《针灸甲乙经》，系统地记录了针灸的理论与实践，成为学习针灸的经典必读之书，一直传承到现在。这部著作也被翻译成多种语言，在世界各地广泛传播。

中医学在数千年的发展历程中，创造积累了丰富的医学理论与实践经验，仅就文献而言，保存下来的中医古籍就有1万余种。中医学独特的思想与实践，在人类社会关注健康、重视保护文化多样性和非物质文化遗产的背景下，显现出更加旺盛的生命力。

中医药学与中华民族所有的知识一样，是"究天人之际"的学问，所以，中国的学者们信守着"究天人之际，通古今之变，成一家之言"的至理。《素问·著至教论篇》记载黄帝与雷公讨论医道说："而道，上知天文，下知地理，中知人事，可以长久。以教众庶，亦不疑殆。医道论篇，可传后世，可以为宝。"这段话道出了中医学的本质。中医是医道，医道是文化、是智慧，《黄帝内经》中记载的都是医道。医道是究天人之际的学问，天不变，道亦不变，故可以长久，可以传之后世，可以为万世之宝。

医道可以长久，在医道指导下的医疗实践，也可以长久。故《黄帝内经》中的诊法、刺法可以用，《伤寒论》《金匮要略》《备急千金要方》《外台秘要》的医方今天亦可以用，《神农本草经》《证类本草》《本草纲目》的药今天仍可以用。

或许要问，时间太久了，没有发展吗？不需要创新吗？其实，求新是中华民族一贯的追求。如《礼记·大学》说："苟日新，日日新，又日新。"清人钱大昕有一部书叫《十驾斋养新录》，他以咏芭蕉的诗句解释"养新"之义说："芭蕉心尽展新枝，新卷新心暗已随，愿学新心养新德，长随新叶起新知。"原来新知是"养"出来的。

中华民族"和实生物，同则不继"的思想智慧，与当今国际社会提出的保护和促进文化多样性、保护人类的非物质文化遗产的需求相呼应。世界卫生组织 2000 年发布的《传统医学研究和评价方法指导总则》中，将"传统医学"定义为"在维护健康以及预防、诊断、改善或治疗身心疾病方面使用的各种以不同文化所特有的理论、信仰和经验为基础的知识、技能和实践的总和"，点明了文化是传统医学的根基。习近平总书记深刻指出："中医药学是中国古代科学的瑰宝，也是打开中华文明宝库的钥匙。"这套丛书的整理出版，也是为了打磨好中医药学这把钥匙，以期打开中华文明这个宝库。

希望这套书的再版，能够带您回归经典，重温中医智慧，获得启示，增添助力！

中国医药科技出版社

2019 年 6 月

校注说明

　　《儒门事亲》为金代著名医家张从正所撰。张从正（1156~1228年），字子和，号戴人。睢州考城人。张氏精于医，贯穿《素》《难》之学，论病强调邪气，治病以祛邪为先，临床善用汗、吐、下三法，被世人誉为"攻下派"的一代宗师。其书凡十五卷，集中记录和反映了张氏的医学思想和诊疗经验。书名虽曰《儒门事亲》，实为以张氏为主十种医籍的辑集，即：《儒门事亲》《治病百法》《十形三疗》《杂记九门》《撮要图》《治法杂论》《三法六门》《刘河间先生三消论》《治法心要》《世传神效名方》。该书不仅对金元时期医学的创新和发展作出了重要贡献，也是中医发展史上影响较大的著作之一。为了进一步扩大张氏的学术影响以及研究学习其宝贵经验，笔者对《儒门事亲》进行校注，现就有关问题说明如下。

一、版本选择

　　根据北京图书馆 1961 年出版的《中医图书联合目录》载，《儒门事亲》有 20 余种不同刊本。现存最早刊本是元代中统三年（1262年）刻本，现藏于北京大学图书馆。明代主要有《医方类聚》本、邵辅本和《医统正脉》本。清代以《四库全书》所录《儒门事亲》为代表，还有宣统庚戌（1910年）上海千顷堂书局石印本、宁波汲绠斋书局石印本、上海国学扶轮社石印本等，以及康熙年间日本渡边氏洛阳松下睡鹤轩刻本。近代主要有曹炳章《中国医学大成》本、河南中医学院馆藏《豫医双璧》本。

第一版校注，以乾隆四十三年（1778年）《四库全书》文渊阁藏本所收《儒门事亲》影印本为底本。由于该本最初藏于宫中专供皇帝御览，不仅其缮写水平较好，且版面清晰，保存完整，故取为底本。所用校本主要有：日本正德元年（1711年）渡边氏洛阳松下睡鹤轩刊本（简称"日正德本"）、清·宣统庚戌（1910年）千顷堂书局石印本（简称"千顷堂本"）、民国二十五年（1936年）曹炳章辑校的《中国医学大成》中所收《儒门事亲》（简称"医学大成本"）。主要参校资料有《素问》《灵枢经》《诸病源候论》《针灸大成》《脉经》等。

第二版校对增加了邵辅本、《医统正脉》本、《医方类聚》本等校本，并《卫生易简方》《千金方》等参校资料，改正了第一版的某些错误，有疑误者存疑待考，希翼较为准确地反映原著原义。

二、校注原则

凡底本不误而校本误者一律不改不注，凡底本与校本不同者，如确系底本有误，则改正原文，并出校记说明。若难以判定底本或校本正误者，一律保留原文，出校记说明。若底本和校本皆误者，一律保留原文，将参校本内容出校记说明。凡作者引文有误者，一律不改，亦不出校记；若与原意相违，则出校记说明原著作内容。凡属底本脱文、衍文、倒文，据校本补、删、移改，并出注说明。

三、文字处理

全书采用现行标准简化字体。繁体字迳改为相应简体字，如"藥"改为"药"；若改为简体字则难以准确表达原义者，保留繁体，如"瘕"。凡底本的异体字、通假字、古今字、俗写字一律径改为通行的简化字，不出校记，如"藏"改为"脏"。凡底本中表示文字位置的"右""左"，一律迳改为"上""下"，不出校记。原文中古奥、生僻字，适当出注说明字音、字义。凡原文中写法不规范的药名，一律迳改为规范药名，不出校记，如"广茂"，改为"莪术"。

原底本无目录，本次整理参照医学大成本目录，有改动者在正文标题处出注说明。

校注者

2018 年 6 月

钦定四库全书·儒门事亲提要

　　臣等谨案:《儒门事亲》十五卷,金张从正撰。从正,字子和,号戴人,睢州考城人。兴定中召补太医,寻辞去。与麻知几、常仲明辈讲求医理,辑为此书。有说有辨,有记有解,有诚有笺,有诠有式,有断有论,有疏有述,有衍有诀,有十形三疗,有六门三法,名目颇烦碎,而大旨主于用攻。其曰儒门事亲者,以为惟儒者能明其理,而事亲者当知医也。从正宗河间刘守真,用药多寒凉,其汗吐下三法当时已多异议,故书中辨谤之处为多。丹溪朱震亨亦讥其偏,后人遂并其书置之。然病情万状,各有所宜,当攻不攻与当补不补厥弊维均,偏执其法固非,竟斥其法亦非也。惟中间负气求胜,不免太激,欲矫庸医恃补之失,或至于过直。又传其学者,不知察脉虚实,论病久暂,概以峻利施治,遂致为世所藉口,要之未明从正本意耳。乾隆四十三年三月恭校上。

　　　　　　　　　　总纂官　臣纪昀　臣陆锡熊　臣孙士毅
　　　　　　　　　　总校官　臣陆费墀

原　序

　　是书也，戴人张子和专为事亲者著。论议渊微，调摄有法，其术与东垣、丹溪并传。名书之义，盖以医家奥旨，非儒不能明；药品①酒食，非孝不能备也。故曰：为人子者，不可不知医。予幼失怙，慈母在堂，踰七望八，滫髓②既具，未尝不防以药物。每虑当有所馈，委之时医，恐为尽道之累。将欲遍阅方书，诸家著述繁杂，窃为是皇皇者数载矣。近得是书，如获宝璐，执是以证，何虑臆说之能惑。惜其板久失，传本多亥豕之讹，因付儒医闻忠较订锓梓，与世之事亲者共云。

　　　　　　　　　　　嘉靖辛丑三月戊子复元道人邵辅序

---

①　品：原作"裹"，据日正德本、千顷堂本改。

②　滫髓：同滫瀡。柔滑爽口的食物。

目录

🪷 卷三

🪷 卷四

卷五

卷六

🪷 卷七

卷八

❦ 卷十

🪷 卷十一

🪷 卷十五

卷 一

七方十剂绳墨订一

方有七，剂有十，旧矣。虽有说者，辨其名而已，敢申昔人已创之意而为之订。夫方者，犹方术之谓也。《易》曰：方以类聚。是药之为方，类聚之义也。或曰：方，谓五方也。其用药也，各据其方。如东方濒海卤斥而为痈疡，西方陵居华食而多䐃①肿赘瘿；南方瘴雾卑湿而多痹疝，北方乳食而多脏寒满病，中州食杂而多九疸、食痨、中满、留饮、吐酸、腹胀之病。盖中州之地，土之象也，故脾胃之病最多。其食味、居处、情性、寿夭，兼四方而有之。其用药也，亦杂诸方而疗之。如东方之藻蒂，南方之丁木，西方之姜附，北方之参苓，中州之麻黄、远志，莫不辐辏而参尚。故方不七，不足以尽方之变；剂不十，不足以尽剂之用。剂者，和也。方者，合也。故方如瓦之合，剂犹羹之和也。方不对病则非方，剂不蠲疾则非剂也。七方者，大、小、缓、急、奇、偶、复也；十剂者，宣、通、补、泻、轻、重、滑、涩、燥、湿也。

夫大方之说有二，有君一臣三佐九之大方，有分两大而顿

---

① 䐃（yūn）：头大貌。《说文·頁部》"䐃，頭䐃。䐃，大也。"

服之大方。盖治肝及在下而远者，宜顿服而数少之大方；病有兼证而邪不专，不可以一二味治者，宜君一臣三佐九之大方。王太仆以人之身三折之，上为近，下为远。近为心肺，远为肾肝，中为脾胃。胞脏胆亦有远近。以予观之，身半以上其气三，天之分也；身半以下其气三，地之分也；中脘，人之分也。又手之三阴阳亦天也，其气高；足之三阴阳亦地也，其气下；戊己之阴阳亦人也，其气犹中州。故肝之三服可并心之七服，肾之二^①服可并肺之七服也。

小方之说亦有二，有君一臣二之小方，有分两微而频服之小方。盖治心肺及在上而近者，宜分两微而少服而频之小方，徐徐而呷之是也。病无兼证，邪气专，可一二味而治者，宜君一臣二之小方。故肾之二服，可分为肺之九服及肝之三服也。

缓方之说有五。有甘以缓之之缓方，糖、蜜、枣、葵、甘草之属是也。盖病在胸膈，取甘能恋也。有丸以缓之之缓方，盖丸之比汤散，其气力宣行迟故也。有品件群众之缓方，盖药味众则各不得骋其性也，如万病丸，七八十味递相拘制也。有无毒治病之缓方，盖性无毒则功自缓矣。有气味薄药之缓方，盖药气味薄，则长于补上治上，比至其下，药力已衰。故补上治上，制之以缓，缓则气味薄也。故王太仆云治上补上，方若迅急，则上不任而迫走于下。制缓方而气味厚，则势与急同。

急方之说有四^②。有急病急攻之急方，如心腹暴痛，两阴溲

① 二：《素问·至真要大论》王冰论："肺服九，心服七，脾服五，肝服三，肾服一。"故"二"当作"一"，下文"肺之七服"，"七"当作"九"。下段"肾之二服"同。
② 四：原作"五"，据千顷堂本改。

便闭塞不通，借备急丹以攻之。此药用不宜恒，盖病不容俟也。又如中风牙关紧急，浆粥不入，用急风散之属亦是也。有汤散荡涤之急方，盖汤散之比丸下咽易散而施用速也。有药性有毒之急方，盖有毒之药能上涌下泄，可以夺病之大势也。有气味厚药之急方，药之气味厚者直趣于下而气力不衰也。故王太仆云治下补下，方之缓慢，则滋道路而力又微。制急方而气味薄，则力与缓等。

奇方之说有二。有古之单方之奇方，独用一物是也。病在上而近者，宜奇方也。有数合阳数之奇方，谓一、三、五、七、九，皆阳之数也，以药味之数皆单也。君一臣三，君三臣五，亦合阳之数也。故奇方宜下不宜汗。

偶方之说有三。有两味相配之偶方，有古之复方之偶方。盖方相合者是也。病在下而远者，宜偶方也。有数合阴数之偶方，谓二、四、六、八、十也，皆阴之数也。君二臣四，君四臣六，亦合阴之数也。故偶方宜汗不宜下。

复方之说有二①。方有二方三方相合之复方，如桂枝二②越婢一汤。如调胃承气汤方，芒硝、甘草、大黄，外参以连翘、薄荷、黄芩、栀子，以为凉膈散，是本方之外别加余味者皆是也。有分两均剂之复方，如胃风汤各等分是也。以《内经》考之，其奇偶四则，反以味数奇者为奇方，味数偶者为偶方。下复云：汗者不以奇，下者不以偶。及观仲景之制方，桂枝汤，汗药也，反以五③味为奇；大承气汤，下药也，反以四味为偶，何也？岂临事制宜，复有增损者乎？考其大旨，王太仆所谓汗药如不

---

① 二：原作"一"，据《医方类聚》本改。
② 二：原脱，据《医方类聚》本补。
③ 五：原作"三"，据桂枝汤药物组成改。

以偶则气不足以外发，下药如不以奇则药毒攻而致过。必如此言，是奇则单行，偶则并行之谓也。急者下，本易行，故宜单；汗或难出，故宜并。盖单行则力孤而微，并行则力齐而大，此王太仆之意也。然太仆又以奇方为古之单方，偶为复方，今此七方之中已有偶又有复者，何也？岂有^①偶方者，二方相合之谓也；复方者，二方、四方相合之方欤！不然，何以偶方之外又有复方者欤？此"复"字，非"重复"之"复"，乃"反覆"之"复"。何以言之？盖《内经》既言奇偶之方，不言又有重复之方，惟云奇之不去则偶之，是为重方，重方者，即复方也，下又云偶之不去则反佐以取之，所谓寒热温凉，反从其病也。由是言之，复之为方反复，亦不远《内经》之意也。

所谓宣剂者，俚人皆以宣为泻剂，抑不知十剂之中已有泻剂。又有言宣为通者，抑不知十剂之中已有通剂。举世皆曰春宜宣，以为下夺之药，抑不知仲景曰大法春宜吐，以春则人病在头故也。况十剂之中独不见涌^②剂，岂非宣剂即所谓涌剂者乎《内经》曰：高者因而越之，木郁则达之。宣者，升而上也，以君召臣曰宣，义或同此。伤寒邪气在上，宜瓜蒂散。头痛，葱根豆豉汤。伤寒懊恼，宜栀子豆豉汤。精神昏愦，宜栀子厚朴汤。自瓜蒂以下皆涌剂也，乃仲景不传之妙。今人皆作平剂用之，未有发其秘者。予因发之，然则为涌明矣。故风痫中风，胸中诸实痰饮，寒结胸中，热蔚^③化上，上而不下，久则嗽喘、满胀、水肿之病生焉，非宣剂莫能愈也。

所谓通剂者，流通之谓也。前后不得溲便，宜木通、海金

---

① 有：原作"非"，据日正德本、千顷堂本改。
② 涌：原作"通"，据医学大成本改。下一"涌"字同。
③ 蔚：通"郁"。

沙、大黄、琥珀、八正散之属；里急后重，数至圊而不便，宜通因通用。虽通与泻相类，大率通为轻而泻为重也。凡痹麻蔚滞，经隧不湍，非通剂莫能愈也。

所谓补剂者，补其不足也。俚人皆知山药丸、鹿茸丸之补剂也，然此乃衰老下脱之人方宜用之，今往往于少年之人用之，其舛甚矣。古之甘平、甘温、苦温、辛温皆作补剂，岂独硫黄、天雄然后为补哉！况五脏各有补泻，肝实泻心，肺虚补肾。经曰：东方实，西方虚，泻南方，补北方。大率虚有六，表虚、里虚、上虚、下虚、阴虚、阳虚。设阳虚则以干姜、附子，阴虚则补以大黄、硝石。世传以热为补，以寒为泻，讹非一日，岂知酸苦甘辛咸各补其脏。《内经》曰：精不足者，补之以味。善用药者，使病者而五谷进者，真得补之道也。若大邪未去，方满方闷，心火方实，肾水方耗，而骤言鹿茸、附子，庸讵知所谓补剂者乎！

所谓泻剂者，泄泻之谓也。诸痛为实，痛随利减。经曰：实则泻之。实则散而泻之，中满者泻之于内。大黄、牵牛、甘遂、巴豆之属，皆泻剂也，惟巴豆不可不慎焉。盖巴豆其性燥热，毒不去，变生他疾，纵不得已而用之，必以他药制其毒。盖百千证中或可一二用之，非有暴急之疾，大黄、牵牛、甘遂、芒硝足矣。今人往往以巴豆热而不畏，以大黄寒而反畏，庸讵知所谓泻剂者哉！

所谓轻剂者，风寒之邪始客皮肤，头痛身热，宜轻剂消风散，升麻、葛根之属也。故《内经》曰：因其轻而扬之。发扬，所谓解表也。疥癣痤痱，宜解表，汗以泄之，毒以熏之，皆轻剂也，故桂枝、麻黄、防风之流亦然。设伤寒冒风，头痛身热，三日内用双解散及嚏药解表出汗，皆轻剂之云耳。

5

所谓重剂者，镇缒①之谓也。其药则朱砂、水银、沉香、水石、黄丹之伦，以其体重故也。久病咳嗽，涎潮于上，咽喉不利，形羸不可峻攻，以此缒之。故《内经》曰：重者因而减之。贵其渐也。

所谓滑剂者，《周礼》曰：滑以养窍。大便燥结，小便淋涩，皆宜滑剂。燥结者，其麻仁、郁李之类乎。淋涩者，其葵子、滑石之类乎。前后不通者，前后两阴俱闭也，此名曰三焦约也，约犹束也。先以滑剂润养其燥，然后攻之，则无失矣。

所谓涩剂者，寝汗不禁，涩以麻黄根、防己；滑泄不已，涩以豆蔻、枯白矾、木贼、乌鱼骨、罂粟壳。凡酸味亦同乎涩者，收敛之意也。喘嗽上奔，以薑汁、乌梅煎宁肺者，皆酸涩剂也。然此数种，当先论其本，以攻去其邪，不可执一以涩，便为万全也。

所谓燥剂者，积寒久冷，食已不饥，吐利腥秽，屈伸不便，上下所出水液澄澈清冷，此为大寒之故，宜用干姜、良姜、附子、胡椒辈以燥之。非积寒之病不可用也，若久服则变血溢、血泄、大枯大涸、溲便癃闭、聋瞽痿弱之疾。设有久服而此疾不作者，慎勿执以为是，盖疾不作者或一二，误死者百千也。若病湿者，则白术、陈皮、木香、防己、苍术等皆能除湿，亦燥之平剂也。若黄连、黄柏、栀子、大黄，其味皆苦，苦属火，皆能燥湿，此《内经》之本旨也，近世相违久矣。呜呼！岂独姜附之俦方为燥剂乎。

所谓湿剂者，润湿之谓也。虽与滑相类，其间少有不同。《内经》曰：辛以润之。盖辛能走气，能化液故也。若夫硝性虽咸，

①　缒（zhuì）：下垂。

本属真阴之水，诚濡枯之上药也。人有枯涸皱揭之病，非独金化为然，盖有火以乘之，非湿剂莫能愈也。

指风痹痿厥近世差玄说二

风痹痿厥四论，《内经》言之详矣，今余又为之说，不亦赘乎？曰：非赘也。为近世不读《内经》者，指其差玄也。夫风痹痿厥四证本自不同，而近世不能辨，一概作风冷治之，下虚补之，此所以旷日弥年而不愈者也。夫四末之疾，动而或劲者为风，不仁或痛者为痹，弱而不用者为痿，逆而寒热者为厥，此其状未尝同也，故其本源又复大异。风者必风热相兼，痹者必风湿寒相合，痿者必火乘金，厥者或寒或热，皆从下起。今之治者不察其源，见其手足弹曳①便谓之风，然《左传》谓风淫末疾，岂不知风暑燥湿火寒六气皆能为四末之疾也哉！敢详条于下，有意于救物者试择焉可也。

夫风之为状，善行而数变。《内经》曰：诸风掉眩，皆属肝木。掉摇眩运，非风木之象乎？纤曲劲直，非风木之象乎？手足掣颤，斜目㖞口，筋急挛搐，瘛疭惊痫，发作无时，角弓反张，甚则吐沫，或泣或歌，喜怒失常，顿僵暴仆，昏不知人，兹又非风木之象乎？故善行而数变者，皆是厥阴肝之用也。夫肝木所以自甚而至此者，非独风为然，盖肺金为心火所制，不能胜木故也。此病之作，多发于每年十二月，大寒中气之后，及三月四月之交，九月十月之交。何以言之？大寒中气之后厥阴为主气，巳亥之月亦属厥阴用事之月，皆风主之时也。故三

---

① 弹曳：弹（duǒ），下垂。曳（yè），拖。弹曳，指四肢下垂，抬举无力。

月四月之交多疾风暴雨，振拉摧拔，其化为冰雹，九月十月之交多落木发屋之变，故风木郁极甚者必待此三时而作。凡风病之人，其脉状如弓弦而有力，岂敢以热药投之，更增其热哉。

今人论方者，偶得一方，间曾获效，执以为能。著灸施针，岂由病者，巧说病人，使从己法。不问品味刚柔，君臣轻重，何脏何经，何部何气，凡见风证偏枯，口眼㖞斜，涎潮昏愦，便服灵宝、至宝、清心、续命等药。岂知清心之杂以姜桂，灵宝之乱以起石、硫黄，小续命汤藏以附子，惟夫至宝，其性尚温。经曰：风淫于内，治以辛凉。如之何以金石大热之药以治风耶？有以热治热者，一之为甚，其可再乎？故今之刘河间自制防风通圣散、搜风丸之类，程参政祛风丸、换骨丹，用之者获效者多矣，而谤议百出，以诬其实。余尝见《内经·气交变论》中言五郁之法[1]，郁极则为病，况风病之作，仓卒之变生，尝治惊风痫病，屡用汗下吐三法，随治随愈，《内经》中明有此法。五郁中木郁达之者，吐之令其条达也。汗者，是风随汗出也。下者，是推陈致新也。此为汗下吐三法也。愈此风病，莫知其数，如之何废而不用也？余恐来者侮此法，故表而出之。昔项关[2]完颜氏风病，搐，先右臂并右足约搐六七十数，良久，左臂并左足亦搐六七十数，不瘥，两目直视，昏愦不识人。几月余，求治于余，先逐其寒痰三四升；次用导水、禹功丸散，泄二十余行；次服通圣散辛凉之剂，不数日而瘥，故书此以证之。

夫痹之为状，麻木不仁，以风寒湿三气合而成之。故《内经》曰：风气胜者为行痹。风则阳受之，故其痹行，且剧而夜静，

---

[1] 五郁之法：《素问·气交变论》未见五郁之法相关论述，而在《素问·六元正纪大论》载有"五郁之发"。

[2] 关：原作"开"，项指项城，文中皆用"项关"，疑指项城城关，据改。

世俗莫知，反呼为走注疼痛虎咬之疾。寒气胜者为痛痹，寒则阴受之，故其痹痛，且静而夜剧，世俗不知，反呼为鬼忤。湿气胜者为著痹。湿胜则筋脉皮肉受之，故其痹著而不去，肌肉削而著骨，世俗不知，反呼为偏枯。此病之作多在四时阴雨之时，及三月九月，太阳寒水用事之月，故草枯水寒为甚；或濒水之地，劳力之人，辛苦失度，触冒风雨，寝处津湿，痹从外入。况五方七地，寒暑殊气，刚柔异禀，饮食起居，莫不相戾，故所受之邪各有浅深。或痛或不痛，或仁或不仁，或筋屈而不能伸，或引而不缩。寒则虫行，热则纵①缓，不相乱也。皮痹不已而成肉痹，肉痹不已而成脉痹，脉痹不已而成筋痹，筋痹不已而成骨痹，久而不已，内舍其合。若脏腑俱病，虽有智者不能善图也。凡病痹之人，其脉沉涩。

今人论方者，见诸痹证，遽作脚气治之，岂知《内经》中本无脚气之说。或曰：诸方亦有脚气统论，又有脚气方药，若止取《素问》，则诸方皆非耶②？曰：痹病以湿热为源，风寒为兼，三气合而为痹。奈何治此者不问经络，不分脏腑，不辨表里，便作寒湿脚气，乌之，附之，乳之，没之，种种燥热攻之，中脘灸之，脐下烧之，三里火之，蒸之，熨之，汤之，炕之，以至便旋涩滞，前后俱闭，虚燥转甚，肌肤日削，食饮不入，邪气外侵，虽遇扁、华，亦难措手。若此者何哉？胸膈间有寒痰在故也。痹病本不死，死者医之误也。虽亦用蒸之法，必先涌去其寒痰，然后诸法皆效。《内经》曰：五脏有俞穴，六腑有合穴。循脉之本分，各有所发之源，以砭石补之，则痹病瘳。此在《内经》中明白具载，如之何不读也？陈下酒监魏德新，

---

① 纵：原作"缩"，据《医方类聚》本改。
② 耶：原作"即"，据邵辅本改。

因赴冬选，犯寒而行，真气元衰，加之坐卧冷湿，食饮失节，以冬遇此，遂作骨痹。骨属肾也。腰之高骨坏而不用，两胯似折，面黑如炭，前后廉痛，痿厥嗜卧，遍问诸医，皆作肾虚治之。余先以玲珑灶熨蒸数日，次以苦剂上涌讫寒痰三二升，下虚上实，明可见矣。次以淡剂，使白术除脾湿，令茯苓养肾水，责①官桂伐风木。寒气偏胜，则加姜、附，否则不加。又刺肾俞、太溪二穴，二日一刺。前后一月，平复如故。仆尝用治伤寒汗下吐三法移为治风痹痿厥之法，愈者多矣。

痿之为状，两足痿弱，不能行用。由肾水不能胜心火，心火上烁肺金，肺金受火制，六叶皆焦，皮毛虚弱，急而薄著，则生痿躄。躄者，足不能伸而行也。肾水者乃肺金之子也，令肾水衰少，随火上炎，肾主两足，故骨髓衰竭，由使内太过而致然《至真要大论》云诸痿喘呕皆属于上者，上焦也。三焦者，手少阳相火也。痿、喘、呕三病皆在膈上，属肺金之部分也，故肌痹传为脉痿；湿痹不仁，传为肉痿；髓竭足躄，传为骨痿；房室太过为筋痿，传为白淫。大抵痿之为病皆因客热而成，好欲贪色，强力过极，渐成痿疾。故痿躄属肺，脉痿属心，筋痿属肝，肉痿属脾，骨痿属肾，总因肺受火热，叶焦之故，相传于四脏，痿病成矣，直断曰痿病无寒。故痿之作也，五月、六月、七月皆其时也。午者，少阴君火之位；未者，湿土庚金伏火之地；申者，少阳相火之分，故痿发此三月之内以为热也，故病痿之人其脉浮而大。

今之行药者，凡见脚膝痿弱，难于行步，或一足不伸，便作寒湿脚气治之，骤用乌、附、乳、没、自然铜、威灵仙之类，

---

① 责：原作"贵"，据《医方类聚》本改。

燔针、艾火、汤煮、袋蒸，痿弱转加，如此而死，岂亦天乎！夫治痿与治痹，其治颇异。风寒湿痹犹可蒸汤灸燔，时或一效，惟痿用之转甚者，何也？盖痿以^①肺热为本，叶焦而成痿，以此传于五脏，岂有寒者欤？若痿作寒治，是不刃而杀之也。夫痿病不死，死者用药之误也。陈下一武弁宋子玉，因驻军息城，五六月间暴得痿病，腰胯两足皆不任用，躄而不行，求治于予。察其两手脉俱滑之而有力，予凭《内经》火淫于内，治以咸寒，以盐水越其膈间寒热宿痰，新者为热，旧者为寒，或宿食宿饮在上脘者皆可涌之。宿痰既尽，因而下之，节次数十行，觉神志日清，饮食日美，两足渐举，脚膝渐伸，心降肾升，便^②继以黄连解毒汤加当归等药，及泻心汤、凉膈散、柴胡饮子大作剂煎，时时呷之。经曰：治心肺之病最近，用药剂不厌频而少；治肾肝之病最远，用药剂不厌顿而多。此法人皆怪之，然余治痿寻常用之，如拾遗物。予若以此诳人，其如获罪于天何？此宋子玉之证，所以不得不书也，且示信于来世。故《内经》谓治痿之法独取阳明经，阳明经者，胃脉也，五脏六腑之海也，主润养宗筋。宗筋主束骨，束骨在脐下阴毛际上是也。又主大利机关，机关者，身中大关节也，以司曲伸。是以阳明虚则宗脉纵，宗脉纵则六脉不伸，两足痿弱。然取阳明者，胃脉也，胃为水谷之海。人之四季以胃气为本，本固则精化，精化则髓充，髓充则足能履也。《阴阳应象论》曰：形不足者，温之以气。精不足者，补之以味。味者，五味也。五味调和，则可补精益气也。五味、五谷、五菜、五果、五肉，五味贵和，不可偏胜。又曰：恬憺虚无，真气从之，精神内守，病安从来。若用金石

---

① 痿以：原作"以痿"，据文义乙正。

② 便：原作"使"，据日正德本、千顷堂本改。

草木补之者，必久而增气，物化之常，气增而久，夭之由也。所以久服黄连、苦参者而反化为热，久服热药之人可不为寒心哉。余尝用汗下吐三法治风痹痿厥，以其得效者众，其敢诬于后人乎！

厥之为状，手足及膝下或寒或热也。举世传脚气寒湿之病，岂知《内经》中无脚气之说。王太仆亦云本无脚气，后世广饰方论，而立此名。古之方谓厥者，即今所谓脚气者也。然厥当分两种，次分五脏。所谓两种者，有寒厥亦有热厥，阳气衰于下则为寒厥，阴气衰于下则为热厥，热厥为手足热也，寒厥为手足寒也。阳经起于足指之表，阴经起于足心之下。阳气盛，足下热；阴气盛，足下寒。又曰：阳主外而厥在内，阴主内而厥在外。若此者，阴阳之气逆而上行故也。夫春夏则阳多阴少，秋冬则阴壮阳衰。人或恃赖壮勇，纵情嗜欲于秋冬之时，则阳夺于内，精气下溢，邪气上行。阳气既衰，真精又竭，阳不荣养，阴气独行，故手足寒，发为寒厥也。人或醉饱入房，气聚于脾胃主行津液，阴气虚，阳气入，则胃不和，胃不和则精气竭，精气竭则四肢不荣。酒气与谷气相薄，则内热而溺赤，气壮而慓悍。肾气既衰，阳气独胜，故手足热，发而为热厥也。

厥亦有令人腹暴满不知人者，或一二日稍知人者，或卒然闷乱无觉知者，皆因邪气乱，阳气逆，是少阴肾脉不至也。肾气微少，精血奔逸，使气促迫，上入胸膈，宗气反结心下，阳气退下，热归阴股，与阴相助，令身不仁。又五络皆会于耳中。五络俱绝，则令人身脉皆动，而形体皆无所知，其状如尸，故曰尸厥。有涎如拽锯声在喉咽中，为痰厥；手足搐搦者为风厥；因醉而得之为酒厥；暴怒而得之为气厥；骨痛爪枯为骨厥；两足指挛急，屈伸不得，爪甲枯结，为臂厥；身强直如橼者为肝厥；喘而哕①者，狂走攀登，为阳明厥，皆气逆之所为也。

今人见兹厥者，皆谓之疯②著、掠著，此是何等语也，非徒其名之谬，因其名之谬而乖其实也。既言疯著、中著、掠著，必归之风，此清心、灵宝、至宝又为先驱矣。鼻中嗃药，身上焫火，岂知厥之为病如前所说者耶。顷西华季政之病寒厥，其妻病热厥，前后十余年，其妻服逍遥十余剂，终无寸效。一日命余诊之，二人脉皆浮大而无力。政之曰：吾手足之寒，时时渍以热汤，渍而不能止；吾妇手足之热，终日以冷水沃而不能已者，何也？余曰：寒热之厥也。此皆得之贪饮食，纵嗜欲。遂出《内经·厥论篇》证之。政之喜曰：《内经》真圣书也！十余年之疑，今而释然，纵不服药，愈过半矣。仆曰：热厥者，寒在上也；寒厥者，热在上也。寒在上者，以温剂补肺金；热在上者，以凉剂清心火。分处二药，令服之不辍。不旬日，政之诣门谢曰：寒热之厥皆愈矣。其妻当不过数月而有娠，何哉？阴阳皆和故也。凡尸厥、痿厥、风厥、气厥、酒厥，可一涌而醒，次服降心火、益肾水，通血和气之药，使粥食调养，无不瘥者。若其余诸厥仿此行之，慎勿当疑似之间便作风气，相去邈矣。

立诸时气解利禁忌式三

春之温病，夏之热病，秋之疟及痢，冬之寒气及咳嗽，皆四时不正之气也，总名之曰伤寒。人之劳役辛苦者，触冒此四时风寒暑湿不正之气，遂成此疾。人之伤于寒也，热郁于内，浅则发，早为春温。若春不发而重感于暑，则夏为热病。若夏

---

① 哕（yě）：古同"哕"，干呕。

② 疯：原脱，据医学大成本补。下一"疯"字同。

不发，而重感于湿，则秋变为疟痢。若秋不发而重感于寒，则冬为伤寒。故伤寒之气最深。然而伤寒及温热但发，必先发热恶寒，头项痛，腰脊强者，一日在太阳经故也。《内经》中虽言一日太阳者，传受常也。亦有太阳证至了不传者，止可汗之，如升麻汤、解肌汤、逼毒散、五积散之类，发散则愈也。盖病人热甚，更以辛温，则病必转加。今代刘河间先生自制辛凉之剂，以通圣散、益元散相合，各五七钱，水一中碗，入生姜十余片，葱须头二十余根，豆豉一撮，同煎至五七沸，去滓，分作二服，先以多半服之，顷以钗股于喉中探引，尽吐前药。因其一涌，腠理开发，汗出周身，复将余药温热而服之，仍以酸醋辛辣浆粥投之，可以立愈。

　　解利伤寒、湿瘟、热病，治法有二。天下少事之时，人多静逸，乐而不劳，诸静属阴，虽用温剂解表发汗亦可获愈。及天下多故之时，荧惑失常，师旅数兴，饥馑相继，赋役既多，火化大扰属阳，内火又侵，医者不达时变，犹用辛温，兹不近于人情也。止可用刘河间辛凉之剂，三日以里之证十痊八九。予用此药四十余年，解利伤寒、温热、中暑、伏热，莫知其数。非为炫^①也，将以证后人之误用药者也。

　　予尝见世医用升麻、五积解利伤寒、温疫等病，往往发狂谵语、衄血泄血、喘满昏瞀、懊憹闷乱、劳复。此数证非伤寒便有此状，皆由辛温之剂解之不愈，而热增剧，以致然也。凡解利伤寒、时气、疫疾，当先推天地寒暑之理，以人参之。南陲之地多热，宜辛凉之剂解之；朔方之地多寒，宜辛温之剂解之。午未之月多暑，宜辛凉解之；子丑之月多冻，宜辛温解之。

---

① 炫：原作"衔"，据日正德本、千顷堂本改。

少壮气实之人宜辛凉解之，老者气衰之人宜辛温解之。病人因冒寒食冷而得者宜辛温解之，因役劳冒暑而得者宜辛凉解之。病人禀性怒急者可辛凉解之，病人禀性和缓者可辛温解之。病人两手脉浮大者可辛凉解之，两手脉迟缓者，可辛温解之。如是之病，不可一概而用偏热、寒凉及与辛温，皆不知变通者。夫地有南北，时有寒暑，人有衰旺，脉有浮沉，剂有温凉，服有多少，不可差玄①。病人禁忌，不可不知。

昔有人春月病瘟，三日之内以驴车载百余里，比及下车，昏瞀不知人，数日而殂。又有人饮酒过伤，内外感邪，头痛身热，状如伤寒，三四日间以马驮还家，六七十里，到家百骨节皆痛，昏愦而死。此余亲睹，若此之类，不容更述。假如瘟病、伤寒、热病、中暑、冒风、伤酒，慎勿车载马驮，摇撼顿挫大忌。夫动者，火之化；静者，水之化也。静为阴，动为阳；阳为热，阴为寒。病已内扰，又复外扰，是为重扰，奈人之神诅能当之？故远行得疾者宜舟泛床抬，无使外扰，故病不致增剧。

又若伤寒、时气、瘟病，尝六七日之间不大便，心下坚硬，腹胁紧满，止可大小承气汤下之。其肠胃积热，慎勿用巴豆、杏仁性热大毒之药，虽用一二丸下之，利五七行，必反损阴气，涸枯津液，燥热转增，发黄谵语，狂走斑毒，血泄闷乱。轻者为劳复，重者或至死，间有愈者，幸矣，不可以为法。故伤寒新愈之人，慎勿食猪、鱼、杂果、酽酒、湿面及沐浴、房室事，如犯病必再发。爱其身者，不可不慎。

又如正二三月，人气在上，瘟疫大作，必先头痛，或骨节疼，与伤寒、时气、冒暑、风湿及中酒之人其状皆相类，慎勿

---

① 玄：原作"眩"，据日正德本改。千顷堂本作"互"。

便用巴豆大毒之药治之。元光春，京师翰林应泰李屏山得瘟疫证，头痛身热，口干，小便赤涩。渠素嗜饮，医者便与酒癥丸，犯巴豆，利十余行，次日头痛诸病仍存。医者不识，复以辛温之剂解之，加之卧于暖炕，强食葱醋汤，图获一汗。岂知种种客热，叠发并作，目黄斑生，潮热血泄，大喘大满，后虽有承气下之者，已无及矣。至今议者纷纷，终不知热药之过，往往独归罪于承气汤。用承气汤者不知其病已危，犹复用药，学经不明故也，良可罪也，然议者不归罪于酒癥丸者，亦可责也。夫瘟证在表不可下，况巴豆之丸乎！巴豆不已，况复发以辛温之剂乎！必有仲尼方明冶长之非罪，微生高[1]之非直。终不肯以数年之功苦读《内经》，但随众好恶，为之毁誉，若此者皆妄议者也。不真知其理，遽加毁誉，君子之所不取。

以予论之，凡伤寒之气有六禁。初病之时，甚似中酒伤食者，禁大下之，一禁也。当汗之时，宜详时之寒暑，用衾衣之厚薄，禁沐浴之火炕、重被、热粥、燔针，二禁也。当汗之时，宜详解脉之迟数，用辛[2]凉之剂，禁妄用热药，三禁也。当下之时，宜审详证下之药，禁巴豆银粉丸方，四禁也。远来之病人，禁车载马驮，五禁也。大汗之后，禁杂食、嗜欲、忧思、作劳，六禁也。故凡有此者，宜清房凉榻，使不受客热之邪；明窗皓室，使易见斑出黄生之变。病者喜食凉则从其凉，喜食温则从其温，清之而勿扰，休之而勿劳。可辛温则辛温解之，可辛凉则辛凉解之。所察甚微，无拘彼此。欲水之人，慎勿禁水，但饮之后，频与按摩其腹，则心下自动。若按摩其中脘，久则必痛，病人获痛，复若有水结，则不敢按矣。盖当禁而不禁者，

---

① 微生高：即尾生，姓微生，名高，孔子弟子，以信义著称。

② 辛：原作"温"，据日正德本、千顷堂本改。

轻则危，重则死，不当禁而禁者亦然。今之士大夫多为俗论先锢其心，虽有正论，不得而入矣。昔陆象先尝云：天下本无事，庸人扰之为烦耳。余亦云：正气本不乱，庸医扰之为剧耳。

疟非脾寒及鬼神辨四

夫疟，犹酷疟之疟也。以夏伤酷暑而成，痎疟也。又有瘖疟[①]，连岁不已，此肝经肥气之积也。多在左胁之下，状如覆杯，是为瘖疟，犹瘖也。久而不已，令人瘦也。内伤既以夏伤于暑而为疟，何后世之医者皆以脾寒治之？世医既不知邪热蓄积之深为寒战，遂为寒战所惑[②]，又不悟邪热入而后出于表，发为燥渴，遂为交争所惑。相传以姜、附、硫黄、平胃、异功散、交解饮子治之，百千之中，幸其一效。执以为是，至使父子兄弟相传，及其疟之甚者，则归之祟怪，岂可不大笑耶！《内经》拘于鬼神者不可与言至德，何世俗之愚而难化也？又或因夏日饮冷过常，伤食生硬、瓜果、梨枣之属，指为食疟，此又非也。岂知《内经》之论则不然。夏伤于暑，遇秋之风，因劳而汗，玄府受风，复遇凄怆之水，风闭而不出，舍于肠胃之外，与荣卫并行，昼行于阳，夜行于阴。邪热浅，则连日而作；邪热深，则间日而作。并入于里则热，并入于表则寒。若此而论，了不干于脾。

后世论药，如此之差误也。以时言之，治平之时，常疟病少；扰攘之时，常疟病多。治平之时，虽用砒石、辰砂有毒之药治之亦能取效，缘治平之时，其民夷静，故虽以热攻热，亦

---

① 瘖（jié）疟：瘖同痎，即痎疟。《医学纲目》卷六："痎疟者，老疟也"。
② 惑：原作"感"，据医学大成本改。

少后患。至于扰攘之时，其民劳苦，不可遽用大毒、大热之药，若以热攻其热，甚则转为吐血、泄血、痛疽、疮疡、呕吐之疾。盖扰攘之时，政令烦乱，徭役纷冗，朝戈暮戟，略无少暇，内火与外火俱动，在侯伯官吏尤甚，岂可与夷静之人同法而治哉？余亲见泰和六年丙寅，征南师旅大举，至明年军回，是岁瘴疠杀人，莫知其数，昏瞀懊憹，十死八九，皆火之化也。次岁疟病大作，侯王官吏，上下皆病，轻者旬月，甚者弥年。夫富贵之人劳心役智，不可骤用砒石大毒之药，止宜先以白虎汤加人参、小柴胡汤、五苓散之类，顿服立解，或不愈者，可服神祐丸、藏①用、神芎等。甚者可大小承气汤下之五七行或十余行，峻泄夏月积热暑毒之气，此药虽泄而无损于脏腑，乃所以安脏腑也。次以桂苓甘露散、石膏知母汤、大小柴胡汤、人参柴胡饮子，量虚实加减而用之。此药皆能治寒热往来、日晡发作，与治伤寒其法颇同。更不愈者，以常山散吐之，无不愈者。

余尝用张长沙汗下吐三法愈疟极多，大忌错作脾寒，用暴热之药治之，纵有愈者，后必发疮疽、下血之病，不死亦危。余自先世授以医方，至于今日五十余年，苟不谙练，岂敢如是决也！又尝观《刺疟论》五十九刺，一刺则衰，再刺则去，三刺则已。会陈下有病疟二年不愈者，止服温热之剂，渐至衰羸，命予药之。余见其羸，亦不敢便投寒凉之剂，乃取《内经·刺疟论》详之曰：诸疟不已，刺十指间出血。正当发时，余刺其十指出血，血止而寒热立止，咸骇其神。余非炫术，窃见晚学之人不考诰典，谬说鬼疾，妄求符箓，祈祷辟匿，法外旁寻，以致病人迁延危殆。

① 藏：原作"减"，文义不通。藏用，藏用丸。神芎，神芎丸。二丸与神祐丸皆下剂，见卷十二。

疟病，除岚瘴一二发必死，其余五脏六腑疟皆不死，如有死者，皆方士误杀之也。或曰：汝言疟因于暑者，春发之疟，亦伤暑乎？余曰：此疟最深，何哉？暑伏于秋冬而不发，至春始发，此疟之深者《内经·气交变大论》：岁火太过，炎暑流行，金肺受邪。启玄子云：火不以德，邪害于肺金也。故金肺先病，以金气不及，故为病。又经曰：岁火太过，大热先发，故民病疟，少气咳喘、血溢血泄①、注下、嗌燥、耳聋、中热、肩背热。上应荧惑星，见则山泽燔燎，雨乃不降，烁石消金，涸泉焦草，火星大而明见。注曰：火无德令，纵热害金，水复制心，故心火自病。荧惑见则酷法大，故疟常与酷吏之政并行，或酷政行于先，而疟气应于后；或疟气行于先，而酷政应于后。昔人有诗云：大暑去酷吏。此言虽不为医设，亦于医巫之旨有以暗相符者也。以前人论疟者未尝及于此，故予发之，及知圣人立疟之名，必有所谓云。

小儿疮疱丹熛瘾疹旧蔽记五

儿之在母腹也，胞养十月，蕴蓄浊恶热毒之气非一日，及岁年而后发，虽至贵与至贱莫不皆然。轻者稀少，重者稠密，皆因胞胎时所感浊恶热毒之气有轻重。非独人有此疾，凡胎生血气之属，皆有蕴蓄浊恶热毒之气。有一二岁而发者，有三五岁至七八岁而作者，有年老而发丹熛瘾疹者，亦有伤寒中温毒而发斑者，亦有阳毒发斑者。斑有大小，色有轻重，大者为阴，小者为阳，均是热也，但色重赤者热深，色轻红者热浅。

---

① 泄：原脱，据《素问·气交变大论》补。

凡治者，轻者因而扬之，重者因而减之。《内经》曰：少阳客胜则丹疹外发，及为丹熛。手少阳者，三焦少阳相火也。启玄子云：是五寅五申之岁，即少阳相火司天故也。他岁亦有之，但《内经》独明疮疹者，少阳相火之所为也。俗呼曰瘢疹伤寒，此言却有理。为此证时与伤寒相兼而行，必先发热恶寒，头项痛，腰脊强。从太阳传至四五日熛疹始发，先从两胁下有之，出于胁肋，次及身表，渐及四肢。故凡小儿疮疱、丹熛、瘾疹，皆少阳相火客气胜也。《内经》曰：诸痛痒疮疡，皆属心火。岂有寒乎？故治疮疱与治伤寒时气同法。初觉头痛、身热、恶寒，此小儿初发疮疱之候也，其脉息皆浮大而有力，亦与伤寒、时气、冒风、惊风、宿乳一概难辨。宜先解之，有二法，遇亢阳炎热之时，以辛凉解之；遇久寒凝冽之时，以辛温解之。辛凉之剂者，凉膈、通圣之类是也；辛温之剂者，升麻、葛根之类是也。此二法慎勿互用之。既用此二法之后，次以白虎汤加人参冷服之勿辍，盖防疮疹发喘，喘者必死，人参止喘故也。或云立秋之后不宜服白虎汤者，非也。假如秋深发疟，疟者中暑而得之，白虎大解暑毒，既有白虎汤证，岂可间以秋冬乎？疮疱、瘾疹、丹熛皆是火之用也，是肺金之不及也，故曰白虎汤加人参，一日不可阙也。

疮疱熛疹，或出不均，大小如豆黍相杂①，见其不齐也。相天之寒温，以蝉壳烧灰，抄半字或一字，以淡酒调少许饮之。大人以淡酒温调之，不半日则均齐。如或用百祥丸、紫草饮子皆可服之。俗以酒醋熏之者，适足增其昏瞀耳。至六七日疱疹出全，可调胃、凉膈下之，同调理伤寒法。或言疮疹首尾俱不可下者，此

———————

① 杂：原作"亲"，据日正德本改。

朱奉议公之言也，适足使人战战兢兢而不敢用药也。钱仲阳之用百祥丸，其间有大戟，岂奉议公独不见耶？自奉议公斯言一出，死者塞路矣。

予家其亲属故旧小儿，有患疮疱黑陷，腹内喘者，余以白虎汤加人参，凉膈散加当归、桔梗，连进数服，上灌下泄，昼夜不止，又使睡卧于寒凉之处，以新水灌其面目手足，脓水尽去。盖四肢者，诸阳之本也。儿方为疮疱外燔，沃以寒水，使阴气循经而入，达于心肺，如醉得醒，是亦开昏破郁之端也，如此救活者岂啻千数。夫疮疱黑陷，喘而满者，十死八九，若依此法，尚能活其六七，何世医与病家至今犹未悟也？

近年，予之庄邻沿蔡河，来往之舟常舣于此。一日，舟师偶见败蒲一束沿流而下，渐迫舟次，似闻啼声而微。舟师疑其人也，探而出之，开视之，惊见一儿，四五岁许，疮疱周匝，密不容隙，两目皎然，饥而索食，因以粥饱。其舟师之妻怒曰：自家儿女多，惹疮疱传染奈何？私料此儿沿蔡河来，其流缓，必不远。持儿一鞋，逆流而上，遍河之人皆曰无此儿。行且二十里，至一村落，舟师高唱曰：有儿年状如许，不知谁氏[①]，疮疱病死，弃之河中，今复活矣！闻酒邸中饮者喧哗，有人出曰：我某村某人也，儿四五岁，死于疮疱。舟师出其鞋以示之，其父泣曰：真吾儿也。奔走来视，惊见儿活，大痛流涕，拜谢舟师，喜抱儿归，今二十余岁矣。此儿本死，得水而生。

伏谂来者，疮疱之疾，热耶寒耶？经曰：诸痛痒疮疡，皆属心火。启玄子注云：心寂则痛微，心燥则痛甚。百端之起，皆自心生，疮疱之疾，岂有寒欤？余承医学于先人，阅病多矣。

---

① 氏：原作"是"，据《医方类聚》本改。

苟诳后人，罪将安逃？诚如此法，则原上之丘，以疮疱而死者，皆误杀人也。故疗小儿，惟钱仲阳书中可采者最多。但其方为阎孝忠所乱，有识者宜择而取之。

证妇人带下赤白错分寒热解六

君子非好与昔人辨以要誉也。盖昔人有一误，流为千百世之祸者，苟不证其非，虽曰谦让，其如人命何？如精选《圣惠方》二十三卷，论妇人赤白带下云：妇人带下者，由劳神过度，损动经血，致令身虚，受于风冷，风冷入于胞络，传其血之所成也。又有巢氏内篇四十四卷，论任脉为经之海，其任之为病，女子则为带下。手太阳为小肠之经也，手少阴为心之经也，心为脏，主于里；小肠为腑，主于表。二经之血在于妇人，上为乳汁，下为月水，冲任之所统也。冲任之脉既起于胞内，阴阳过度则伤胞络，故风邪乘虚而入于胞中，损冲任之经，伤太阳、少阴[①]之血，致令胞络之间秽与血相兼带而下，冷则多白，热则多赤。二[②]家之说皆非也。

夫治病当先识经络。《灵枢》十二经中有是动之病，有所生之病。大经有十二，奇经有八脉，言十二经之外复有此八道经脉也。十二经与八道经脉通身往来，经络共二十道，上下流走，相贯周环，昼夜不息，与天同度。自手太阴肺经起，行阳二十五度，行阴亦二十五度，复会于手太阴肺经也。然此二十道经络上下周流者，止一十九道耳，惟带脉起少腹侧季胁之端，乃章门穴是也，环身一周，无上下之源，络胞而过，如束带之

---

① 阴：原作"阳"，据文义改。
② 二：原作"三"，据日正德本、千顷堂本改。

于身。《难经》曰：带之为病，溶溶如坐水中。冲任者，是经脉
之海也，循腹胁，夹脐傍，传流于气冲，属于带脉，络于督脉。
督脉者起于关元穴，任脉者，女子在养胎孕之所，督脉乃是督领
妇人经脉之海也。冲任督三脉同起而异行，一源而三岐，皆络带
脉。冲任督三脉皆统于篡户，巡阴器，行廷孔、溺孔上端。

冲任督三脉以带脉束之，因余经上下往来，遗热于带脉之
间热者，血也。血积多日不流，火则从金之化，金曰从革而为
白，乘少腹间冤热，白物满溢，随溲而下，绵绵不绝，多不痛
也。或有痛者则壅碍，因壅而成痛也。《内经》曰：少腹冤热，
溲出白液。冤者，屈滞也。病非本经，为他经冤抑而成此疾也。
冤，一作客，客犹寄也。遗客热于少腹，久不去，从金化而为
白。设若赤白痢，赤者新积也，从心火；白者旧积也，从肺金，
故赤白痢不可曲分寒热，止可分新旧而治之。假如痈疖，始赤
血，次溃白脓，又岂为寒者哉？而病者未信也，此今之刘河间
常言之矣。皆云寒多则白，以干姜、赤石脂、桃花丸治痢，虽
愈，后必生血疾。如白带下病，径以白芍药、干姜，白带虽愈，
则小溲必不利。治泻痢与治带下皆不可骤用峻热之药燥之，燥
之则内水涸，内水涸则必烦渴，烦渴则小溲不利，小溲不利则
足肿面浮，渐至不治。

《内经》曰：思想无穷，所愿不得，意淫于外，入房太甚，
发为筋痿。淫衍白物，如精之状，男子因溲而下，女子绵绵而
下《左传》曰：少男惑长女[①]，风落山之象，是为惑蛊之疾。其
文三虫同皿曰蛊，乃是思慕色欲，内生后蚀，甚不可便用燥热
之药攻之，渐至形削羸瘦，脉大者必死而不救。且赤白痢者是

[①] 《左传·昭公元年》论蛊，原文为"女惑男，风落山之谓蛊"，原指长
女惑少男。

邪热传于大肠，下广肠，出赤白也。带下者传于小肠，入脬经，下赤白也。据此，二证皆可同治湿法治之，先以导水、禹功泻讫，次以淡剂降心火，益肾水，下小溲，分水道，则自愈矣。

顷顿丘一妇人，病带下，连绵不绝，白物或来，已三载矣。命予脉之，诊其两手脉俱滑大而有力，得六七至，常上热口干眩运，时呕醋水。余知其实有寒痰在胸中，以瓜蒂散吐讫，冷痰三二升，皆醋水也，间如黄涎，状如烂胶。次以浆粥养其胃气，又次用导水、禹功以泻其下，然后以淡剂渗泄之药利其水道，不数日而愈。

余实悟《内经》中所云上有病下取之，下有病上取之，又上者下之，下者上之，然有此法亦不可偏执，更宜详其虚实而用之。故知精选①《圣惠方》带下风寒之言，与巢氏论中赤热白寒之说正与《难》《素》相违。予②非敢妄论先贤，恐后学混而不明，未免从之而行也。如其寡学之人，不察病人脉息，不究病人经脉，妄断寒热，信用群方暴热之药，一旦③有失，虽悔何追。呜呼！人命一失，其复能生乎？赤白痢与赤白带下皆不死人，《内经》惟肠澼便血，血温身热者死。赤白带下、白液白物、蛊病肾消皆不能死人，有死者，药之误也。

霍乱吐泻死生如反掌说七

巢氏，先贤也，固不当非，然其说有误者，人命所系，不

---

① 精选：有校本将此二字与《圣惠方》合为一书名，称《精选圣惠方》，《中国中医图书联合目录》未见收录。

② 予：原作"公"，据日正德本、千顷堂本改。

③ 一旦：原作"但"，据日正德本、千顷堂本改。

可不辨也。今之医者家置本以为绳墨，呜呼！何今之人信巢氏而不信《素问》也？此予不得不为之说。且巢氏论霍乱吐泻皆由温凉不调，阴阳清浊二气相干，致肠胃之间变而为霍乱，寒气客于脾则泻，寒气客于胃则吐。亦由饮酒食肉，腥脍生冷过度，或因居处坐卧湿地，当风取凉，风之气归于三焦，传于脾胃，脾胃得冷，水谷不消，皆成霍乱。其名有三，一曰胃反，胃气虚逆，反吐饮食；二曰霍乱，言其病挥霍之间便致撩乱也；三曰晡①食变逆者也。霍乱者，脉必代。又云：七月间食蜜，令人暴下霍乱。此皆巢氏霍乱之论也，予以为不然。

夫医之治病犹书生之命题，如秋伤于湿，冬生咳嗽，是独以湿为主，此书生之独脚题也；风湿暍三气合而成霍乱，吐泻转筋，此犹书生之鼎足题也。风者，风木也，内应足厥阴肝木；湿者，雨化也，内应于足太阴脾土；暍者，火热也，内应于手少阴心火，此风湿暍三气之所生也。《内经》曰：土气之下，木气乘之。是肝木乘脾土也。又曰：厥阴所至为胁痛、呕泄，少阳所至为呕涌。注云：食不下也。太阴所至为中满、霍乱吐下，太阴所至为濡化也。注云：湿化也。又曰：太阴所至为湿生，终为注雨。故转筋者，风主肝，肝主筋，风急甚，故转筋也。吐者，暍也。火主心，心主炎上，故呕吐也。泄注者，土主湿，湿主脾，湿下注，故泄注也。此三者，岂非风湿暍如书生鼎足题耶？脾湿，土气为风木所克，土化不行矣。亢无雨，火盛过极，土怒发焉，极则为雷霆、骤雨、烈风，盖土气在上，木气乘之故也。是以大水横流，山崩岸落，石迸沙飞，岂非太阴湿土怒发之象耶？故人病心腹满胀，肠鸣而为数便，甚则心痛胁

①　晡：《诸病源候论·霍乱病诸候》作"哺"。

膜，呕吐霍乱，厥发则注下，胕肿身重。启玄子云：以上病证皆脾热所生也。乃知巢氏所论正与《素问》、启玄子相违。

故《内经》治法，病急则治其标，缓则治其本。先可用淡剂流其湿，辛凉以退其风，咸苦以解其暍，冰水以救其内涸，大忌食粟米粥，饮者立死。伟哉王冰之言，脾热一句可以为方。世俗止知取其头巾而濯之，以饮其水，亦取黑豆、皂矾。头垢寒凉，然近似终不足以制其甚也。又有以寒水沃其手足者，大非也，四肢已厥，更以寒水沃之，则益厥矣，曷若以寒水沃其心之为愈也。

泰和间，余亲见陈下广济禅院，其主僧病霍乱。一方士用附子一枚及两者，干姜一两炮，水一碗同煎，放冷服之，服讫，呕血而死。顷合流镇李彦甫，中夜忽作吐泻，自取理中丸而服之。医者至，以为有食积，以巴豆下之，三五丸药亦不动，至明而死，可不哀哉！遂平李仲安，携一仆一佃客至郾城，夜宿邵辅之书斋中，是夜仆逃，仲安觉其逃也，骑马与佃客往临颍急追之。时七月，天大热，炎风如箭，埃尘幔天，至辰时而还。曾不及三时，往返百二十里，既不获其人，复宿于邵氏斋。忽夜间闻呻呼之声，但言救我，不知其谁也，执火寻之，乃仲安之佃客也。上吐下泄，目上视而不下，胸胁痛不可动摇，口欠而脱臼，四肢厥冷，此正风湿暍三者俱合之证也。其婿曾闻余言，乃取六一散，以新汲水锉生姜而调之，顿服半升，其人复吐，乃再调半升而令徐服之，良久方息。至明又饮数服，遂能调养，三日平复而去。呜呼！若此三人，其生死岂不如反掌哉？彼世医往往以谓六一散治得甚^①病，此无学之辈也，可胜恨哉！

---

① 甚：原作"其"，据《医方类聚》本改。

目疾头风出血最急说八

《内经》曰目得血而能视，此一句圣人论人气血之常也。后世之医不达其旨，遂有惜血如金之说，自此说起，目疾头风诸证不得而愈矣。何以言之？圣人虽言目得血而能视，然血亦有太过不及也，太过则目壅塞而发痛，不及则目耗竭而失睛。故年少之人多太过，年老之人多不及。但年少之人则无不及，但年老之人其间犹有太过者，不可不察也。

夫目之内眦，太阳经之所起，血多气少。目之锐眦，少阳经也，血少气多。目之上网，太阳经也，亦血多气少。目之下网，阳明经也，血气俱多。然阳明经起于目两傍，交鼻頞之中，与太阳、少阳俱会于目，惟足厥阴肝经连于目系而已。故血太过者，太阳、阳明之实也；血不及者，厥阴之虚也。故血出者宜太阳、阳明，盖此二经血多故也；少阳一经不宜出血，血少故也。刺太阳、阳明出血，则目愈明；刺少阳出血，则目愈昏。要知无使太过不及，以血养目而已，此《内经》所谓目得血而能视者，此也。

凡血之为物，太多则溢，太少则枯。人热则血行疾而多，寒则血行迟而少，此常理也。至于目者，肝之外候也。肝主目，在五行属木。然木之为物，太茂则蔽密，太衰则枯瘁。蔽密则风不疏通，故多摧拉；枯瘁则液不浸润，故无荣华。又况人之有目，如天之有日月也；人目之有翳，如日月之有云雾也。凡云之兴，未有不因蒸腾而起者。虽隆冬之时犹且然耳，况于炎夏之时乎。

故目暴赤肿起，羞明隐涩，泪出不止，暴寒目瞒，皆火热①之所为也。夫目之五轮，乃五脏六腑之精华，宗脉之所聚。其气轮属肺金，肉轮属脾土，赤脉属心火，黑水神光属肾水，兼属肝木，此世俗皆知之矣。及有目疾，则又不知病之理，岂知目不因火则不病，何以言之？气轮变赤，火乘肺也；肉轮赤肿，火乘脾也；黑水神光被翳，火乘肝与肾也；赤脉贯目，火自甚也。能治火者，一句可了，故《内经》曰热胜则肿。

治火之法，在药则咸寒吐之下之；在针则神庭、上星、囟会、前顶、百会，血之翳者可使立退，痛者可使立已，昧者可使立明，肿者可使立消。惟小儿不可刺囟会，为肉分浅薄，恐伤其骨。然小儿水在上，火在下，故目明；老人火在上，水不足，故目昏。《内经》曰：血实者宜决之。又经曰：虚者补之，实者泻之。如雀目不能夜视及内障，暴怒大忧之所致也，皆肝主目，血少，禁出血，止宜补肝养肾。至于暴赤肿痛，皆宜以铋针刺前五穴出血而已。次调盐油以涂发根，甚者虽至于再、至于三可以也。量其病势平为期。少白可黑，落发可生，有此神验，不可轻传。人年四十、五十，不问男女，目暴赤肿，隐涩难开者，以三棱针刺前顶、百会穴，出血大妙。至如年少发早白落，或白屑者，此血热而太过也。世俗止知发者血之余也，血衰故耳，岂知血热而②寒，发反不茂。肝者，木也，火多水少，木反不荣，火至于顶，炎上之甚也。大热病汗后，劳病之后，皆发多脱落，岂有寒耶？故年衰火胜之人最宜出血，但人情见出血皆不悦矣，岂知出血者乃所以养血也。凡兔鸡猪狗酒醋湿面，动风生冷等物，及忧忿劳力等事，如犯之则不愈矣。

---

① 火热：原作"工艺"，据《医方类聚》本改。

② 而：后疑脱"不"字。

惟后顶、强间、脑户、风府四穴不可轻用针灸，以避忌多故也。若有误，不幸令人喑，固宜慎之。其前五穴非徒治目疾，至于头痛、腰脊强、外肾囊燥痒，出血皆愈。凡针此勿深，深则伤骨，唐甄权尤得出血之法。

世俗云热汤沃眼十日明，此言谬之久矣。火方乘目，更以热汤沃之，两热相搏，是犹投贼以刃也。岂知凉水沃之，暂涩而久滑；热水沃之，暂滑而久涩。不然，曷以病目者忌沐浴？或曰：世俗皆言凉水沃眼，血脉不行。余闻大笑之。眼药中用黄连、硼砂、朴硝、龙脑、熊胆之属，皆使人血脉不行耶？何谬之甚也！又若头风之甚者，久则目昏。偏头风者，少阳相火也，久则目束小。大肠闭涩者目必昏，何也？久病滑泄者目皆明，惟小儿利久，反疳眼昏，盖极则反，与此稍异，其余皆宜出血而大下之。余尝病目赤，或肿或翳，作止无时，偶至亲息帅府间，病目百余日，羞明隐涩，肿痛不已。忽眼科姜仲安云：宜上星至百会，速以铍针刺四五十刺，攒竹穴、丝竹穴上兼眉际一十刺，及鼻两孔内以草茎弹之出血。三处出血如泉，约二升许。来日愈大半，三日平复如故。余自叹曰：百日之苦，一朝而解，学医半世，尚阙此法，不学可乎？惟小儿疮疱入眼者乃余热不散耳，止宜降心火，泻肝风，益肾水，则愈矣。若大人目暴病者宜汗下吐，以其血在表，故宜汗；以其火在上，故宜吐；以其热在中，故宜下。出血之与发汗，名虽异而实同，故录《铜人》中五穴照用。

过爱小儿反害小儿说九

小儿初生之时肠胃绵脆，易饥易饱，易虚易实，易寒易热，方书旧说，天下皆知之矣。然《礼记·曲礼》及《玉符潜诀论》^①所云天下皆不知。《曲礼》云：童子不衣裘裳。《说》^②云：裘大温，消阴气。且人十五岁成童，尚不许衣裘，今之人养稚子，当正夏时，以绵夹裹腹，日不下怀，人气相蒸，见天稍寒，即封闭密室，睡毡下幕，暖炕红炉，使微寒不入，大暖不泄。虽衰老之人尚犹不可，况纯阳之小儿乎。然君子当居密室，亦不当如是之暖也。《玉符潜诀论》云：婴儿之病，伤于饱也。今人养稚子，不察肠胃所容几何，但闻一声哭，将谓饥号，急以潼乳纳之儿口，岂复知量，不吐不已。及稍能食，应口辄与。夫小儿初生，别无伎俩，惟善号泣为强良耳。此二者乃百病之源也。

　　小儿除胎生病外有四种，曰惊，曰疳，曰吐，曰泻。其病之源止有二，曰饱，曰暖。惊者，火乘肝之风木也。疳者，热乘脾之湿土也。吐者，火乘胃膈，甚则上行也。泻者，火乘肝与大肠而泻者也。夫乳者，血从金化而大寒，小儿食之肌肉充实。然其体为水，故伤乳过多，反从湿化，湿热相兼，吐痢之病作矣。医者不明其本，辄以紫霜^③进食比金^④、白饼^⑤之属，其中皆巴豆、杏仁，其巴豆大热有大毒，杏仁小热有小毒。小儿阳热，复以热毒之药留毒在内，久必变生。故刘河间先生以通

---

① 《医方类聚》本作"王符《潜夫论》"。王符，东汉思想家，《潜夫论》十卷，三十六篇，主要讨论治国安民之术。

② 说：指宋代陈澔的《礼记集说》。

③ 紫霜：紫霜丸，《小儿药证直诀》载此方组成为代赭石、赤石脂、杏仁、巴豆，主治小儿惊痰。

④ 比金：比金丸，《太平惠民和剂局方》载此方组成为滑石、腻粉（即轻粉）、青黛、天南星、巴豆，主治小儿惊风喘嗽。

⑤ 白饼：白饼子，《小儿药证直诀》此方组成为滑石、半夏、天南星、轻粉、巴豆，主治小儿食积，惊痫发搐。

圣、凉膈、神芎、益元治之，皆无毒之药。或曰：此大人所服之药，非小儿所宜也。余闻笑曰：大人、小儿虽年壮不同，其五脏六腑岂复殊耶？大人服多，小儿服少，其实一也。故不可下者宜解毒，可下者宜调胃泻心。然有逐湿为之方者，故余尝以牵牛、大黄、木通三味末之为丸，以治小儿诸病皆效，盖食乳小儿多湿热相兼故也。今之医者多以此药谤予，彼既不明造化，难与力辩，故予书此方，以俟来世知道者。

然善治小儿者当察其贫富贵贱治之。盖富贵之家衣食有余，生子常夭；贫贱之家衣食不足，生子常坚。贫家之子不得纵其欲，虽不如意而不敢怒，怒少则肝病少；富家之子得纵其欲，稍不如意则怒多，怒多则肝病多矣。夫肝者，木也，甚则乘脾矣。又况贫家无财少药，故死少；富家有财多药，故死多。故贫家之育子虽薄于富家，其成全小儿反出于富家之右，其暗合育子之理者有四焉，薄衣淡食，少欲寡怒，一也；无财少药，其病自痊，不为庸医热药所攻，二也；在母腹中，其母作劳，气血动用，形得充实，三也；母既作劳，多易生产，四也。此四者，与富家相反也。

俚谚曰：儿哭即儿歌，不哭不偻㑩。此言虽鄙，切中其病。世俗岂知号哭者，乃小儿所以泄气之热也。《老子》曰：终日号而不嗄。余尝授人以养子之法，儿未坐时，卧以赤地，及天寒时不与厚衣，布而不绵。及能坐时，以铁铃、木壶、杂戏之物连以细绳，置之水盆中，使一浮一沉，弄之有声。当炎暑之时，令坐其傍，掬水弄铃，以散诸热。《内经》曰：四肢者，诸阳之本也。手得寒水，阴气达于心中，乃不药之药也。余尝告于陈敬之，若小儿病缓急无药，不如不用庸医，但恐妻妾怪其不医，宜汤浸蒸饼令软，丸作白丸，给其妻妾，以为真药，使儿服之，以听天命，最为上药。忽岁在丙戌，群儿皆病泄泻，但用药者皆死，盖医者不达湿热之理，以温燥行之，故皆死。惟陈敬之不与药，用余之言，病儿独存。噫，呜呼！班固真良史，尝云有病不治得中医，除暴得大疾病服药者，当谨熟阴阳，无与众谋。若未病之前，从予奉养之法，亦复不生病，纵有微疾，虽不服药可也。

服药一差转成他病说十

《语①》云：子之所慎，齐②、战、疾。又曰：丘未达，不敢尝。此言服药不可不畏慎也。然世有百十年相袭之弊至今不除者，敢略数一二，使后车改辙，不蹈前覆。夫伤寒、温疫、时气、中暑、风温、风痎，与中酒伤食者其初相类，此最误人。或先一日头痛，曾伤酒便归过于酒，曾伤食便归过于食。初觉满闷，医者不察其脉，不言其始，径用备急丹、缠积丹、软金丸、酒癥丸。此药犯巴豆，或出油不尽，大热大毒，走泄五七行或十余行，其人必津液枯涸，肠胃转燥，发黄瘀热，目赤口干，恍惚潮热，昏愦惑狂，诸热交作，如此误死者，不可胜举。若其人或本因酒食致过，亦能头痛身热，战栗恶寒。医者不察其脉，不究其原，反作伤寒③发之，桂枝、麻黄、升麻之属以汗解之，汗而不解，辗转疑惑，反生他证。如此误死者，可胜计哉。

又如久病咳嗽，形体羸瘦，食饮减少，且静夜剧。医者不

---

① 语：《论语》。

② 齐：通"斋"，斋戒。

③ 寒：原作"食"，据《医方类聚》本改。

察，便与乌梅、罂粟壳、紫苑①、枯矾。如此峻攻，嗽疾未除，涩滞之病作矣。嗽加之涩，饮食弥减，医者不察，更以热剂养胃，温剂和脾，致令头面汗出，燥热潮发，形容瘦瘁，涎液上出，流如涌泉。若此死者不可胜数。

又如妇人产余之疾，皆是败血恶物发作寒热，脐腹撮痛，乳潼枯涸，食饮稍减。医者不察，便谓产后血出数斗，气血俱虚，便用温热之剂养血补虚，止作寒治，举世皆然。岂知妇人之孕如天地之孕物也，物以阴阳和合而后生，人亦以阴阳和合而后孕，偏阴偏阳，岂有孕乎？此与禾黍瓜果之属何异哉！若水旱不时，则华之与实俱痿②落矣，此又与孕而不育者复何异哉？七月立秋后十八日寸草不结者，犹天寒故也。今妇人妊娠，终十月无难而生，反谓之寒，何不察其理之甚也。窃譬之冶砖者，炎火在下，以水沃其窑之巅，遂成砖矣，砖既出窑，窑顿寒耶。世俗竟传黑神散之属治产后一十八证，非徒其不愈，则经脉涸闭，前后淋闭，呕吐嗽痰，凡百热证生矣，若此误死者不可计也。曷若四物汤与凉膈散停对③，大作汤剂而下之，利以数行，恶物俱尽，后服淡甘之剂自愈矣。

又如小儿腹满喘嗽，痰涎不利，医者不察，便用白饼子之属。夫白饼子，巴豆大热有大毒，兼用腻粉，其后必生口疮、上喘咳嗽、呕吐、不嗜饮食之疾。然此治贫家小儿犹或可效，膏粱之家必生他病，又何疑哉。

又如泻利之疾岁岁有之，医者不察，便用圣散子之属，干姜、赤石脂、乌梅、罂粟壳、官桂、石榴皮、龙骨、牡蛎之属，

---

① 苑：原作"花"，据日正德本、千顷堂本改。

② 痿：用同"萎"。

③ 停对：原作"对停"，据日正德本、医学大成本乙正。停，调和。

变生小便癃闭，甚者为胀，又甚者水肿之疾生矣。间有愈者，病有微者也，甚则必不愈矣。

又如人病停饮，或因夏月伤冷过多，皆为脾胃客气有余也，宜逐而去之。医者不可以为脾衰而补之，则痞者更痞，满者更满。复有巴豆丸下之者，病虽少解，必不嗜食，上燥之病生矣。

又如人因闪肭，膝髁肘腕大痛，医者不察，便用铓针出血，如未愈者再三刺血。出血既多，遂成跛躄。《内经》曰：足得血而能步。血尽安得步哉？若余治闪肭则不然，以禹功散或通经①二三钱下，神祐丸或除湿丹百余丸，峻泻一二十行，则痛出当痒发。痛属夏，痒属秋，出则夏衰矣，此五行胜复之理也。

故凡腰胯胁痛，杖疮落马，坠堕打扑，莫不同然，盖此痛得之于外，非其先元虚元弱。古人云痛随利减，宜峻泻一二十行毕，但忌热酒，可一药而愈，勿谓峻泻，轻侮此法。昔有齿痛连月不止，以铁铃钮取之，血不止而死。又有人因上下齿痛，凡治痛者辄取，不数年上下齿尽，至五十岁，生硬之物皆不能食。夫上下齿痛，皆由手足阳明二经风热甚而痛矣，可用大小承气汤、藏用丸、祛风丸等药泻之，则痛当自止。《内经》曰：诸痛痒疮疡，皆属心火。启玄子云：百端之起，皆自心生。心者，火也。火生土之故也。出牙之误，不可不知。又如治水肿痛者，多用水银、轻粉、白丸子大毒之药下之，水肿未消而牙齿落，牙齿落而不进食，水尽而立毙。复有人于两足针之，水出如泉，水尽亦毙。

---

① 通经：通经散，见本书卷十二下剂。

卷　二

偶有所遇厥疾获瘳记十一

余昔过夏邑西，有妇人病腹胀如鼓，饮食乍进乍退，寒热更作而时吐呕，且三载矣。师觋符咒，无所不至，惟俟一死。会十月农隙，田夫聚猎，一犬役死，礫于大树根盘，遗腥在其上。病妇偶至树根，顿觉昏愦，眩瞀不知人，枕于根侧，口中虫出，其状如蛇，口眼皆具，以舌舐其遗腥。其人惊见长虫，两袖裹其手，按虫头极力而出之，且二尺许，重几斤。剖而视之，以示诸人，其妇遂愈，虫亦无名。此正与华元化治法同，盖偶得吐法耳。

又有一书生，疟间日一作，将秋试，及试之日乃疟之期，书生忧甚。误以葱蜜合食，大吐涎数升，瘀血宿食皆尽，同室惊畏。至来日入院，疟亦不发，亦偶得吐法耳。

正隆间有圣旨取汴梁诸匠氏，有木匠赵作头，铁匠杜作头，行次失路，迷至大宅乞宿。主人不纳，曰：家中有人重病，不敢纳君。杜作头绐曰：此赵公乃汴梁太医之家，今蒙上司见召，迷路至此，盖病者当愈，而遇此公也。主人默而入，良久复出，将邀二人入室。与之食已，主人起请曰：烦太医看病何如？赵见而笑曰：一药可愈。二人窃议曰：来时所携熟①药寄他车上，此中实无，奈何？杜曰：此甚易耳。潜出门，得牛粪一块，作三十粒，下以温水。少顷，病人觉胸中如虫行，一涌而出，状若小蛴螬一二升，以手探之，又约一升，顿觉病去。明日主人出谢曰：百岁老人未尝见此神效之药也。礼饯二人，遂归。呜呼！此二子，小人也，欲苟一时之寝，遂以秽物治人，亦偶得吐法耳。

又有一妇病风痫，从六七岁因惊风得之。自后三二年，间一二作，至五七年，五七作。逮三十余岁至四十岁，日作或一日十余作，以至昏痴健忘，求死而已。会兴定岁大饥，遂采百草而食，于水濒采一种草，状若葱属，泡蒸而食之。食讫，向五更觉心中不安，吐涎如胶，连日不止，约一二斗，汗出如洗。初昏困，后三日轻健非曩之比，病去食进，百脉皆和。省其所食，不知何物，访问诸人，乃憨葱苗也。憨葱苗者，《本草》所谓藜芦苗是也。《图经》云：藜芦苗吐风病。此亦偶得吐法耳。

又有一妇年三十余，病滑泄经年，皆云虚中有积，以无忧散五七日一服，至二十服不效。又服缠积丹、软金丸诸药，皆不效。其人服药愈速，病势愈甚，食饮日减。人或谓曰：此休息痢也，宜灸中脘及左右穴，脐下气海及膀胱穴，以三里引之。每年当冬至、夏至日灸之，前后仅万余壮。忽门外或者曰：此病我屡谙，盖大伤饮之故。即日桃花正开，俟其落时，以长棘针刺之，得数十萼，勿犯人手，以白面和作饼子，文武火烧令熟，嚼烂，以米饮汤下之。病人如其言服之，不一二时泻如倾，前后泻六七日，仅数百行，昏困无所知觉，惟索冷水，徐徐而饮。至六七日少省，尔后食日进，神日昌，气血日和，不数年

---

① 熟：原作"热"，据日正德本、千顷堂本改。

生二子。此人本不知桃花萼有取积之神效，亦偶得泻法耳。

余昔过株林，见一童子误吞铜铁之物，成疾而羸，足不胜身。会六七月淫雨不止，无薪作食，过饥数日。一旦邻牛死，闻作葵羹粳饭，病人乘饥顿食之，良久泻注如倾，觉肠中痛，遂下所吞之物。余因悟《内经》中肝苦急，食甘以缓之，牛肉、大枣、葵菜皆甘物也，故能宽缓肠胃。且肠中久空，又遇甘滑之物，此铜铁所以下也。亦偶得泻法耳。

顿[1]有老人，年八十岁。脏腑涩滞，数日不便，每临后时，目前星飞，头目昏眩，鼻塞腰痛，积渐食减。纵得少便，结燥如弹。一日，友人命食血脏、葵羹、油煠[2]菠薐菜，遂顿食之，日日不乏。前后皆利，食进神清，年九十岁无疾而终。《图经》云：菠菜寒，利肠胃。芝麻油炒而食之利大便，葵宽肠利小溲。年老之人大小便不利最为急切，此亦偶得泻法耳。

昔一士人赵仲温，赴试暴病，两目赤肿，睛翳不能识路，大痛不任，欲自寻死。一日，与同侪释闷，坐于茗肆中，忽钩窗脱钩，其下正中仲温额上，发际裂长三四寸，紫血流数升。血止自快，能通路而归。来日能辨屋脊，次见瓦沟，不数日复故。此不药不针，误出血而愈矣。夫出血者，乃发汗之一端也，亦偶得出血法耳。

呜呼！世人欲论治大病，舍汗下吐三法，其余何足言哉！此一说，读之者当大笑耳，今之医者，宜熟察之可也。人能谨察其真中之误，精究其误中之真，反覆求之，无病不愈。余之所以书此者，庶后之君子知余之用心非一日也。又有病目不睹

---

① 顿：后疑脱"丘"字。
② 煠(zhá)：原作"渫"(xiè)，意为淘洗，应是形近致误，据文义改。煠，义同"炸"。

者，思食苦苣，顿顿不阙，医者以为有虫。曾不周岁，两目微痛如虫行，大眦渐明，俄然大见。又如北方贵人爱食乳酪、牛酥、羊、生鱼脍、鹿脯、猪腊、海味甘肥之物，皆虫之萌也。然而不生虫者，盖筵会中多胡荽、芜荑、酱卤汁，皆能杀九虫。此二者亦偶得服食法耳，智者读此，当触类而长之。

攻里发表寒热殊涂笺十二

有一言而可以该医之旨者，其惟发表攻里乎！虽千枝万派，不过在表在里而已矣。欲攻其里者宜以寒为主，欲发其表者宜以热为主，虽千万世不可易也，《内经》言之详矣。今人多错解其旨，故重为之笺。

发表不远热，攻里不远寒。此寒热二字谓六气中司气之寒热，司气用寒时，用药者不可以寒药；司气用热时，用药者不可以热药，此常理也，惟攻里发表则反之。然而攻里发表常分作两涂，若病在表者，虽畏日流金之时不避司气之热，亦必以热药发其表；若病在里者，虽坚冰积雪之时不避司气之寒，亦必以寒药攻其里。所谓发表者，出汗是也。所谓攻里者，涌泄是也。王太仆注云：汗泄下痢，皆以其不住于中也。夫不住其中，则其药一去不留，虽以寒药犯司气之寒，热药犯司气之热，亦无害也。若其药留而不出，适足以司气增邪，是谓不发不攻。寒热内贼，其病益甚，无病者必生病，有病者必甚。若司气用寒之时，病在表而不在里，反以寒药冰其里，不涌不泄，坚否①腹满、痛急下痢之病生矣；若司气用热之时，病在里而

---

① 否：原脱，据《素问·六元正经大论》补，见篇末记"发表不远热，攻里不远寒"。

不在表，反以热药燥其中，又非发汗，则身热、吐下霍乱、痈疽疮痒[①]、督郁注下、瞤瘛肿胀、呕吐、衄䘐头痛、骨节挛、肉痛、血泄淋闭之病生矣。以此知非热不能解表，非寒不能攻里，是解表常宜热，攻里常宜寒，若反此法，是谓妄造。今之用药者，以荆黄汤解表，以姜桂药攻里，此与以水济水、以火济火何异哉？故非徒不效，轻者危，甚者死。

夫《本草》一书，不过酸苦甘辛咸淡六味而已。圣人既以辛甘发散为阳，酸苦涌泄为阴，又以淡味渗泄为阳，是辛甘淡三味以解表，酸苦咸三味以攻里。发表与渗泄非解表而何？涌泄非攻里而何？此二者，圣人之法尽矣，蔑以加矣。然则医之法果多乎哉？攻里以寒，解表以热而已矣。虽然，表病而里不病者可专以热药发其表，里病而表不病者可专以寒药攻其里，表里俱病者，虽可以热解表，亦可以寒攻里。此仲景之大小柴胡汤虽解表亦兼攻里，最为得体。今之用药者只知用热药解表，不察里之已病，故前所言热证皆作矣。医者不知罪由己作，反谓伤寒变证，以诬病人，非一日也。故刘河间自制通圣散加益元散，名为双解，千古之下，得仲景之旨者，刘河间一人而已。然今之议者，以为双解不可攻里，谤议纷纭，坐井小天，诚可憾也。岂知双解煎以葱须、豆豉，涌而汗之，一剂立雪所苦，纵不全瘥，亦可小瘥，向所谓热证亦复不作，俟六经传毕，微下而已。今医者不知其济物无穷之功，乃妄作损胃无穷之谤，愤刘河间有能医之名，设坚白之论，以求世誉，孰肯剖璞一试，而追悔和氏之刖足哉！余之所以屡书此者，叹知音之难遇也。

近者余之故人某官，不欲斥言其名，因病头项强，状类伤

---

① 痒：据《素问·六元正纪大论》，当作"痛"。

寒，服通圣散，虽不得其法，犹无害也。医者见其因通圣散也，立毁其非仲景之药也，渠不察其热已甚矣，复以辛热发之，汗出不解，发黄血泄，竟如前所言。后虽以承气下之不能已，又复下之，至绝汗出，其脉犹搏击。然余亲见其子，言之甚详。至今士大夫皆不知辛热一发之过也，独归罪于通圣散。呜呼！甚矣，道之难明也。

　　顷余之旧契，读孟坚《汉书·艺文志》载五苦六辛之说，而颜师古辈皆无注解，渠特以问余，余顾其《内经》诸书中亦不见其文。既相别矣，乘蹇且十里外，飒然而悟，欲复回以告，予之旧契已归且远，乃令载之以示来者。夫五者，五脏也。脏者，里也。六者，六腑也。腑者，表也。病在里者属阴分，宜以苦寒之药涌之泄之；病在表者属阳分，宜以辛温之剂发之汗之，此五苦六辛之意也。颜师古不注，盖阙其疑也，乃知学不博而欲为医难矣。余又徐思五积六聚，其用药亦不外于是。夫五积在脏，有常形，属里，宜以苦寒之药涌之泄之；六聚在腑，无常形，属表，宜以辛温之药发之汗之，与前五苦六辛亦合。亦有表[①]而可用柴胡之凉者，犹宜热而行之；里寒而可用姜附之热者，犹宜寒而行之。余恐来者不明《内经》发表攻里之旨，故并以孟坚五苦六辛之说附于卷末。

汗下吐三法该尽治病诠十三

　　人身不过表里，气血不过虚实。表实者里必虚，里实者表必虚；经实者络必虚，络实者经必虚，病之常也。良工之治病

---

① 表：据下文"里寒而可用姜附之热者"，此后疑脱"热"字。

者，先治其实，后治其虚，亦有不治其虚时。粗工之治病，或治其虚，或治其实，有时而幸中，有时而不中。谬工之治病，实实虚虚，其误人之迹常著，故可得而罪也。惟庸工之治病，纯补其虚，不敢治其实，举世皆曰平稳，误人而不见其迹，渠亦自不省其过，虽终老而不悔。且曰：吾用补药也，何罪焉？病人亦曰：彼以补药补我，彼何罪焉？虽死而亦不知觉。夫粗工之与谬工非不误人，惟庸工误人最深，如鲧湮洪水，不知五行之道。夫补者人所喜，攻者人所恶，医者与其逆病人之心而不见用，不若顺病人之心而获利也，岂复计病者之死生乎？呜呼！世无真实，谁能别之？今余著此吐汗下三法之诠，所以该治病之法也，庶几来者有所凭藉耳。

夫病之一物，非人身素有之也，或自外而入，或由内而生，皆邪气也。邪气加诸身，速攻之可也，速去之可也，揽而留之可乎？虽愚夫愚妇，皆知其不可也。及其闻攻则不悦，闻补则乐之，今之医者曰：当先固其元气，元气实，邪自去。世间如此妄人何其多也！夫邪之中人，轻则传久而自尽，颇甚则传久而难已，更甚则暴死。若先论固其元气，以补剂补之，真气未胜而邪已交驰横骛而不可制矣。惟脉脱下虚，无邪无积之人始可议补，其余有邪积之人而议补者，皆鲧湮洪水之徒也。今予论吐汗下三法，先论攻其邪，邪去而元气自复也。况予所论之法谙练日久，至精至熟，有得无失，所以敢为来者言也。

天之六气，风暑火湿燥寒；地之六气，雾露雨雹冰泥；人之六味，酸苦甘辛咸淡。故天邪发病，多在乎上；地邪发病，多在乎下；人邪发病，多在乎中，此为发病之三也。处之者三，出之者亦三也。诸风寒之邪结搏皮肤之间，藏于经络之内，留而不去，或发疼痛走注，麻痹不仁，及四肢肿痒拘挛，可汗而出之。风痰宿食在膈或上脘，可涌而出之。寒湿固①冷，热客下焦，在下之病，可泄而出之。《内经》散论诸病，非一状也，流言治法，非一阶也。《至真要大论》等数篇言运气所生诸病，各断以酸苦甘辛咸淡以总括之。其言补时见一二，然其补非今之所谓补也，文具于补论条下，如辛补肝，咸补心，甘补肾，酸补脾，苦补肺。若此之补，乃所以发腠理，致津液，通血气。至其统论诸药，则曰辛甘淡三味为阳，酸苦咸三味为阴。辛甘发散，淡渗泄，酸苦咸涌泄。发散者归于汗，涌者归于吐，泄者归于下。渗为解表归于汗，泄为利小溲归于下。殊不言补，乃知圣人止有三法，无第四法也。

然则圣人不言补乎？曰：盖汗下吐，以若草木治病者也。补者，以谷肉果菜养口体者也。夫谷肉果菜之属犹君之德教也，汗下吐之属犹君之刑罚也。故曰：德教，兴平之粱肉；刑罚，治乱之药石。若人无病，粱肉而已，及其有病，当先诛伐有过。病之去也，粱肉补之，如世已治矣，刑措而不用，岂可以药石为补哉？必欲去大病大瘵，非吐汗下末由也已。然今之医者不得尽汗下吐法，各立门墙，谁肯屈己之高而一问哉？且予之三法能兼众法，用药之时，有按有跷，有揃有导，有减有增，有续有止。今之医者不得予之法，皆仰面傲笑曰：吐者，瓜蒂而已矣；汗者，麻黄、升麻而已矣；下者，巴豆、牵牛、朴硝、大黄、甘遂、芫花而已矣。既不得其术，从而诬之，予固难与之苦辩，故作此诠。

所谓三法可以兼众法者，如引涎、漉涎、嚏气、追泪，凡上行者，皆吐法也。灸、蒸、熏、渫、洗、熨、烙、针刺、砭

---

① 固：原作"因"，据日正德本改。

射、导引、按摩，凡解表者，皆汗法也。催生下乳、磨积逐水、破经泄气，凡下行者，皆下法也。以余之法所以该众法也，然予亦未尝以此三法遂弃众法，各相其病之所宜而用之。以十分率之，此三法居其八九，而众所当才一二也。或言《内经》多论针而少论药者，盖圣人欲明经络，岂知针之理即所谓药之理。即今著吐汗下三篇，各条药之轻重寒温于下，仍于三法之外别著原补一篇，使不预三法，恐后之医者泥于补，故置之三篇之末，使用药者知吐中有汗，下中有补，止有三法。《内经》曰：知其要者，一言而终。是之谓也。

凡在上者皆可吐式十四

夫吐者人之所畏，且顺而下之尚犹不乐，况逆而上之，不悦者多矣。然自胸以上大满大实，病[1]如胶粥，微丸微散皆儿戏也，非吐病安能出？仲景之言曰大法春宜吐，盖春时阳气在上，人气与邪气亦在上，故宜吐也。涌吐之药或丸或散，中病则止，不必尽剂，过则伤人。然则四时有急吐者，不必直待春时也，但仲景言其大法耳。今人不得此法，遂废而不行，试以名方所记者略数之。如仲景《伤寒论》中以葱根白豆豉汤以吐头痛，栀子厚朴汤以吐懊憹，瓜蒂散以吐伤寒六七日，因下后腹满无汗而喘者，如此三方，岂有杀人者乎？何今议予好涌者多也！又如孙氏《千金方》风论中数方往往皆效；近代《本事方》中稀涎散，吐膈实中满、痰厥失音、牙关紧闭、如丧神守；《万全方[2]》以郁金散吐头痛眩运、头风恶心、沐浴风；近代《普

---

① 病：疑当作"痰"。

② 万全方：疑指宋代医家王世明所著《济世万全方》，今佚。

济方》以吐风散、追风散吐口噤不开、不省人事，以皂角散吐涎潮；《总录》方中以常山散吐疟；《孙尚方》以三圣散吐发狂，神验方吐舌不正；《补亡篇》以远志去心，春分前服之，预吐瘟疫。此皆前人所用之药也，皆有效者，何今之议予好涌者多也。

惟《养生必用方》言如吐其涎，令人跛躄，《校正方》已引风门中碧霞丹为证，予不须辨也。但《内经》明言高者越之，然《名医录》中惟见太仓公、华元化、徐文伯能明律用之，自余无闻，乃知此法废之久矣。今予骤用于千载寂寥之后，宜其惊且骇也。惜乎黄帝、岐伯之书，伊挚、仲景之论，弃为闲物，纵有用者，指为山野无韵之人，岂不谬哉？予之用此吐法非偶然也。曾见病之在上者，诸医尽其技而不效，余反思之，投以涌剂，少少用之，颇获征应。既久，乃广访多求，渐臻精妙，过则能止，少则能加，一吐之中，变态无穷，屡用屡验，以至不疑。

故凡可吐令条达者，非徒木郁然，凡在上者皆宜吐之。且仲景之论，胸上诸实郁而痛不能愈，使人按之，及有涎唾，下痢十余行，其脉沉迟，寸口脉微滑者，此可吐之，吐之则止。仲景所谓胸上诸实，按之及有涎唾者，皆邪气在上也。《内经》曰：下痢脉迟而滑者，内实也；寸口脉微滑者，上实也。皆可吐之。王冰曰：上盛不已，吐而夺之。仲景曰：宿食在上脘，当吐之。又如宿饮酒积在上脘者亦当吐之，在中脘者当下而去之。仲景曰：病人手足厥冷，两手脉乍结，以客气在胸中，心下满而烦，欲食不能食者，知病在胸中，当吐之。余尝用吐方，皆是仲景方中瓜蒂散吐伤寒头痛，用葱根白豆豉汤以吐杂病头痛，或单瓜蒂，名独圣，加茶末少许以吐痰饮食，加全蝎梢以吐两胁肋刺痛、濯濯水声者。《内经》所谓湿在上，以苦吐之者，其是谓欤。

今人亦有窃予之法者，然终非口授，或中或否，或涌而不能出，或出而不能止。岂知上涌之法名曰撩痰，撩之一字自有擒纵卷舒。顷有一工，吐陈下一妇人，半月不止，涎至数斗，命悬须臾，仓皇失计，求予解之。予使煎麝香汤，下咽立止。或问：麝香何能止吐？予谓之曰：瓜苗闻麝香即死。吐者，瓜蒂也，所以立解。如藜芦吐者不止，以葱白汤解之；以石药吐者不止，以甘草、贯众解之；诸草木吐者，可以麝香解之。以《本草》考之，吐药之苦寒者，有豆豉、瓜蒂、茶末、栀子、黄连、苦参、大黄、黄芩；辛苦而寒者，有郁金、常山、藜芦；甘苦而寒者，有地黄汁；苦而温者，有木香、远志、厚朴；辛苦而温者，有薄荷、芫花；辛而温者，有谷精草、葱根须；辛而寒者，有轻粉；辛甘而温者，有乌头、附子尖；酸[1]而寒者，有晋矾、绿矾、齑汁；酸而平者，有铜绿；甘酸而平者，有赤小豆；酸而温者，有饭浆；酸辛而寒者，有胆矾；酸而寒者，有青盐、白米饮；辛咸而温者，有皂角；甚咸而寒者，有沧盐；甘而寒者，有牙硝；甘而微温且寒者，有参芦头；甘辛而热者，有蝎梢。凡此三十六味，惟常山、胆矾、瓜蒂有小毒，藜芦、芫花、轻粉、乌附尖有大毒，外二十六味皆吐药之无毒者，各对证擢而用之。此法宜先小服，不满[2]，积渐加之。

余之撩痰者，以钗股、鸡羽探引不出，以齑投之，投之不吐，再投之，且投且探，无不出者。吐至昏眩，慎勿惊疑《书》曰：若药不瞑眩，厥疾弗瘳。如发头眩，可饮冰水立解。如无冰时，新汲水亦可。强者可一吐而安，弱者可作三次吐之，庶

---

① 酸：疑当作"咸"。

② 满：疑当作"涌"。

无损也。吐之次日，有顿快者，有转甚者，盖饮之而吐未平也，俟数日当再涌之。如觉渴者，冰水、新水、瓜、梨、柿及凉物皆不禁，惟禁贪食过饱，硬物、干脯难化之物。心火既降，中脘冲和，阴道必强，大禁房劳、大忧悲思。病人既不自责，众议因而噪之，归罪于吐法，起谤其由此也。故性行刚暴、好怒喜淫之人不可吐；左右多嘈杂之言不可吐；病人颇读医书，实非深解者不可吐；主病者不能辨邪正之说不可吐；病人无正性，妄言妄从，反覆不定者不可吐；病势巇危，老弱气衰者不可吐；自吐不止，亡阳血虚者不可吐；诸吐血、呕血、咯血、衄血、嗽血、崩血、失血者皆不可吐。吐则转生他病，浸成不救，反起谤端。虽恳切求，慎勿强从，恐有一失，愈令后世不信此法，以小不善累大善也。必标本相得，彼此相信，真知此理，不听浮言，审明某经某络，某脏某腑，某气某血，某邪某病，决可吐者，然后吐之。是予之所望于后之君子也，庶几不使此道湮微，以新传新耳。

凡在表者皆可汗式十五

风寒暑湿之气入于皮肤之间而未深，欲速去之，莫如发汗。圣人之刺热五十九刺，为无药而设也，皆所以开玄府而逐邪气，与汗同。然不若以药发之，使一毛一窍无不启发之为速也。然发汗亦有数种，世俗止知惟温热者为汗药，岂知寒凉亦能汗也，亦有熏渍而为汗者，亦有导引而为汗者。如桂枝汤、桂枝麻黄各半汤、五积散、败毒散，皆发汗甚热之药也；如升麻汤、葛根汤、解肌汤、逼毒散，皆辛温之药也；如大柴胡汤、小柴胡汤、柴胡饮子，苦寒之药也；如通圣散、双解散、当归散子，皆辛凉之药也。故外热内寒宜辛温，外寒内热宜辛凉。平准所谓导引而汗者，华元化之虎、鹿、熊、猴、鸟五禽之戏，使汗出如傅粉，百疾皆愈。所谓熏渍而汗者，如张苗治陈廪丘，烧地布桃叶蒸之，大汗立愈。又如许胤宗治许太后感风不能言，作防风汤数斛，置于床下，气如烟雾，如其言，遂愈能言。此皆前人用之有验者。

以《本草》校之，荆芥、香白芷、陈皮、半夏、细辛、苍术，其辛而温者乎；蜀椒、胡椒、茱萸、大蒜，其辛而大热者乎；生姜，其辛而微温者乎；天麻、葱白，其辛而平者乎；青皮、薄荷，其辛苦而温者乎；防己、秦艽，其辛而且苦者乎；麻黄、人参、大枣，其甘而温者乎；葛根、赤茯苓，其甘而平者乎；桑白皮，其甘而寒者乎；防风、当归，其甘辛而温者乎；附子，其甘辛而大热者乎；官桂、桂枝，其甘辛而大热者乎；厚朴，其苦而温者乎；桔梗，其苦而微温者乎；黄芩、知母、枳实、地骨皮，其苦而寒者乎；前胡、柴胡，其苦而微寒者乎；羌活，其苦辛而微温者乎；升麻，其苦甘且平者乎；芍药，其酸而微寒者乎；浮萍，其辛酸而寒者乎。凡此四十味，皆发散之属也。

惟不善择者，当寒而反热，当热而反寒，此病之所以变也。仲景曰：大法春夏宜汗。春夏阳气在外，人气亦在外，邪气亦在外，故宜发汗。然仲景举其略耳，设若秋冬得春夏之病，当不发汗乎？但春夏易汗而秋冬难耳。凡发汗欲周身漐漐①然，不欲如水淋漓，欲令手足俱周遍，汗出一二时为佳。若汗暴出，邪气多不出，则当重发汗，则使人亡阳。凡发汗中病则止，不

---

① 漐漐：原作"热热"，据医学大成本改。

必尽剂，要在剂当，不欲过也。此虽仲景调理伤寒之法，至于杂病，复何异哉？且如伤寒，麻黄之类为表实而设也，桂枝汤之类为表虚而设也，承气汤为阴虚而设也，四逆汤为阳虚而设也。表里俱实者，所谓阳盛阴虚，下之则愈；表里俱虚者，所谓阴盛阳虚，汗之则愈也，所谓阳为表而阴为里也。如表虚亡阳，发汗则死。发汗之法，辨阴阳，别表里，定虚实，然后汗之，随治随应。

设若飧泄不止，日夜无度，完谷下出，发汗可也。《内经》曰：春伤于风，夏生飧泄。此以风为根，风非汗不出。昔有人病此者，腹中雷鸣泄注，水①谷不分，小便涩滞，皆曰脾胃虚寒故耳。豆蔻、乌梅、罂粟壳、干姜、附子曾无一效，中脘脐下，灸已数千②，燥热转甚，小溲涸竭，瘦削无力，饮食减少。命予视之，余以谓《应象论》曰：热气在下，水谷不分，化生飧泄；寒气在上，则生膜胀。而气不散，何也？阴静而阳动故也。诊其两手脉息俱浮大而长，身表微热。用桂枝麻黄汤，以姜枣煎，大剂连进三服，汗出终日，至旦而愈。次以胃风汤和平脏腑，调养阴阳，食进病愈。

又贫家一男子年二十余，病破伤风，搐，牙关紧急，角弓反张，弃之空室，无人问者，时时呻呼。余怜其苦，以风药投之，口噤不能下，乃从两鼻窍中灌入咽喉，约一中碗，死中求生，其药皆大黄、甘遂、牵牛、硝石之类。良久，上涌下泄，吐且三四升，下一二十行，风搐立止，肢体柔和，且已自能起。口虽开，尚未能言，予又以桂枝麻黄汤三两，作一服，使啜之，汗出周匝如洗，不三日而痊。

---

① 水：原作"米"，据医学大成本改。
② 千：日正德本、千顷堂本作"十"。

又如小儿之病，惊风搐搦，涎潮热郁，举世皆用大惊丸、抱龙丸、镇心丸等药，间有不愈者。余潜用瓜蒂、赤小豆等分，共为细末，以猪胆汁浸，蒸饼为丸，衣以螺青或丹砂，以浆水、乳汁送之。良久，风涎涌出一两掬，三五日一涌，涌三五次。渐以通圣散稍热服之，汗漐漐然，病日已矣。

顷又治一狂人，阴不胜其阳，则脉流薄厥，阳并乃狂。《难经》曰：重阳者狂，重阴者癫。阳为腑，阴为脏，非阳热而阴寒也。热并于阳则狂，狂则生寒；并于阴则癫，癫则死。《内经》曰：足阳明胃[①]实则狂，故登高而歌，弃衣而走，无所不为，是热之极也。以调胃承气大作汤，下数十行，三五日复上涌一二升，三五日又复下之。凡五六十日，下百余行，吐亦七八度，如吐时，暖室置火，以助其热，而汗少解，数汗方平。

又治一酒病人，头痛，身热恶寒，状类伤寒，诊其脉，两手俱洪大，三两日不圊。余以防风通圣散约一两，用水一中碗，生姜二十余片，葱须根二十茎，豆豉一大撮，同煎三五沸，去滓，稍热，分作二服。先服一服多半，须臾以钗股探引咽中，吐出宿酒，酒之香味尚然，约一两掬，头上汗出如洗。次服少半，立愈。《内经》曰：火郁发之。发为汗之，令其疏散也。

又尝治一税官，病风寒湿痹，腰脚沉重，浮肿，夜则痛甚，两足恶寒，经五六月间犹绵胫靴足，腰膝皮肤少有跣露，则冷风袭之，流入经络，其痛转剧，走注上下，往来无定。其痛极处，便挛[②]急而肿起，肉色不变，腠理间如虫行，每遇风冷，病必转增，饮食转减，肢体瘦乏，须人扶掖，犹能行立。所服者，乌附姜桂，种种燥热；燔针著灸，莫知其数，前后三年，

---

① 胃：原作"有"，据医学大成本改。
② 挛：原作"摩"，据《医方类聚》本改。

不获一愈。一日，命予脉之，其两手皆沉滑有力。先以导水丸、通经散各一服，是夜泻三十余行，痛减半。遂渐服赤茯苓汤、川芎汤、防风汤，此三方在《宣明论》中治痹方是也。日三服，煎七八钱，𣸣𣸣然汗出。余又作玲珑灶法熏蒸，血热病必增剧。诸汗法古方亦多有之，惟以吐发汗者，世罕知之。故予尝曰：吐法兼汗，良以此夫！

凡在下者皆可下式十六

下之攻病，人亦所恶闻也。然积聚陈莝[①]于中，留结寒热于内，留之则是耶？逐之则是耶？《内经》一书惟以气血通流为贵，世俗庸工惟以闭塞为贵，又止知下之为泻，又岂知《内经》之所谓下者，乃所谓补也。陈莝去而肠胃洁，癥瘕尽而荣卫昌，不补之中有真补者存焉。然俗不信下之为补者，盖庸工妄投下药，当寒反热，当热反寒，未见微功，转成大害，使聪明之士亦复不信者此也。

所以谓寒药下者，调胃承气汤泄热之上药也，大、小、桃仁承气次也，陷胸汤又其次也，大柴胡又其次也。以凉药下者，八正散泄热兼利小溲，洗心散抽热兼治头目，黄连解毒散治内外上下蓄热而不泄者，四物汤凉血而行经者也，神芎丸解上下蓄热而泄者也。以温药而下者，无忧散下诸积之上药也，十枣汤下诸水之上药也。以热药下者，煮黄丸、缠金丸之类也。急则用汤，缓则用丸，或以汤送丸，量病之微甚，中病即止，不必尽剂，过而生愆。

---

① 陈莝：诸本同。《素问·汤液醪醴论》作"陈莝"。

仲景曰：大法秋宜泻。谓秋则阳气在下，人气与邪气亦在下，故宜下。此仲景言其大概耳，设若春夏有可下之疾，当不下乎？此世之庸工踟蹰迁延，误人大病者也。皆曰：夏月岂敢用过药泻脱胃气？呜呼！何不达造化之甚也？《内经》称土火之郁，发四时之气，以五月先取化源，泻土补水。又曰：土郁则夺之。王太仆注云：夺，谓下之令无壅碍也。然则于五月先防土壅之发，令人下夺，《素问》之言非欤？然随证不必下夺，在良工消息之也。予所以言此者，矫世俗，期不误大病、暴病者耳。故土郁之为夺，虽大承气汤亦无害也。试举大承气之药论，大黄苦寒，通九窍，利大小便，除五脏六腑积热；芒硝咸寒，破痰散热，润肠胃；枳实苦寒为佐使，散滞气，消痞满，除腹胀；厚朴辛温，和脾胃，宽中通气。此四味虽为下药，有泄有补，卓然有奇功。刘河间又加甘草以为三一承气，以甘和其中，最得仲景之秘也。余尝以大承气改作调中汤，加以姜枣煎之，俗见姜枣，以为补脾胃而喜服，不知其中有大黄、芒硝。恶寒喜暖取补，故自古及今，天下皆然，此《内经》之法抑屈而不伸也。此药治中满痞气不大便者，下五七行，殊不困乏，次日必神清气快，膈空食进。《内经》曰：脾为之使，胃为之市。人之食饮酸咸甘苦，百种之味杂凑于此，壅而不行，荡其旧而新之，亦脾胃之所望也，况中州之人食杂而不劳者乎！中州土也，兼载四象，木金水火皆聚此中。故脾胃之病，奈何中州之医不善扫除仓廪，使陈莝积而不能去也。犹曰我善补，大罪也。此药有奇功，皆谓服之便成伤败，乃好丹而非素者也。

或言，男子不可久泄，妇人不可久吐，何妄论之甚也。可吐则吐，可下则下，岂问男女乎？大人小儿，一切所伤之物在胃脘，如两手脉迟而滑者，内实也，宜下之。何以别乎？盖伤宿食者恶食，伤风者恶风，伤寒者恶寒，伤酒者恶酒，至易辨也。故凡宿食在胃脘皆可下之，则三部脉平，若心下按之而硬满者，犹宜再下之。如伤寒大汗之后，重复劳发而为病者，盖下之后热气不尽故也，当再下之。若杂病腹中满痛不止者，此为内实也。《金匮要略》曰：痛而腹满，按之不痛为虚，痛者为实。《难经》曰：痛者为实。腹中满痛，里壅为实，故可下之。不计杂病、伤寒，皆宜急下之，宜大承气汤，或导水丸，或泄水丸等药，过十余行，如痛不已，亦可再服，痛已则止。至如伤寒大汗之后发热，脉沉实，及寒热往来，时时有涎嗽者，宜大柴胡汤加当归煎服之，下三五行立愈。产后慎不可作诸虚不足治之，必变作骨蒸寒热，饮食不入，肌肤瘦削，经水不行。经曰：寒则衰饮食，热则消肌肉。人病瘦削，皆粗工以药消烁之故也。呜呼！人之死者，岂为命乎？《难经》曰：实实虚虚。损不足而益有余，如此死者，医杀之耳！至如目黄、九疸、食劳，皆属脾土，可下之，宜茵陈蒿汤，或用导水丸、禹功散泻十余行，次以五苓散、桂苓甘露散、白术丸等药服之则愈矣。或腰脚胯痛，可用甘遂粉二三钱，以猭猪腰子薄批七八片，掺药在内，以湿纸包数重，文武火烧熟，至临卧细嚼，以温酒或米饮汤调下。至平明见一二十行，勿讶，意欲止泻，则饮水或新水顿服之，泻立止。次服通经、和气①、定痛②、乌金丸、蹁马丹之类则愈矣。《内经》有不因气动而病生于外者，太仆以为瘴气贼魅虫毒、蜚尸鬼击、冲薄坠堕、风寒暑湿、斫射剥割撞扑

---

① 和气：应指和气丸，《圣济总录》载本方组成有附子、芫花、牵牛子，主治九种心痛。

② 定痛：应指定痛丸，《宣明论方》载本方组成有乳香、川椒、当归、没药、芍药、芎藭、自然铜、玄胡，主治打扑损伤，筋骨疼痛。

之类。至如诸落马堕井、打扑闪肭损折、汤沃火烧、车碾犬伤、肿发焮痛、日夜号泣不止者，予寻常谈笑之间立获大效。可峻泻三四十行，痛止肿消，乃以通经散下导水丸等药。如泻水少，则可再加汤剂泻之，后服和血消肿散毒之药，病去如扫。此法得之睢阳高大明、侯德和，使外伤者不致癃残跛躄之患，余非敢掩人之善，意在救人耳。

曾有邻人杖疮发作，肿痛焮及上下，语言错乱，时时呕吐，数日不食，皆曰不救。余以通经散三四钱下神祐丸百余丸，相并而下，间有呕出者，大半已下膈矣。良久大泻数行，秽不可近，脓血涎沫瘀毒约一二斗，其病人困睡不省一日一夜。邻问予，予曰：喘息匀停，肿消痛减，故得睡也。来旦语清食进，不数日痊。救杖疮欲死者，四十年间二三百，余追思举世杖疮死者，皆枉死也。自后凡见冤人被责者，急以导水丸、禹功散大作剂料，泻惊涎一两盆，更无发肿痛焮之难。如导水丸、禹功散泄泻不动，更加之通经散、神祐丸泻之。泻讫须忌热物，止可吃新汲水一二顿，泻止立愈。至如沉积多年羸劣者，不可便服陡攻之药，可服缠积丹、三棱丸之类。《内经》曰：重者因而减之。若人年老衰弱，有虚中积聚者，止可五日一服万病无忧散。故凡积年之患岂可一药而愈，即可减而去之。

以《本草》考之，下之寒者，有戎盐之咸，犀角之酸咸，沧盐、泽泻之甘咸，枳实之苦酸，腻粉之辛，泽漆之苦辛，杏仁之苦甘；下之之微寒者，有猪胆之苦；下之大寒者，有牙硝之甘，大黄、瓜蒂、牵牛、苦瓠子、蓝汁、牛胆、羊蹄苗根之苦，大戟、甘遂之苦甘，朴硝、芒硝之苦辛；下之温者，有槟榔之辛，芫花之苦辛，石蜜之甘，皂角之辛咸；下之热者，有巴豆之辛；下之辛凉者，有猪羊血之咸；下之平者，有郁李仁之酸，桃花萼之苦。上三十味，惟牵牛、大戟、芫花、皂角、羊蹄苗根、苦瓠子、瓜蒂有小毒，巴豆、甘遂、腻粉、杏仁之有大毒，余皆无毒。

设若疫气，冒风中酒，小儿疮疹，及产后潮热，中满败血，勿用银粉、杏仁大毒之药，下之必死，不死即危。且如槟榔、犀角、皂角皆温平，可以杀虫透关节，除肠中风火燥结；大黄、芒硝、朴硝等咸寒，可以治伤寒热病，时气瘟毒，发斑泻血，燥热发狂，大作汤①剂，以荡涤积热；泽泻、羊蹄苗根、牛胆、蓝叶汁、苦瓠子亦苦寒，可以治水肿遍身，腹大如鼓，大小便不利，及目黄、湿毒、九疸、食痨、疳虫、食土生米等物，分利水湿，通利大小便，荡涤肠胃间宿谷相搏。又若备急丸，以巴豆、干姜、大黄三味，蜜和丸之，亦是下药，然止可施于辛苦劳力，贪食粗辣之辈，或心腹胀满，胁肋刺痛，暴痛不住，服五七丸或十丸，泻五七行以救急。若施之富贵城郭之人则非矣，此药用砒石治疟相类，止可施之于贫食之人。若备急丸治伤寒风温，中酒冒风，及小儿疮疹，产后满闷，用之下膈，不死则危。及夫城郭之人，富贵之家，用此下药，亦不死则危矣。奈何庸人畏大黄而不畏巴豆，粗工喜巴豆而不喜大黄，盖庸人以巴豆性②热而不畏，以大黄性寒而畏，粗工以巴豆剂小而喜，以大黄剂大而不喜，皆不知理而至是也。岂知诸毒中惟巴豆为甚，去油匮之蜡犹能下后使人津液涸竭，留毒不去，胸热口燥，他病转生，故下药以巴豆为禁。

余尝用前十余药，如身之使臂，臂之使手。然诸洞泄寒中者不可下，俗谓休息痢也。伤寒脉浮者不可下，表里俱虚者不

---

① 汤：原作"荡"，据文义改。

② 性：原作"惟"，据千顷堂本改。

宜下,《内经》中五癃心证不宜下。厥而唇青,手足冷,内热深者宜下。寒者不宜下,以脉别之。小儿内泻,转生慢惊及两目直视,鱼口①出气者,亦不宜下。若十二经败甚,亦不宜下,止宜调养,温以和之,如下②则必误人病耳,若其余大积大聚,大病大秘,大涸大坚,下药乃补药也。余尝曰泻法兼补法,良以此夫。

推原补法利害非轻说十七

原补一篇不当作,由近论补者与《内经》相违,不得不作耳。夫养生当论食补,治病当论药攻,然听者皆逆耳,以予言为怪③,盖议者尝知补之为利,而不知补之为害也。论补者盖有六法,平补,峻补,温补,寒补,筋力之补,房室之补。以人参、黄芪之类为平补,以附子、硫黄之类为峻补,以豆蔻、官桂之类为温补,以天门冬、五加皮之类为寒补,以巴戟、苁蓉之类为筋力之补,以石燕、海马、起石、丹砂之类为房室之补。此六者,近代之所谓补者也,若施之治病,非徒功效疏阔,至其害不可胜言者。

《难经》言东方实,西方虚,泻南方,补北方。此言肝木实而肺金虚,泻心火,补肾水也。以此论之,前所谓六补者了不相涉。试举补之所以为害者,如疟,本夏伤于暑,议者以为脾寒而补之,温补之则危,峻补之则死。伤寒热病下之后,若以温辛之药补之,热当复作,甚则不救。泻血,血止之后,若

---

① 口:原脱,据日正德本、千顷堂本补。
② 下:原作"不",据日正德本、千顷堂本改。
③ 怪:原作"蔽",据日正德本、千顷堂本改。

温补之，血复热，小溲不利，或变水肿。霍乱吐泻，本风湿暍合而为之，温补之则危，峻补之则死。小儿疮疱之后，有温补之，必发痈肿燃痛。妇人大产之后，心火未降，肾水未升，如黑神散补之，轻则危，甚则死。老人目暗耳聩，肾水衰而心火盛也，若峻补之则肾水弥涸，心火弥盛^①。老人肾虚腰脊痛，肾恶燥，腰者肾之府也，峻补之则肾愈虚矣。老人肾虚无力，夜多小溲，肾主足，肾水虚而火不下，故足痿；心火上乘肺而不入脬囊，故夜多小溲。若峻补之则火益上行，脬囊亦寒矣。老人喘嗽，火乘肺也，若温补之则甚，峻补之则危。停饮之人不可补，补则痞闷转增。脚重之人不可补，补则胫膝转重。

　男子二十上下而精不足，女人二十上下而血不流，皆二阳之病也。时人不识，便作积冷极急治之，以温平补之。夫积温尚成热，而况燔针于脐下，火灸手足腕骨。《内经》本无劳证，由此变而为劳。烦渴，咳嗽涎痰，肌瘦，寒热往来，寝汗不止，日高则颜赤，皆以为传尸劳，不知本无此病，医者妄治而成之耳。夫二阳者，阳明也，胃之经也。心受之则血不流，脾受之则味不化。故男子少精，女子不月，皆由使内太过，故隐蔽委屈之事各不能为也，惟深知涌泻之法者能治之。又如春三月风伤于荣，荣为血，故阴受之。温伤于卫，卫为气，故阳受之。初发之后多与伤寒相似，头痛身热，口干潮热，数日不大便，仲景所谓阴阳俱浮，自汗出，身重多眠睡，目不欲开者是也。若以寒药下之则伤脏气，若以温药补之，则火助风温，发黄发斑，温毒热增剧矣。风温外甚，则直视，潮热谵语，寻衣

撮空，惊惕而死者，温补之罪也。《内经》虽言形不足者温之以气，精不足者补之以味，气属阳，天食人以五气，血属阴，地食人以五味者，戒乎偏胜，非便以温为热也。又若经云：损者补之，劳者温之。此温乃温存之温也，岂以温为热哉？又如虚则补其母，实则泻其子者，此欲权衡之得其平也，又乌在燔针壮火，炼石烧砒，硫姜乌附然后为补哉？所谓补上欲其缓，补下欲其急者，亦焉在此等而为急哉？自有酸苦甘辛咸淡，寒凉温热平，更相君臣佐使耳。所谓平补者，使阴阳两停，是谓平补。奈时人往往恶寒喜温，甘受酷烈之毒，虽死而不悔也，可胜叹哉。

余用补法则不然，取其气之偏胜者，其不胜者自平矣。医之道，损有余乃所以补其不足也。余尝曰吐中自有汗，下中自有补，岂不信然。余尝用补法，必观病人之可补者然后补之。

昔维阳府判赵显之病虚羸，泄泻褐色，乃洞泄寒中证也，每闻大黄气味即注泄。余诊之，两手脉沉而软，令灸分水穴[1]一百余壮，次服桂苓甘露散、胃风汤、白术丸等药，不数月而愈。

又息城酒监赵进道病腰痛，岁余不愈。诊其两手脉沉实有力，以通经散下五七行，次以杜仲去粗皮，细切，炒断丝，为细末，每服三钱，猪腰子一枚，薄批五七片，先以椒盐淹[2]，去腥水，掺药在内，裹以荷叶，外以湿纸数重封，以文武火烧熟，临卧细嚼，以温酒送下。每旦以无比山药丸一服，数日而愈。

又相台监酒岳成之病虚滑泄，日夜不止，肠鸣而口疮，俗呼为心劳口疮，三年不愈。予以长流水同姜枣煎五苓散五七钱，

---

① 分水穴：即水分穴。

② 淹：用同"腌"。

空心使服之，以治其下；以宣黄连与白茯苓去皮，二味各等分为末，以白面糊为丸，食后温水下三五十丸，以治其上，百日而愈。

又汝南节度副使完颜君宝病脏毒，下衃血，发渴，寒热往来，延及六载，日渐瘦弱无力，面黄如染。余诊其两手脉沉而身凉，《内经》寒以为荣气在，故生，可治。先以七宣丸下五七行，次以黄连解毒汤加当归、赤芍药，与地榆散同煎服之，一月而愈。

若此数证，余虽用补，未尝不以攻药居其先，何也？盖邪未去而不可言补，补之则适足资寇。故病蠲之后，莫若以五谷养之，五果助之，五畜益之，五菜充之，相五脏所宜，毋使偏倾可也。凡药皆毒也，非止大毒、小毒谓之毒，虽甘草、苦参不可不谓之毒，久服必有偏胜。气增而久，夭之由也。是以君子贵流不贵滞，贵平不贵强。卢氏云强中生百病，其知言哉！人惟恃强，房劳之病作矣，何贵于补哉？以太宗、宪宗高明之资，犹陷于流俗之蔽，为方士燥药所误。以韩昌黎、元微之犹死于小溲不通、水肿。有服丹置数姜而死于暴脱，有服草乌头如圣丸而死于须疮，有服乳石、硫黄，小溲不通，有习气求嗣而死于精血，有嗜酒而死于发狂见鬼；有好茶而为癖。乃知诸药皆不可久服，但可攻邪，邪去则已。近年运使张伯英病宿伤，服硫黄、姜、附数月，一日丧明。监察陈威卿病嗽，服钟乳粉数年，呕血而殒。呜呼！后之谈补者，尚监兹哉。

证口眼㖞斜是经非窍辩十八

口眼㖞斜者，俗工多与中风掉眩证一概治之，其药则灵宝、至宝、续命、清心、一字急风^①、乌犀^②、铁弹丸。其方非不言治此证也，然而不愈者，何也？盖知窍而不知经，知经而不知气故也。何谓知窍而不知经？盖人之首有七窍，如日月、五星、七政之在天也。故肝窍目，目为肝之外候；肺窍鼻，鼻为肺之外候；心窍舌，舌无窍，心与肾合而寄窍于耳。故耳与舌俱为心之外候。俗工止知目病归之肝，口病归之脾，耳病归之肾，舌病归之心，更无改张。岂知目之内眦上下二网^③，足太阳及足阳明起于此；目之锐眦，足少阳起于此，手少阳至于此；鼻之左右，足阳明、手阳明侠乎此；口之左右，亦此两经环乎此。故七窍有病不可独归之五脏，当归之六阳经也。予曰俗工知窍而不知经者，此也。

何谓知经而不知气？盖世之谈方药者不啻千万，止不过坚执《本草》性味，其知十二经所出所入，所循所环，所交所合，所过所注，所起所会，所属所络，所上所下，所侠所贯，所布所散，所结所绕，所抵所连，所系所约，所同所别，千万人中或见一二名明，可谓难其人矣。然而不过执此十二经便为病本，将阳经为热，阴经为寒，向《本草》中寻药，药架上检方而已矣。病之不愈，又何讶焉？岂知《灵枢经》曰：足之阳明，手之太阳，筋急则口目为辟^④，此十二经乃受病之处也，非为病者也。及为病者，天之六气也。六气者何？风暑燥湿火寒是也。故曰俗工知经而不知气者，此也。

---

① 一字急风：疑指急风一字散，主治破伤风。

② 乌犀：乌犀丸，《太平惠民和剂局方》载本方组成有犀角、羚羊角、天南星等，主治中风、半身不遂。

③ 网：原作"纲"，据医学大成本改。

④ 辟：《灵枢·经脉十三》作"僻"。

然则口目喝斜者，此何经也？何气也？足之太阳，足之阳明，左目有之，右目亦有之；足之阳明，手之阳明，口左有之，口右亦有之，此两道也。《灵枢》又言：足阳明之筋，其病颊筋，有寒则急引颊移口，热则筋弛纵，缓不胜收，故僻。是左寒右热，则左急而右缓；右寒左热，则右急而左缓。故偏于左者，左寒而右热；偏于右者，右寒而左热也。夫寒不可径用辛热之剂，盖左中寒则逼热于右，右中寒则逼热于左，阳气不得宣行故也。而况风者，甲乙木也。口眼阳明皆为胃土，风偏贼之，此口目之所以僻也，是则然矣。

七窍惟口目喝斜，而耳鼻独无此病者，何也？盖动则风生，静者风息，天地之常理也。考之《易》象，有足相符者。震巽主动，坤艮主静。动者皆属木，静者皆属土。观卦者，视之理也。视者，目之用也。目之上网则眨，下网则不眨。故观卦上巽而下坤。颐卦者，养之理也。养者，口之用也。口之下颌则嚼，上颌则不嚼。故颐卦上艮而下震。口目常动，故风生焉。耳鼻常静，故风息焉。当思目虽斜，而目之眦眶未尝斜；口之喝，而口之辅车未尝喝。此经之受病非窍之受病明矣，而况目有风轮，唇有飞门者耶。

余尝治此证，未尝用世俗之药，非故与世参商，方凿圆枘，自然龃龉者。过颍，一长吏病此，命予疗之。目之斜灸以承泣，口之喝灸以地仓，俱效。苟不效者，当灸人迎。夫气虚风入而为偏，上不得出，下不得泄，真气为风邪所陷，故宜灸《内经》曰：陷下则灸之。正谓此也，所以立愈。又尝过东杞，一夫亦患此，予脉其两手，急数如弦之张，甚力而实。其人齿壮气充，与长吏不同，盖风火交胜。予调承气汤六两，以水四升，煎作三升，分四服，令稍热啜之。前后约泻四五十行，去一两盆，

次以苦剂投之解毒，数服，以升降水火，不旬日而愈。《脉诀》
云：热则生风。若此者，不可纯归其病于窗隙之间而得，亦风
火素感而然也。盖火胜则制金，金衰则木茂，木茂则风生。若
东杞之人止可流湿润燥，大下之后，使加餐通郁为大。

《灵枢》虽有马膏桂酒双涂之法，此但治其外耳，非治其内
也。今人不知其本，欲以单服热水，强引而行之，未见其愈者
也。向之用姜、附、乌、桂、起石、硫黄之剂者，是耶？非耶？

疝本肝经宜通勿塞状十九

疝有七，前人论者甚多，非《灵枢》《素问》《铜人》之论
予皆不取，非予好异也，但要穷其原耳。七疝者何？寒疝、水
疝、筋疝、血疝、气疝、狐疝、癫疝，是谓七疝。俗工不识，
因立谬名，或曰膀胱，或曰肾冷，或曰小肠气，小儿曰偏气，
立名既谬，并丧其实，何哉？盖医者既断为膀胱、肾冷、小肠
气，又曰虚寒所致，其药之用也，不鹿茸、巴戟，则杜仲、苁
蓉；不附子、乌头，则干姜、官桂；不楝实、茴香[1]，则金铃、
补骨脂。朝吞暮饵，曾无殊效，三二十年，牢不可去。间因微病，
稍似开通，执此微芒，浸成大错，标既不除，本必归甚，处处
相传，曾无觉者。

岂知诸疝皆归肝经，其奈痛[2]流归之小肠脬囊。夫膀胱水
府专司渗泄，小肠水道专主通流。肾为少阴，总统二水，人之
小溲自胃入小肠，渗入膀胱。膀胱者，脬囊也。气化则水出茎端，
此常道也。及其为疝，乃属足厥阴肝经，盖环阴器而上入小腹

[1] 茴（huái）香：即茴香。
[2] 痛：据日正德本批注，当作"通"。

者，足厥阴肝经也。夫肝肾皆属于下，与冲任督相附。然《灵枢经》言足厥阴肝经病则有遗溺、癃闭、狐疝，主肾与膀胱、小肠三经则不言疝，是受疝之处乃肝之部分也。且《内经》男子宗筋为束骨之会也，而肝主筋，睾者，囊中之丸，虽主外肾，非厥阴环而引之，与玉茎无由伸缩。在女子则为篡户，其内外为二，其一曰廷孔，其二曰窈漏，此足厥阴与冲任督之所会也。《灵枢》言足厥阴之经筋聚于阴器，其病伤于寒则阴缩入，伤于热则纵挺不收。治在行水 ① 清阴气。故阳明与太阴厥阴之筋皆会于阴器，惟厥阴主筋，故为疝者必本之厥阴。《灵枢》又言足厥阴之别名曰蠡沟，去内踝五寸，别走少阳，循胫上睾，结于茎。其病气逆，睾肿卒疝，实则挺长，虚则暴痒，取之所别矣，岂非厥阴为受病之处耶？《灵枢》又言邪在小肠，连睾系，属于肾，贯肝络肺，心系 ②。气盛厥逆，上冲肠胃，熏肝，散于肓，结于脐。故取之肓原以散之，刺太阴以平之，取厥阴以下之，取巨虚下廉以去之，按其所过之经以调之。此其初虽言邪在小肠，至其治法，必曰取厥阴以下之，乃知诸疝关于厥阴可以无疑。

以脉考之，《素问》云：厥阴滑为狐疝，少阳滑为肺风疝，太阴滑为脾风疝，阳明滑为心风疝，太阳滑为肾风疝，少阴滑为肝风疝。凡此六疝，虽见于他脉中，皆言风疝者，足厥阴肝经之气也。《灵枢》亦曰：心脉微滑为心疝，肝脉滑甚为癀癃，肾脉滑甚为癃癀。凡此三脏脉之疝亦以滑为疝也。《素问》又云：脉大急皆为疝。心脉滑，传为心疝；肺脉沉，传为肺疝。三阴

---

① 水：原作"卧"，据《医统正脉》本改。
② 系属于肾，贯肝络肺，心系：《灵枢经·四时气第十九》作"连睾，系属于肾，贯肝肺，络心系。"

急为疝，三阳急为瘕。王太仆云：太阳受寒，血凝为瘕；太阴受寒，气聚为疝。此言太阴受寒，传之肝经也。可以温药逐之，不可以温药补之。若补之者，是欲病去而强挽留之也。历考《素问》，三阳为病，发寒热，其传为癫疝。此亦言膀胱非受病之处，必传于厥阴部分，然后为疝也。又言病在少腹，腹痛，不得大小便，病名曰疝。得之寒，言脉急者曰疝瘕，少腹痛。凡言少腹者，岂非厥阴之部分耶？又言脾风传胃，名曰疝瘕。此谓非肝木不能为风气，名曰厥疝。盖脾土虚而不能制水，又为肝木所凌也。又言督脉为冲疝，盖厥阴与冲任督俱会于前阴也，岂不明哉。至如运气中又言岁太阳在泉，寒淫所胜，民病少腹控睾，盖寒客于小肠、膀胱，则肝木缩而不得伸行，母传之子也。阳明司天，燥淫所胜，丈夫癫疝，妇人少腹痛，此言肝气不得上行，为金所抑，鬼贼故也。又言太阴在泉，土胜则寒气逆满，食饮不下，甚则为疝，此亦言寒客太阴湿土，土不胜水，水传之肝经也。

又尝遍阅《铜人》，俞穴亦相表里。如背上十三[1]椎俞，肝经[2]言寒疝。腹部中行惟阴交一穴言寒疝，任脉之所发也；关元一穴言暴疝，小肠之募，足三阴、任脉之会也；中极一穴言疝瘕，膀胱之募，亦足三阴、任脉之会也；曲骨一穴言癫疝，任脉、足厥阴之会也。其腹部第二行，肓腧二穴言寒疝，冲脉、足少阴之会也；四满[3]二[4]穴言疝瘕，冲、任脉、足少阴肾之会也；其腹部第三行，大巨二穴言癫疝，足阳明脉气之所发也；

---

① 三：当作"二"，背俞穴共十二穴。

② 经：当作"俞"。

③ 满：原作"病"，足少阴之会为"四满"，据改。

④ 二：原作"上"，据上下文改。

气冲二穴言癞疝，茎中痛，两丸寒痛，亦足阳明脉气之所发也。其腹部第四行，府舍①二穴言疝痛，足太阴、厥阴、阴维之交会也，亦太阴部三阴、阳明支别也；冲门二穴言阴疝，足太阴、厥阴之会也；其在侧胁者，五枢二穴言寒疝，阴邪上入少腹，带脉下三寸也。其在足六经者，足厥阴穴十名，言疝者七，谓大敦、行间、太冲、中封、蠡沟、中都、曲泉。足少阳穴十四名，言疝者一，谓丘墟穴也。足太阴穴十一名，言疝者一，谓阴陵泉也。足阳明穴十五名，言疝者一，谓阴市穴也。足少阴穴十名，言疝者五，谓然谷、太溪、照海、交信、筑宾也。足太阳穴十八名，言疝者二，谓金门、合阳也。由是言之，惟厥阴言疝独多，为疝之主也。其余经穴虽亦治疝，终非受疝之地，但与足厥阴相连耳。或在泉寒胜，木气挛缩，禁于此经；或司天燥胜，木气抑郁于此经；或忿怒悲哀，忧抑顿挫，结于此经；或药淋外固，闭尾缩精，壅于此经，其病差别如此。

不知世间之药多热补，从谁而受其方也？信其方，则《素问》《灵枢》《铜人》皆非也。信《素问》《灵枢》《铜人》，则俗方亦皆非也。不知后之君子以孰为是。呜呼！余立于医四十余岁，使世俗之方人人可疗，余亦莫知敢废也。谙练日久，因经识病，然后不惑。且夫遗溺、闭癃、阴痿、胕痹、精滑、白淫，皆男子之疝也，不可妄归之肾冷。血涸不月，月罢腰膝上热，足躄、嗌干、癃闭、少腹有块，或定或移，前阴突出，后阴痔核，皆女子之疝也。但女子不谓之疝而谓之瘕。若年少而得之，不计男子妇人皆无子，故隐蔽委曲之事，了不干胕肾小肠之事，乃足厥阴肝经之职也。奈②俗方止言胕、肾、小肠，殊不言肝木

---

① 舍：原作"合"，足太阴、厥阴、阴维之会为府舍，据改。

② 奈：原作"李"，据《医方类聚》本改。

一句，惑人甚矣。且肝经，乙木也，木属东方，为心火之母也。凡疝者，非肝木受邪则肝木自甚也，不可便言虚而补之。《难经》所谓东方实，西方虚，泻南方，补北方，此言泻火木自平，金自清，水自旺也。

昔审言为蔡之参军也，因坐湿地，疝痛不可堪，诸药莫救。予急以导水丸、禹功散泻三十余行，肿立消，痛立减。又项关一男子，病卒疝暴痛不任，倒于街衢，人莫能动，呼予救之。余引经证之，邪气客于足厥阴之络，令人卒疝，故病阴丸痛也。余急泻大敦二穴，大痛立已。夫大敦穴者，乃是厥阴之二穴也。珍寇镇一夫，病瘖疟发渴，痛饮蜜浆，剧伤冰水。医者莫知泻去其湿，反杂进姜附，湿为燥热所壅，三焦闭溢，水道不行，阴道不兴，阴囊肿坠，大于升斗。余先以导水百余丸，少顷以猪肾散投之，是夜泻青赤水一斗，遂失痛之所在。近颍尾一夫病卒疝，赤肿大痛，数日不止，诸药如水投石。予以导水一百五十丸，令三次咽之，次以通经散三钱，空腹淡酒调下。五更，下脏腑壅积之物数行，痛肿皆去，不三日，平复如故。《内经》曰：木郁则达之。达，谓吐也，令条达。肝之积本当吐者，然观其病之上下，以顺为贵，仲景所谓上宜吐，下宜泻者，此也。敢列七疝图于下，以示后之君子，庶几有所凭藉者焉。

寒疝，其状囊冷，结硬如石，阴茎不举，或控睾丸而痛。得于坐卧湿地，或寒月涉水，或冒雨雪，或卧坐砖石，或风冷处使内过劳。宜以温剂下之，久而无子。

水疝，其状肾囊肿痛，阴汗时出，或囊肿而状如水晶，或囊痒而燥出黄水，或少腹中按之作水声。得于饮水醉酒，使内过劳，汗出而遇风寒湿之气聚于囊中，故水多，令人为卒疝。宜以逐水之剂下之，有漏针去水者，人多不得其法。

筋疝，其状阴茎肿胀，或溃或脓，或痛而里急筋缩，或茎中痛，痛极则痒，或挺纵不收，或白物如精，随溲而下。久而得于房室劳伤，及邪术所使，宜以降心之剂下之。

血疝，其状如黄瓜，在少腹两傍，横骨两端约中，俗云便痈。得于重感春夏大燠①，劳动使内，气血流溢，渗入胕囊，留而不去，结成痈肿，脓少血多，宜以和血之剂下之。

气疝，其状上连肾区，下及阴囊，或因号哭忿怒，则气郁之而胀，怒哭号罢则气散者是也。有一治法，以针出气而愈者，然针有得失，宜以散气之药下之。或小儿亦有此疾，俗曰偏气，得于父已年老，或年少多病，阴痿精怯，强力入房，因而有子，胎中病也。此疝不治，惟筑宾一穴言之。

狐疝，其状如瓦，卧则入小腹，行立则出小腹，入囊中。狐则昼出穴而溺，夜则入穴而不溺，此疝出入上下往来，正与狐相类也，亦与气疝大同小异，今人带钩钤②是也。宜以逐气流经之药下之。

㿉疝，其状阴囊肿缒，如升如斗，不痒不痛者是也。得之地气卑湿所生，故江淮之间，湫塘之处多感此疾，宜以祛湿之药下之。女子阴户突出，虽亦此类，乃热则不禁固也，不可便谓虚寒而涩之、燥之、补之。本名曰瘕，宜以苦下之，以苦坚之。王冰云：阳气下坠，阴气上争，上争则寒多，下坠则筋缓，故睾垂纵缓，因作㿉疝也。

以上七疝，下去其病之后，可调则调，可补则补，各量病势，勿拘俗法。经所谓阴盛而腹胀不通者，㿉癃疝也，不可不下。

---

① 燠（yù）：热。

② 钩钤：有文献谓是用铁丝之类编制的如疝气带一类托举器具。

五虚五实攻补悬绝法二十

虚者补之，实者泻之，虽三尺之童皆知之矣。至于五实五虚，岂可与泛泛虚实用药哉？《内经》明言其状，如俗工不识何？此二证所以见杀于委靡之手也。坐视人之死，犹相夸曰吾药稳，以诳病家，天下士大夫亦诚以为然，以诳天下后世，岂不怪哉！夫一身犹一国也，如寻邑百万围昆阳，此五实证也，故萧王亲犯中原①而笃战。如河内饥而又经火灾，此五虚证也，故汲黯不避矫诏而发仓。此可与达权知变者论，不可与贪常嗜琐者说也。故曰：庸人误天下，庸工误病人。正一理也。

《内经》曰五实者死，五虚者亦死。夫五实者，谓五脏皆实也；五虚者，谓五脏皆虚也。腑病为阳，易治而鲜死；脏病为阴，难治而多死。经明言脉盛、皮热、腹胀、前后不通、闷瞀者，五实也。脉盛为心，皮热为肺，腹胀为脾，前后不通为肾，闷瞀为肝，五脏皆实之证也。五虚者反是脉细、皮寒、气少、泻利前后、饮食不入者，五虚也。脉细为心，皮寒为肺，气少为肝，泄利前后为肾，饮食不入为脾，此五脏皆虚之证也。夫五实为五脏俱太过，五虚为五脏俱不及。《内经》言此二证皆死，非谓必死也，谓不救则死，救之不得其道亦死也。其下复言浆粥入胃则虚者活，身汗后利则实者活，此两证自是前二证之治法也。后人不知是治法，只作辨验生死之断句，直谓病人有此则生，无此则死，虚者听其浆粥自入胃，实者听其自汗自利，便委之死地，岂不谬哉！夫浆粥入胃而不注泄则胃气和，胃气

---

① 原：原作"坚"，据日正德本、千顷堂本改。

和则五虚皆实也，是以生也。汗以泄其表，利以泄其里，并泄则上下通，上下通则五实皆启矣，是以生也。此二证异常却不宜用，班氏所谓有病不服药之言，盖其病大且笃故也。

予向日从军于江淮之上。一舟子病，予诊之，乃五实也。予自幼读医经，尝记此五实之证，竟未之遇也。既见其人，窃私料之此不可以常法治，乃可大作剂而下之，殊不动摇，计竭智穷，无如之何。忽忆桃花萼丸，顿下七八十丸，连泻二百余行，与前药相兼而下，其人昏困，数日方已。盖大疾之已去，自然卧憩，不如此则病气无由衰也。徐以调和胃气之药，馈粥日加，自尔平复。

又尝过鸣鹿邸中，闻有人呻吟，声息瘦削痿然无力，予视之，乃五虚也。予急以圣散子二服作一服，此证非三钱、二钱可塞也。续以胃风汤、五苓散等药各大作剂，使顿服，注泻方止，而浆粥入胃，不数日而其人起矣。

故五虚之受，不加峻塞不可得而实也。彼庸工治此二证，草草补泻，如一杯水救一车薪之火也。竟无成功，反曰虚者不可补，实者不可泻，此何语也？吁！不虚者强补，不实者强攻，此自是庸工不识虚实之罪也。岂有虚者不可补，实者不可泄之理哉？予他日又思之，五实证，汗下吐三法俱行更快；五虚证，一补足矣。今人见五实证犹有塞之者，见五虚证，虽补之而非其药，本当生者，反钝滞迁延，竟至于死耳。夫圣散子有干姜，寻常泻利勿用，各有标本；胃风、五苓有桂，所以温经散表而分水道。圣散子之涩燥，胃风、五苓之能分，皆辛热辛温之剂也。俗工往往聚讪，以予好用寒凉，然予岂不用温补，但不遇可用之证也。诶诶谤喙，咸欲夸己以标名，从谁断之？悲夫！

卷 三

喉舌缓急砭药不同解二十一

咽与喉，会厌与舌，此四者同在一门而其用各异。喉以呼气，故喉气通于天。咽以咽物，故咽气通于地。会厌与喉上下以司开阖，食下则吸而掩，气上则呼而出，是以舌抵上腭，则会厌能闭其咽矣。四者相交为用，阙一则饮食废而死矣。此四者乃气与食出入之门户最急之处，故《难经》言七冲门，而会厌之下为吸门。及其为病也，一言可了，一言者何？曰火。《内经》曰：一阴一阳结，谓之喉痹。王太仆注云：一阴者，手少阴君火，心主之脉气也。手[①]少阳相火，三焦之脉气也。二火皆主脉，并络于喉，气热则内结，结甚则肿胀，肿胀甚则痹，痹甚而不通则死矣。

夫足少阴循喉咙，侠舌本，少阴上侠咽，此二者诚是也。至于足阳明，下人迎，循喉咙，足太阴侠咽连舌本，手太阳循咽下膈，足厥阴循喉咙之后。此数经皆言咽喉，独少阳不言咽喉，而《内经》言一阴一阳[②]，谓之喉痹，何也？盖人读十二经，

---

① "手"前疑脱"一阳者"三字。

② 据上文，"阳"后脱一"结"字。

多不读《灵枢经》中别十一，具载十二经之正。其文云：足少阳之正绕髀①入毛际，合于厥阴，别者入季胁间，循胸里属胆，散之上肝贯心，以上侠咽，出颐颔，散于面，系目系，合少阳于外眦也。又手心主之正，别下渊腋三寸，入胸中，别属三焦，出循喉咙，出耳后，合少阳完骨之下。是手少阳三焦之气与手心主少阴之气相合而行于喉咙也。推十二经，惟足太阳别项下，其余皆凑于喉咙。然《内经》何为独言一阴一阳结为喉痹？盖君相二火独胜，则热结正络，故痛且速也。余谓一言可了者，火是也。故十二经中言嗌干嗌痛，咽肿颔肿，舌本强，皆君火为之也。唯喉痹急速，相火之所为也。

夫君火者，犹人火也；相火者，犹龙火也。人火焚木其势缓，龙火焚木其势速。《内经》之言喉痹，则咽与舌在其间耳，以其病同是火，故不分也。后之医者各详其状，强立八名，曰单乳蛾、双乳蛾、单闭喉、子舌胀、木舌胀、缠喉风、走马喉痹②。热气上行，结薄于喉之两傍，近外肿作，以其形似，是谓乳蛾。一为单，二为双也。其比乳蛾差小者，名闭喉。热结于舌下，复生一小舌子，名曰子舌胀。热结于舌中，舌为之肿，名曰木舌胀。木者，强而不柔和也。热结于咽，项肿绕于外，且麻且痒，肿而大者，名曰缠喉风。喉痹暴发暴死者，名走马喉痹。此八种之名虽详，若不归之火，则相去远矣。

其微者可以咸软之，而大者以辛散之。今之医者皆有其药也，如薄荷、乌头、僵蚕、白矾、朴硝、铜绿之类也。至于走马喉痹何待此乎？其生死人反掌之间耳。其最不误人者无如砭针出血，血出则病已。《易》曰血去惕出，良以此夫。昔余以治

---

① 髀：原作"脾"，据《灵枢·经别》改。

② 痹：千顷堂本作"闭"。

一妇人木舌胀，其舌满口，诸药不愈，余以铍针小而锐者砭之五七度，肿减，三日方平，计所出血几至盈斗。又治一男子缠喉风，肿，表里皆作，药不能下。余以凉药灌于鼻中，下十余行，外以拔毒散傅之，阳起石烧赤，与伏龙肝各等分，细末，每日以新水扫百遍，三日热始退，肿始消。又尝治一贵妇喉痹，盖龙火也，虽用凉剂而不可使冷服，为龙火宜以火逐之。人火者，烹饪之火是也。乃使爆于烈日之中，登于高堂之上，令侍婢携火炉，坐药铫于上，使药常极热，不至大沸，通口时时呷之，百余次龙火自散。此法以热行寒，不为热病扞格故也。

大抵治喉痹用针出血最为上策，但人畏针，委曲旁求，瞬息丧命。凡用针而有针创者，宜捣生姜一块，调以热白汤，时时呷之，则创口易合。《铜人》中亦有灸法，然痛微者可用，病速者恐迟则杀人，故治喉痹之火与救火同，不容少待。《内经》火郁发之，发谓发汗，然咽喉中岂能发汗？故出血者，乃发汗之一端也。后之君子毋执小方而曰吾药不动脏腑，又妙于出血，若幸遇小疾而获功，不幸遇大病而死矣，毋遗后悔可矣。

五积六聚治同郁断二十二

先贤说五积六聚甚明，惟治法独隐。其言五积曰：肝之积名曰肥气，在左胁下，如覆杯，有头足，久不已，令人发咳逆痎疟，连岁不已者是也。心之积，名曰伏梁，起于脐，大如臂，上至心下，久不已，令人病烦心。脾之积名曰痞气，在胃脘，大如覆盘，久不已，令人四肢不收，发黄疸，饮食不为肌肤，俗呼为食劳黄也。肺之积名曰息贲，在右胁下，大如覆杯，久不愈，令人洒淅寒热，喘嗽，发肺痈。肾之积名曰贲豚，发于少腹，上至心下，若豚状，或上或下无时，久不已，令人喘逆，骨痿，少气。此五积之状，前贤言之岂不分明，遍访医门，人人能道。及问治法，不过三棱、莪术、干漆、硇砂、陈皮、礞石、巴豆之类，复有不明标本者又从而补之，岂有病积之人大邪不出而可以补之乎？至于世之磨积取积之药，余初学医时苦曾用之，知其不效，遂为改辙，因考《内经》，骤然大悟。《内经》曰：木郁则达之，火郁发之，土郁夺之，金郁泄之，水郁折之。王太仆曰：达谓吐，发谓汗，夺谓下，泄谓利小便，折谓折其冲逆。此五者，五运为司天所制①，故立此五法，与五积若不相似然。

盖五积者，因受胜己之邪而传于己之所胜，适当旺时，拒而不受，复还于胜己者，胜己者不肯受，因留结为积。故肝之积得于季夏戊己日，心之积得于秋庚辛日，脾之积得于冬壬癸日，肺之积得于春甲乙日，肾之积得于夏丙丁日。此皆抑郁不伸而受其邪也，岂待司天克运，然后为之郁哉？且积之成也，或因暴怒喜悲思恐之气，或伤酸苦甘辛咸之食，或停温凉热寒之饮，或受风暑燥寒火湿之邪。其初甚微，可呼吸按导方寸大而去之。不幸而遇庸医，强补而留之，留而不去，遂成五积。

夫肥气者，不独气有余也，其中亦有血矣，盖肝藏血故也。

伏梁者，火之郁也，以热药散之则益甚，以火灸之则弥聚。况伏梁证有二，名同而实异，不可不详焉。其一伏梁，上下左右皆有根，在肠胃之外，有大脓血，此伏梁义同肚痈。其一伏梁，身体髀股胻皆肿，环脐而痛，是为风根，不可动，动则为

① 制：原作"刺"，据《医方类聚》本改。

水溺涩之病。此二者，《内经》虽言不可动，止谓不可大下，非谓全不可下，恐病去而有害。

痞气者，举世皆言寒则痞，《内经》以为湿则痞。虽因饮冷而得，其阳气为湿所畜，以热攻之则不散，以寒攻之则湿去而寒退矣。

息贲者，喘息愤而上行也，此旧说也。余以谓贲者，贲门也。手太阴之筋结胸里而贯贲，入贲下，抵季胁①，其病支转筋，痛甚则成息贲。手心主结于臂，其病胸痛息贲。又云：肺下则居贲迫肺②，善胁下痛。肝高则上支贲，两胁悗为息贲。若是言之，是积气于贲而不散。此《灵枢》说五脏处，言此贲自是多，故予发之。

贲豚者，贲与奔同。《铜人》言或因读书得之，未必皆然也。肾主骨，此积最深难疗，大忌吐涌，以其在下，止宜下之。

故予尝以独圣散吐肥气，揣以木架，必燠室中吐兼汗也。肝之积便言风也，吐出数升后，必有血一二滴，勿疑，病当然也，续以磨积之药调之。尝治伏梁，先以茶调散吐之兼汗，以禹功、导水夺之，继之以降火之药调之。又尝治痞气，万举万全。先以瓜蒂散吐其酸苦黄胶腥腐之物三二升，次以导水、禹功下二三十行，末以五苓淡剂等药调之。又尝治息贲，用瓜蒂散，不计四时，置之燠室中，更以火一炉以助其汗，吐汗下三法齐行。此病不可逗留，久则伤人。又尝治贲豚，以导水、通经，三日一下之，一月十下，前后百行，次用治血化气磨积之药调之。此积虽不伤人，亦与人偕老。

---

① 结胸里而贯贲，入贲，下抵季胁：原作"结胸里散于贲，贲下抵季胁"，据日正德本、千顷堂本改。

② 肺：原作"肝"，据日正德本、千顷堂本改。

若六聚之物，在腑属阳而无形，亦无定法，仿此而行之，何难之有？或言余之治积太峻，予曰不然。积之在脏如陈莝之在江河，且积之在脏，中间多着脂膜曲折之处，区臼之中；陈莝之在河江，不在中流，多在汀湾洄薄之地，遇江河之溢，一漂而去。积之在脏，理亦如之。故予先以丸药驱逐新受之食，使无梗塞，其碎着之积已离而未下，次以散药满胃而下，横江之筏，一壅而尽，设未尽者，以药调之。惟坚积不可用此法，宜以渐除，《内经》曰坚者削之，今人言块癖是也。因述九积图附于篇末，以俟来哲，知余用心独苦久矣，而世无知者。

食积，酸心腹满，大黄、牵牛之类，甚者礞石、巴豆。

酒积，目黄口干，葛根、麦蘖之类，甚者甘遂、牵牛。

气积，噫气痞塞，木香、槟榔之类，甚者枳壳、牵牛。

涎积，咽如拽锯，朱砂、腻粉之类，甚者瓜蒂、甘遂。

痰积，涕唾稠粘，半夏、南星之类，甚者瓜蒂、藜芦。

癖积，两胁刺痛，三棱、莪术之类，甚者甘遂、蝎梢。

水积，足胫胀满，郁李、商陆之类，甚者甘遂、芫花。

血积，打扑肭瘀，产后不月，桃仁、地榆之类，甚者虻虫、水蛭。

肉积，癥[1]瘤核疬，腻粉、白丁香，砭刺出血，甚者硇砂、信石。

九积皆以气为主，各据所属之状而对治之。今人总此诸药，并为一方，曰可治诸积，大谬也。吾无此病，焉用此药？吾无彼病，焉用彼药？十羊九牧，何所适从，非徒无益，而又害之。

---

① 癥：原脱，据医学大成本补。

斥十膈五噎浪分支派疏二十三

病派之分自巢氏始也，病失其本亦自巢氏始也。何者？老子曰：少则得，多则惑。且俗谓噎食一证，在《内经》苦无多语，惟曰：三阳结，谓之膈。三阳者，谓大肠、小肠、膀胱也。结，谓结热也。小肠热结则血脉燥，大肠热结则后不圊，膀胱热结则津液涸，三阳既结则前后闭塞。下既不通，必反上行，此所以噎食不下，纵下而复出也。谓胃为水谷之海，日受其新，以易其陈，一日一便，乃常度也。今病噎者，三日、五日，或五七日不便，是乖其度也亦明矣。岂非三阳俱结于下，广肠枯涸，所食之物为咽所拒，纵入太仓，还出咽嗌，此阳火不下，推而上行也。故经曰：少阳所至为呕涌，溢食不下。此理岂不晓然？又《气厥论》云：肝移寒于心为狂膈[1]中。阳气与寒相薄，故膈食而中不通[2]。此膈阳与寒为之也，非独专于寒也。《六节脏象》又云：人迎四盛以上为格阳。王太仆云：阳盛之极，故膈拒而食不得入。《正理论》曰：格则吐逆。故膈亦当为格。后世强分为五噎，谓气、忧、食、思、劳也，后又分为十膈五噎，其派既多，其惑滋甚。

人之溢食，初未必遽然也。初或伤酒食，或胃热欲吐，或胃风欲吐。医氏不察本原，火里烧姜，汤中煮桂，丁香未已，豆蔻继之；荜茇未已，胡椒继之。虽曰和胃，胃本不寒；虽曰补胃，胃本不虚。设如伤饮，止可逐饮；设如伤食，止可逐食。

---

① 膈：《素问·气厥论》作"隔"。

② 阳气与寒相薄，故膈食而口不通：此为王冰注文，原作"阳气与寒相迫，故隔塞而不通也。"

岂可言虚，便将热补，《素问》无者，于法犹非。

素热之人三阳必结，三阳既结，食必上潮。医氏犹云胃寒不纳，燔针钻肉，炷艾灼肌，苦楚万千。三阳热结，分明一句，到了难从，不过抽薪最为紧要，扬汤止沸，愈急愈增，岁月弥深，为医所误。人言可下，退阳养阴，张眼吐舌，恐伤元气。止在冲和，闭塞不通，经无来路，肠宜通畅，是以鸣肠。肠既不通，遂成噎病。

世传五噎宽中散有姜有桂，十膈散有附有乌。今予既斥其方，信乎与否，以听后贤。或云：忧恚气结，亦可下乎？余曰：忧恚磐礴，便同火郁，太仓公见此皆下，法废以来，千年不复。今代刘河间治膈气噎食用承气三汤，独超近代。今用药者不明主使，如病风狂嘻嘻，不及观其效，犹昧本原，既懒问咨，妄兴非毁。

今予不恤，姑示后人用药之时更详轻重。假如闭久，慎勿陡攻，纵得攻开，必虑后患。宜先润养，小着汤丸，累累加之，关扃自透。其或咽噎上阻涎痰，轻用苦酸微微涌出，因而治下，药势易行。设或不行，蜜盐下导，始终勾引两药相通，结散阳消，饮食自下，莫将巴豆耗却天真，液燥津枯，留毒不去。人言此病曾下夺之，从下夺来，转虚转痼，此为巴豆，非大黄、牵牛之过。

箕城一酒官病呕吐，逾年不愈，皆以胃寒治之，丁香、半夏、青、陈、姜、附，种种燥热，烧锥燎艾，莫知其数。或少愈，或复剧，且十年大便涩燥，小便赤黄。命予视之。予曰：诸痿喘呕，皆属于上。王太仆云：上，谓上焦也。火气，炎上之气，谓皆热甚而为呕。以四生丸下三十行，燥粪肠垢何啻数升。其人昏困一二日，频以冰水呷之，渐投凉乳酪、芝麻饮，时时咽之。数日外大啜饮食，精神气血如昔，继生三子，至五旬而卒。

饮当去水温补转剧论二十四

留饮，止证也，不过畜水而已。王氏《脉经》中派之为四，痰饮、悬饮、支饮、溢饮。《千金方》又派之为五饮，皆观病之形状而定名也。今予皆不论此，论饮之所得，其来有五，有愤郁而得之者，有困乏而得之者，有思虑而得之者，有痛饮而得之者，有热时伤冷而得之者。饮证虽多，无出于此。

夫愤郁而不得伸，则肝气乘脾，脾气不化，故为留饮。肝主虑，久虑而不决则饮气不行。脾主思，久思而不已则脾结，故亦为留饮。人因劳役远来，乘困饮水，脾胃力衰，因而嗜卧，不能布散于脉，亦为留饮。人饮酒过多，肠胃已满，又复增之，脬经不及渗泄，久久如斯，亦为留饮。因隆暑津液焦涸，喜饮寒水，本欲止渴，乘快过多，逸而不动，亦为留饮。人若病饮者，岂能出此五者之外乎？

夫水者，阴物也。但积水则生湿，停酒则发燥，久则成痰。在左胁者同肥气，在右胁者同息贲。上入肺则多嗽，下入大肠则为泻，入肾则为涌。水濯濯如囊浆，上下无所之，故在太阳则为支饮，皆由气逆而得之。故湿在上者目黄面浮，在下者股膝肿厥，在中者支满痞膈痰逆。在阳不去者久则化气，在阴不去者久则成形。

今之用方者例言饮为寒积，皆用温热之剂以补之燥之。夫寒饮在中，反以热药从上投之，为寒所拒，水湿未除，反增心火，火既不降，水反下注，其上焦枯，其下寒栗。《内经》曰：

出入废则神机化灭，升降息则气立孤危。渠不信夫？况乎留饮下无补法，气方隔塞，补则转增。岂知《内经》所谓留者攻之，何后人不师古之甚也！且以白术、参、苓，饮者服之，尚加闭塞，况燔针艾火，其痞可知。前人处五饮丸三十余味，其间有矾石、巴豆、附子、乌头，虽是下攻，终同燥热，虽亦有寒药相参，力孤无援。故今代刘河间依仲景十枣汤制三花神祐丸，而加大黄、牵牛，新得之疾，下三五十丸，气流饮去。

昔有病此者数十年不愈，予诊之，左手脉三部皆微而小，右手脉三部皆滑而大。微小为寒，滑大为燥。余以瓜蒂散涌其寒痰数升，汗出如沃；次以导水、禹功去肠胃中燥垢亦数升，其人半愈；然后以淡剂流其余蕴，以降火之剂开其胃口，不逾月而痊。夫黄连、黄柏可以清上燥湿，黄芪、茯苓可以补下渗湿，二者可以收后，不可以先驱。复未尽者，可以苦葶苈、杏仁、桑白皮、椒目逐水之药，伏水皆去矣。

夫治病有先后，不可乱投，邪未去时，慎不可补也。大邪新去，恐反增其气，转甚于未治之时也。昔河内有人病饮，医者断为脾湿，以木香、牵牛二味散之，下十余行；因绐病人，复变散为丸，又下十余行；复变丸为散，又十余行。病者大困，睡几一昼夜，既觉，肠胃宽润，惟思粥，食少许，日渐愈。虽同断为湿，但补泻不同，其差至此。

《内经》曰：岁土太过，雨湿流行，肾水受邪，甚则饮发中满。太阳司天，湿气变物，水饮内畜，中满不食。注云：此年太阴在泉，湿监于地，病之原始，地气生焉。少阴司天，湿土为四之气，民病觓衃饮发。又土郁之发，民病饮发注下，附[1]

肿身重。又太阴所至，为积饮痞隔。又太阴所至，畜满。又太阴之胜与太阴之复，皆云饮发于中。以此考之，土主湿化不主寒，水主寒化不主湿。天多黅①雨，地有积潦，皆以为水。在《内经》属土，冰霜凝洌，风气凄凛，此水之化也。故曰丑未太阴湿土，辰戌太阳寒水，二化本自不同，其病亦异。夫湿土太过则饮发于中，今人以为脾土不足，则轩岐千古之书可从乎？不可从乎？

嗽分六气毋拘以寒述二十五

嗽与咳一证也，后人或以嗽为阳，咳为阴，亦无考据。且《内经·咳论》一篇纯说嗽也，其中无咳字，由是言之，咳即嗽也，嗽即咳也。《阴阳应象大论》云：秋伤于湿，冬生咳嗽。又《五脏生成篇》云：咳嗽上气。又《诊要经终》云：春刺秋分，环为咳嗽。又《示从容篇》云：咳嗽烦冤者，肾气之逆也。《素问》惟以四处连言咳嗽，其余篇中止言咳，不言嗽，乃知咳嗽一证也。或言嗽为别一证，如《伤寒》书中说：咳逆即咽中作梯磴之声者是也。此一说非《内经》止以嗽为咳。《生气通天论》云：秋伤于湿，上逆而咳。《应象大论》文义同而无嗽字，乃知咳即是嗽明矣。余所以苦论此者，孔子曰：必也正名乎。

嗽之为病自古归之肺，此言固不易也。《素问》言肺病喘咳逆。又曰：咳嗽上气，厥在胸中，过在手太阴、阳明。《灵枢》十二经，惟太阴肺经云肺胀满，膨膨而喘咳，他经则不言。《素问·咳论》虽言五脏六腑皆有咳，要之止以肺为主。《素问》言：

---

① 黅（jīn）：黄色。

皮毛者，肺之合也，皮毛先受邪气。注云：邪谓寒气。经又曰：邪气以从其合也。其寒饮食入胃，从脾脉上至于肺则肺寒，肺寒则内外合邪，因而客之则为肺咳。后人见是言，断嗽为寒，更不参较他篇，岂知六气皆能嗽人。

若谓咳止为寒邪，何以岁火太过，炎暑流行，金肺受邪，民病咳嗽？岁木不及，心气晚治，上胜肺金，咳而鼽。从革之纪，金不及也，其病嚏咳。坚成之纪，金太过也，上徵与正商同，其病咳。少阳司天，火气下临，肺金上从，咳、嚏、衄。少阳司天，火淫所胜，咳、唾血、烦心。少阳司天，主胜则胸满咳。少阳司天之气热郁于上，咳逆呕吐。三之气，炎暑至，民病咳呕。终之气，阳气不藏而咳。少阳之复，枯燥烦热，惊瘛咳衄，甚则咳逆而血泄。少阴司天，热气生于上，清气生于下，寒热凌犯而生于中，民病咳喘。三之气，天政布，大火行，余火内格，肿于上，咳喘，甚则血溢。少阴司天，客胜则鼽嚏，甚则咳喘。少阴之复，燠热内作，气动于左，上行于右，咳，皮肤痛，则入肺，咳而鼻渊。若此之类皆生于火与热也，岂可专于寒乎？

谓咳止于热与火耶？厥阴司天，客胜则耳鸣掉眩，甚则咳。若此之类乃生于风，岂可专于热与火也？

谓咳专于风耶？太阴司天，湿淫所胜，咳唾则有血，太阴之复，湿变乃举，饮发于中，咳喘有声。若此之类乃生于湿，岂可专于风也？

谓咳止于湿耶？金郁之发，民病咳逆，心胁痛，岁金太过，燥气流行，肝木受邪，民病咳，喘逆，逆甚而呕血。阳明司天，金火合德，民病咳，嗌塞。阳明司天，燥淫所胜，咳，腹中鸣。阳明司天，清复内余，则咳衄嗌塞，心膈中热，咳不止而目血出者死。阳明之胜，清发于中，嗌塞而咳。阳明之复，清气大举，咳哕烦心。若此之类皆生于燥，岂可专于湿也？

谓咳止于燥耶？太阳司天，客气胜则胸中不利，出清涕，感寒则咳。若此之类乃生于寒，岂可专于燥也？

又肺风之状，多汗恶风，色皏然白，时咳短气，昼日则差，夜幕则甚，亦风咳也。劳风，咳出青黄涕，其状如脓，大如弹丸，亦风咳也。有所亡失，所求不得，则发肺鸣。鸣则肺热叶焦，亦热咳也。阳明厥逆，喘咳身热，亦热咳也。一阳发病，少气善咳，亦火咳也。喘咳者，水气并于阳明，亦湿咳也。风水不能正偃则咳，亦湿咳也。肾气腹大胫肿，喘咳身重，亦湿咳也。脾痹者，四肢懈堕，发咳呕汗，上为大寒，亦寒咳也。

咳之六气，固然可以辨其六者之状。

风乘肺者，日夜无度，汗出头痛，涎痰不利，非风咳之云乎？

热乘肺者，急喘而嗽，面赤潮热，手足寒，乳子亦多有之，非暑咳之云乎？

火乘肺者，咳喘上壅，涕唾出血，甚者七窍血溢，非火咳之云乎？

燥乘肺者，气壅不利，百节内痛，头面汗出，寒热往来，皮肤干枯，细疮燥痒，大便秘涩，涕唾稠粘，非燥咳之云乎？

寒乘肺者，或因形寒饮冷，冬月坐卧湿地，或冒冷风寒，秋冬水中感之。嗽急而喘，非寒咳之云乎？

其治法也，风之嗽，治以通圣散加半夏、大人参半夏丸，甚者汗之；暑之嗽，治以白虎汤、洗心散、凉膈散，加蜜一匙[①]为呷之；火之嗽，治以黄连解毒汤、洗心散、三黄丸，甚

---

① 匙：原作"日"，据日正德本、千顷堂本改。

者加以咸寒大下之；湿之嗽，治以五苓散、桂苓甘露散及白术丸，甚者以三花神祐丸下之；燥之嗽，治以木香葶苈散、大黄黄连阿胶丸，甚者以咸寒大下之；寒之嗽，治以宁神散、宁肺散，有寒痰在上者，以瓜蒂散越之。此法虽已几于万全，然老幼强弱，虚实肥瘦不同，临时审定权衡可也。病有变态，而吾之方亦与之俱变，然则枯矾、干姜、乌梅、罂粟壳，其误人也不为少矣。

呜呼！有人自幼咳嗽，至老不愈而亦不死者，余平生见此等无限。或小年咳嗽，不计男女，不数月而殒者，亦无限矣。夫宁神、宁肺散，此等之人岂有不曾服者哉？其不愈而死者，以其非寒嗽故也。彼执款冬花、佛耳草，至死不移者，虽与之割席而坐可也。曹魏时，军吏李成苦咳嗽，昼夜不寐，时吐脓血，华佗以谓咳之所吐非从肺来，以苦剂二钱匕，吐脓血二升余而瘥。若此之嗽，人不可不知也。

九气感疾更相为治衍二十六

天以气而焘，地以气而持，万物盈乎天地之间，咸以气而生，及其病也，莫不以气而得。且风之气和平而莹启，热之气暄而舒荣，火之气炎暑而出行，湿之气埃溽而员①盈，燥之气清劲而凄怆，寒之气寒雾②而归藏。此六气时化，司化之常也。

及其变，风之气飘怒而反大凉，热之气大暄而反寒，火之气飘风燔燎而反霜凝，湿之气雷霆骤注而反烈风，燥之气散落而反湿，寒之气寒雪霜雹而反白埃，此六气之变也。故天久寒

---

① 员：原作"负"，据《素问·六元正纪大论》改。
② 雾：原作"气"，据《素问·六元正纪大论》改。

则治之以暑，天久凉则治之以暄，天久晦则治之以明，天久晴则治之以雨。夫天地之气常则安，变则病，而况人禀天地之气，五运迭侵于其外，七情交战于其中。是以圣人啬气如持至宝，庸人役物而反伤大和。此轩岐所以论诸痛皆因于气，百病皆生于气，遂有九气不同之说。

气本一也，因所触而为九。所谓九者，怒、喜、悲、恐、寒、暑、惊、思、劳也。其言曰：怒则气逆，甚则呕血及飧泄，故气逆上矣。王太仆曰：怒则阳气逆上而肝木乘脾，故甚则呕血及飧泄也。喜则气和志达，荣卫通利，故气缓矣。悲则心系急，肺布叶举而上焦不通，荣卫不散，热气在中，故气消矣。恐则精却，却则上焦闭，闭则气还，还则下焦胀，故气不行矣。王太仆云：恐则伤精，却上而不下流，下焦阴气亦回环而不散，故聚而胀也。然上焦固禁，下焦气还，故气不行也。新校正云：不行当作下行。寒则腠理闭，气不行，故气收矣。王太仆云：身凉则卫气沉，故皮肤文[1]理及渗泄之处皆闭密而气不流行，卫气收敛于中而不散也。热[2]则腠理开，荣卫通，汗大出，故气泄矣。王太仆云：人在阳则舒，在阴则惨。故热则肤腠开发，荣卫大通津液[3]而汗大出也。惊则心无所依，神无所归，虑无所定，故气乱矣。劳则喘息汗出，内外皆越，故气耗矣。王太仆云：疲劳役则气奔速，故喘息。气奔速则阳外发，故汗出。内外皆逾越于常纪，故气耗损也。思则心有所存，神有所归，正气留而不行，故气结矣。王太仆云：系心不散，故气亦停留。

此《素问》之论九气，其变甚详，其理甚明。然论九气所

---

① 文：原作"之"，据日正德本、千顷堂本改。

② 热：原作"暑"，据日正德本、千顷堂本改。

③ 津液：《素问·举痛论》下有"外渗"二字。

感之疾则略，惟论呕血及飧泄，余皆不言。惟《灵枢》论思虑、悲哀、喜乐、愁忧、盛怒、恐惧而言其病。其言曰：知者，知养生也。必顺四时而适寒暑，和喜怒而安居处，节阴阳而和刚柔。如是则辟邪不至，而长生久视。是故怵惕思虑则伤神，神伤则恐惧，流淫而不止[①]。因悲哀动中者，竭绝而失生；喜乐者，神荡散而不藏；愁忧[②]者，气闭塞而不行；盛怒者，神迷惑而不治；恐惧者，神荡惮而不收。

怵[③]惕思虑而伤神，神伤则恐惧自失，破䐃脱肉，毛悴色夭，死于冬。脾忧愁而不解则伤意，意伤则恍[④]乱，四肢不举，毛悴色夭，死于春。肝悲哀动中则伤魂，魂伤则狂忘不精，不正当人，阴缩挛筋，两胁不举，毛悴色夭，死于秋。肺喜乐无极则伤魄，魄伤则狂，狂者意不存人，皮革焦，毛悴色夭，死于季夏。肾盛怒而不止则伤志，志伤则喜忘其人，腰脊不可俯仰屈伸，毛悴色夭，死于季夏。恐惧不解则伤精，精伤则骨痿厥，精时自下。是故五脏主藏精者也，不可伤，伤则失守而阴虚，虚则无气，无气则死矣。

《灵枢》论神意魂魄志精所主之病，然无寒暑惊劳四证，余以是推而广之。怒气所至，为呕血，为飧泄，为煎厥，为薄厥，为阳厥，为胸满胁痛。食则气逆而不下，为喘渴烦心，为消瘅，为肥气，为目暴盲，耳暴闭，筋解，发于外为疽痈。喜气所至，为笑不休，为毛发焦，为内病，为阳气不收，甚则为狂。悲气所至，为阴缩，为筋挛，为肌痹，为脉痿，男为数溲血，女为

---

① 止：原作"至"，据日正德本、千顷堂本改。

② 忧：原作"虑"据上文及《灵枢·本神》改。

③ 怵：《灵枢·本神》"怵"前有"心"字。

④ 恍：《灵枢·本神》作"悗"。

血崩，为酸鼻辛頞，为目昏，为少气不足以息，为泣，为①臂麻。恐气所至，为破䐃脱肉，为骨酸痿厥，为暴下绿水，为面热肤急，为阴痿，为惧而脱颐。惊气所至，为潮涎，为目睘，为口呿，为痴痫，为不省人，为僵仆，久则为痛痹。劳气所至，为咽噎病，为喘促，为嗽血，为腰痛骨痿，为肺鸣，为高骨坏，为阴痿，为唾血，为冥视，为耳闭，男为少精，女为不月，衰甚则溃溃乎若坏都，汩汩乎不可止。思气所至，为不眠，为嗜卧，为昏瞀，为中痞，三焦闭塞，为咽嗌不利，为胆瘅呕苦，为筋痿，为白淫，为得后与气快然如衰，为不嗜食。寒气所至，为上下所出水液澄沏清冷，下痢清白，吐痢腥秽，食已不饥，坚痞腹满急痛，瘕癥癫疝，屈伸不便，厥逆禁固。暑气所至，为喘呕吐酸，暴注下迫，转筋，小便混浊，腹胀大而鼓之有声如鼓，疮疡痈疹，瘤气结核，吐下霍乱，瞀郁肿胀，鼻窒鼽衄，血溢血泄，淋闭，身热恶寒，甚则瞀痉，目昧不明，耳鸣或聋，躁扰狂越，骂詈，惊骇禁栗，如丧神守，气逆冲上，嚏腥涌溢，食不下，跗肿疼痠，暴喑暴注，暴病暴死。凡此九者，《内经》有治法，但以五行相胜之理治之。

夫怒伤肝，肝属木，怒则气并于肝而脾土受邪，木太过则肝亦自病。喜伤心，心属火，喜则气并于心而肺金受邪，火太过则心亦自病。悲伤肺，肺属金，悲则气并于肺而肝木受邪，金太过则肺亦自病。恐伤肾，肾属水，恐则气并于肾而心火受邪，水太过则肾亦自病。思伤脾，脾属土，思则气并于脾而肾水受邪，土太过则脾亦自病。寒伤形，形属阴，寒胜热则阳受病，寒太过则阴亦自病。热伤气，气属阳，热胜寒则阴受病，

---

① 为：原作"则"，据邵辅本改。

热太过则阳亦自病。凡此七者更相为治。

故悲可以治怒，以怆恻苦楚之言感之；喜可以治悲，以谑浪亵狎之言娱之；恐可以治喜，以迫遽死亡之言怖之；怒可以治思，以污辱欺罔之言触之；思可以治恐，以虑彼志此之言夺之。凡此五者，必诡诈谲怪，无所不至，然后可以动人耳目，易人视听，若胸中无材器之人亦不能用此五法也。炅可以治寒，寒在外者，以焠针、焴①熨、烙、灸、汤而汗之；寒在内者，以热食温剂平之。寒可以治炅，炅在外者，以清房凉榻薄衣，以清剂汗之；热在内者，以寒饮、寒剂平之。惟逸可以治劳，经曰劳者温之，温，谓温存而养之。今之医者以温为温之药，差之久矣。岐伯曰以平为期，亦谓休息之也，惟习可以治惊。经曰惊者平之，平，谓平常也。夫惊以其忽然而遇之也，使习见习闻则不惊矣。此九者，《内经》自有是理，庸工废而不行，今代刘河间治五志，独得言外之意，谓五志所发，皆从心造，故凡见喜怒悲恐思之证皆以平心火为主。至于劳者伤于动，动便属阳；惊者骇于心，心便属火，二者亦以平心为主。今之医者不达此旨，遂有寒凉之谤，群聚而谯之，士大夫又从而惑之，公议何时而定耶？

昔余治一书生劳苦太过，大便结燥，咳逆上气，时喝喝然有音，唾呕鲜血。余以苦剂解毒黄连汤加木香、汉防己煎服，时时啜之，复以木香槟榔丸泄其逆气，不月余而痊。余又尝以巫跃妓抵，以治人之悲结者。余又尝以针下之时便杂舞，忽笛鼓应之，以治人之忧而心痛者。余尝击拍门窗，使其声不绝，以治因惊而畏响，魂气飞扬者。余又尝治一妇人，久思而不眠，

---

① 焴：《康熙字典》谓音"哀"，又音"熙"，"热甚也"，"火盛也"。

余假醉而不问，妇果呵怒，是夜困睡。又尝以酸枣仁丸治人多忧，以白虎汤不计四时调理人之暑。余又以无忧散泻人冬月得水中之寒痹，次以麻黄汤，数两作一剂，煎以枣姜热服，汗出而愈。如未愈者以瓜蒂散涌之，以火助其汗，治寒厥亦然。余尝治大暑之病，诸药无效，余从其头数刺其痏，出血立愈。余治此数者如探囊。

然惟劳而气耗，恐而气夺者为难治。喜者少病，百脉舒和故也。昔闻山东杨先生治府主洞泄不已，杨初未对病人，与众人谈日月星辰躔度及风云雷雨之变，自辰至未，而病者听之而忘其圊。杨尝曰：治洞泄不已之人，先问其所好之事，好棋者与之棋，好乐者与之笙笛，勿辍。又闻庄先生者治以喜乐之极而病者，庄切其脉，为之失声，佯曰：吾取药去。数日更不来，病者悲泣，辞其亲友曰：吾不久矣。庄知其将愈，慰之。诘其故，庄引《素问》曰：惧胜喜。此二人可谓得玄关者也。然华元化以怒郡守而几见杀，文挚以怒齐王而竟杀之，千万人中仅得一两人而反招暴祸。若乃医，本至精至微之术，不能自保，果贱技也哉？悲夫！

三消之说当从火断二十七

八卦之中离能烜物，五行之中惟火能焚物，六气之中惟火能消物。故火之为用，燔木则消而为炭，焚土则消而为伏龙肝，炼金则消而为汁，煅石则消而为灰，煮水则消而为汤，煎海则消而为盐，干汞则消而为粉，熬锡则消而为丹。故泽中之潦涸于炎晖，鼎中之水干于壮火。

盖五脏，心为君火正化，肾为君火对化；三焦为相火正化，胆为相火对化。得其平，则烹炼饮食，糟粕去焉；不得其平，则燔灼脏腑而津液竭焉。故入水之物，无物不长；入火之物，无物不消。

夫一身之心火甚于上，为膈膜之消；甚于中，则为肠胃之消；甚于下，为膏液之消；甚于外，为肌肉之消。上甚不已则消及于肺，中甚而不已则消及于脾，下甚而不已则消及于肝肾，外甚而不已则消及于筋骨，四脏皆消尽，则心始自焚而死矣。

故《素问》有消瘅、消中、消渴、风消、膈消、肺消之说，消之证不同，归之火则一也。故消瘅者，众消之总名；消中者，善饥之通称；消渴者，善饮之同谓。惟风消、膈消、肺消，此三说不可不分。

风消者，二阳之病。二阳者，阳明也。阳明者，胃与大肠也。心受之则血不流，故女子不月；脾受之则味不化，故男子少精，皆不能成隐曲之事。火伏于内，久而不已，为风所鼓，消渴肠胃，其状口干，虽饮水而不咽，此风热格拒于贲门也。口者病之上源，故病如是。又经曰二阳结谓之消，此消乃肠胃之消也。其善食而瘦者，名曰食㑊，此消乃肌肉之消也。

膈消者，心移热于肺，传为膈消。王太仆云：心肺两间中有斜膈膜，下际内连横膈膜。故心移热于肺，久久传化，内为膈热。消渴而多饮者，此虽肺金受心火之邪，然止是膈消，未及于肺也，故饮水至斗亦不能已。其渴也，其状多饮而数溲，或不数溲变为水肿者皆是也。此消乃膈膜之消也。

肺消者，心移寒于肺，肺主气，经曰：饮食入胃，游溢精气，上输于脾，脾之精气上归于肺，通调水道，下输膀胱，水精四布，五经并行，以为常也。《灵枢》亦曰：上焦如雾，中焦如沤，下焦如渎。今心为阳火，先受寒邪，阳火内郁，火郁内传，肺金受制，火与寒邪皆来乘肺，肺外为寒所薄，气不得施，内为火所燥，亢极水复，故皮肤索泽而辟[①]著，溲溺积湿而频并，上饮半升，下行十合，故曰饮一溲二者死。

膈消不为寒所搏，阳气得宣散于外，故可治。肺消为寒所搏，阳气自溃于中，故不可治，此消乃消及于肺脏者也。又若脾风传之肾，名曰疝瘕。少腹冤热而痛，出白液，名曰蛊。王太仆云：消灼脂肉，如虫之蚀，日渐损削，此消乃膏液之消也。故后人论三消，指以为肾消。此犹可治，久则变瘕，不救必死。此消乃消及于肾脏者也。

夫消者必渴，渴亦有三，有甘之渴，有石之渴，有火燥之渴。

肥者令人内热，甘者令人中满，其气上溢，转为消渴。经又曰：味厚者发热。《灵枢》亦曰：咸走血，多食之人渴。咸入于胃中，其气上走中焦，注于肺，则血气走之，血与咸相得，则凝干而善渴。血脉者，中焦之道也。此皆肥甘之渴。

夫石药之气悍，适足滋热，与热气相遇，必内伤脾，此药石之渴也。

阳明司天，四之气，嗌干引饮，此心火为寒水所郁故然。少阳司天，三之气，炎暑至，民病渴。太阳司天，甚则渴而欲饮，水行凌火，火气郁故然。少阴之复，渴而欲饮。少阳之复，嗌络经槁，渴饮水浆，色变黄赤。又伤寒五日，少阴受之，故口燥舌干而渴。肾热病者，苦渴数饮，此皆燥热之渴也。

故膏粱之人多肥甘之渴、石药之渴，藜藿奔走之人多燥热之渴，二者虽殊，其实一也。故火在上者善渴，火在中者消谷

---

① 辟：原作"群"，据日正德本、千顷堂本改。

善饥，火在上中者善渴多饮而数溲，火在中下①者不渴而溲白液，火遍上中下者饮多而数溲，此其别也。

后人断消渴为肾虚，水不胜火则是也。其药则非也，何哉？以八味丸治渴，水未能生而火反助也。此等本不知书，妄引王太仆之注：益火②之源，以消阴翳；壮水③之主，以制阳光。但益心之阳，寒亦④通行，强肾之阴，热之犹可。岂知王太仆之意以寒热而行之也，肾本恶燥，又益之以火可乎？今代刘河间自制神芎丸，以黄芩味苦入心，牵牛、大黄驱火气而下，以滑石引入肾经。此方以牵牛、滑石为君，以大黄、黄芩为臣，以芎、连、薄荷为使，将离入坎，真得《黄庭》之秘者也。而又以人参白术汤、消痞丸、大人参散、碧玉鸡苏散数法以调之，故治消渴最为得体。

昔有消渴者日饮数升，先生以生姜自然汁一盆置于密室中，具罂杓于其间，使其人入室，从而锁其门。病人渴甚，不得已而饮汁尽，渴减，《内经》辛以润之之旨。《内经》治渴，以兰除其陈气，亦辛平之剂也。先生之汤剂虽用此一味，亦必有傍药助之。初虞世曰：凡渴疾未发疮疡，便用大黄寒药利其势，使大困大虚自胜。如发疮疡，脓血流漓而殂，此真俗言也。故巴郡太守凑三黄丸能治消渴。余尝以膈数年不愈者，减去朴硝⑤，加黄连一斤，大作剂，以长流千里水煎五七沸，放冷，日呷之

---

① 下：原作"上"，据日正德本、千顷堂本改。

② 益火：原作"溢水"，据《素问·至真要大论》王冰注改。

③ 水：原作"火"，据《素问·至真要大论》王冰注改。

④ 亦：原作"热"，据《医方类聚》本改。

⑤ 《太平惠民和剂局方》三黄丸组成为黄连、黄芩、大黄、无朴硝，并下文"加黄连一斤"，文义不通。有校本将上文"数年不愈者"前移至"发疮疡"之前，断句为"自胜如数年不愈者"，"膈"谓"凉膈散"脱文，可参。

数百次，以桂苓甘露散、白虎汤、生藕节汁、淡竹沥、生地黄汁相间服之，大作剂料以代饮水，不日而瘥。

故消渴一证，调之而不下，则小润小濡，固不能杀炎上之势；下之而不调，亦旋饮旋消，终不能沃膈膜之干；下之调之，而不减滋味，不戒嗜欲，不节喜怒，病已而复作。能从此三者，消渴亦不足忧矣。

况《灵枢》又说：心脉滑为善渴。经又曰：滑者阳气胜。又言：五脏脉，心脉微小为消瘅。又言：五脏脆为消瘅。又言：消瘅之人，薄肤而肉①坚固以深，长冲直扬，其心刚。刚者多怒，怒则气逆上，胸中畜积，血气逆留，臗②皮充肌，血③脉不行，转而为热，热则消肌肤，故为消瘅。又言：五脏皆柔弱者，善病消瘅。夫柔弱者必有刚强，刚强者多怒，柔弱者易伤也。

余以是遂悟气逆之人非徒病消渴，若寒薄其外，亦为痈肿、少气、狂、膈中、肺消、涌水者。热客其脏，则亦为惊、衄、膈消、柔痓、虚、肠澼死。客其腑，则为瘰、溺血、口糜、伏瘕、为沉、食㑊、辛頞鼻渊、衄衊瞑目。盖此二十一证皆在《气厥论》中，经曰：诸逆冲上，皆属于火④。一言可了，善读书者以是求之。

虫䘌之生湿热为主诀二十八

巢氏之衍九虫三䘌详矣，然虫之变不可胜穷，要之皆以湿

---

① 《灵枢·五变》作"目"。

② 臗（kuān）：身体。

③ 血：原作"肉"，据日正德本、千顷堂本改。

④ 火：原作"上"，据《素问·至真要大论》改。

热为主，不可纯归之气虚与食生。且①巢氏之衍九虫也，曰伏、蛔、白、肉、肺、胃、弱、赤、蛲。伏虫，长四分，群虫之主也。蛔虫，长一尺，亦有长五六寸，其发动则腹中痛，发作肿聚②，往来上下，痛有休息，亦攻心痛，口喜吐涎，及吐清水，贯伤心则死。诊其脉，腹中痛，其脉法当沉弱③，今脉反洪大，是蛔虫也。白虫，长一寸，相生子孙转多，长四五尺，亦能杀人。寸白虫色白，形小褊④，因饮白酒，以桑枝贯牛肉炙食之，并生粟所成。又云：食生鱼后，即饮乳酪亦生。其发动则损人精气，腰脚疼。此虫长一尺则令人死。肉虫，状如烂杏，令人烦满。肺虫，状如蚕，令人咳嗽。胃虫，状如虾蟆，令人呕逆，吐，喜哕。弱虫，状如瓜瓣，又名鬲虫，令人多唾。赤虫，状如生肉，动则腹鸣。蛲虫至微，形如菜虫，居肚肠中，多则为痔，极则为癞，因以疮处，以生痈、疽、癣、瘘、疥、痔、蛋。虫无故不为人患，亦不尽有，有亦不必尽多，或偏无者。此诸虫依肠胃之间，若人脏腑气实则不为害，虚则侵蚀，随其虫之动，能变成诸疾也。

三蛋者，湿蛋由脾胃虚为水湿所乘，腹内虫动，侵蚀成蛋。若上唇生疮，是虫蚀五脏，则心烦懊。若下唇生疮，是虫蚀下部，则肛门烂开。心蛋者，因虚而动，攻食心，谓之心蛋。疳蛋者有五，曰白、赤、蛲、蛋、黑。凡五疳，白者轻，赤者次，蛲者又次，蛋者又次，黑者最重。皆从肠里上食咽喉、齿龈，并生疮，下至谷道伤烂，下利脓血，呕逆，手足心热，腰脚痛，

---

① 且：原作"具"，据《医方类聚》本改。

② 发作肿聚：原作"发种聚行"，据《诸病源候论·蛔虫候》改。

③ 《诸病源候论》"沉弱"后有"弦"字。

④ 形小褊：原作"头扁小"，据《诸病源候论·蛔虫候》改。

嗜卧。秋冬可，春夏甚。巢氏之论虫蛊为病之状固详矣。然虫之变此数者，天地之间气之所至，百虫争出。如厥阴所至为毛化，其应春①，其虫毛，其畜犬。其应夏，其虫羽，其畜马。其应长夏，其虫倮，其畜牛②。其应秋，其虫介，其畜鸡。其应冬，其虫鳞，其畜彘。其畜犬鸡，其虫毛介。其畜马③彘，其虫羽鳞。其畜牛犬，其虫倮毛。其畜鸡羊，其虫介羽。其畜彘牛，其虫鳞倮。其脏肝脾，其虫毛介。其脏心肺，其虫羽鳞。其脏脾肾，其虫倮毛。其脏肺肝，其虫介羽。其脏肾心，其虫鳞倮。

地气制己胜，天气制胜己。天制色，地制形。色者，青黄赤白黑；形者，毛羽倮介鳞。其生也，胎卵湿化；其成也，跂行飞走。故五气、五味根于中，五色、五类形于外，而有一岁之中互有胜复。故厥阴司天，毛虫静，羽虫育，介虫不成，在④泉，毛虫育，倮虫耗，羽虫不育。少阴司天，羽虫静，介虫育，毛虫不成；在泉，羽虫育，介虫耗不育。太阴司天，倮虫静，鳞虫育，羽虫不成；在泉，倮虫育，鳞虫不成⑤。少阳司天，羽虫静，毛虫育，倮虫不成⑥；在泉，羽虫育，介虫耗，毛虫不育。阳明司天，介虫静，羽虫育，介虫不成；在泉，介⑦虫育，毛虫耗，羽虫不成。太阳司天，鳞虫静，倮虫育；在泉，鳞虫

---

① 按《素问·六元正纪大论》，厥阴所至为毛化，应春。下文应夏者，少阴、少阳所至为羽化；应夏者，太阴所至为倮化；应秋者，阳明所至为介化；应冬春，太阳所至为鳞化。

② 其畜牛：原脱，据《素问·五常政大论》补。

③ 马：原脱，据《素问·五常政大论》补。

④ 在：原作"居"，据《素问·五常政大论》改。下五"在"字同。

⑤ 在泉，倮虫育，鳞虫不成：原脱，据《素问·五常政大论》补。

⑥ 羽虫静，毛虫育，倮虫不成：原作"倮虫育，鳞虫不成"，据《素问·五常政大论》改。

⑦ 介：原作"毛"，据《素问·五常政大论》改。

耗，倮虫不育。如风胜则倮虫不滋。此之类也，皆五行之相克也。惟湿复则鳞见于陆，为湿土相克，水长则反增。水鳞虽多①，然见于陆，则反当死，故不同也。切巢氏言，脾胃虚而为水湿所乘者，非也。乃脾胃太②甚，热为水湿多也。以《玄珠③》考之，虫得木之气乃生，得雨之气乃化，以知非厥阴风木之气不生，非太阴湿土之气不成。岂非风木主热，雨泽主湿所致耶？

故五行之中皆有虫，惟金之中其虫寡，冰之中无虫。且诸木有蠹，诸果有蟥，诸菜有虫，诸菽有蚄，五谷有螟、螣、蚕、蟊。麦朽蛾翻，粟破虫出，草腐而萤蚊，粪积而蛴蛴。若此者，皆木之虫也。烈火之中有鼠，烂灰之中有蝇，若此者，皆火之虫也。土中盘蛇，坏中走蚓，穴蚁墙蝎，田蝼崖蝎，若此者，皆土之虫也。科斗孕于古池，蛭马跃于荒湫，鱼满江湖，蛟龙藏海，若此者，皆水中之虫也。昔有冶者，碎一破釜，将入火炉，其铁断处，窠臼中有一虫，如米中虫，其色正赤。此釜烹饪不啻千万，不知何以生，了不可晓，亦金火之气也。惟冰之中未尝见虫焉。北方虽有冰鼠，止是食冰，非生于冰也。乃知木火属春夏，湿土属季夏，水从土化，故多虫；金从秋气，冰④从冬气，故无虫焉。若以生物有彼⑤，麹有麹虫，酱有酱虫，醯有醯虫，饮食停久皆有虫。若以为动物不生虫，如户枢不蠹之类，然动劳之人亦有虫，岂有不动者耶？且文籍衣服，故不阅不衣而不蠹，然非经季夏阴注，或曝干不待冷纳于笥中，亦

---

① 多：原作"灸"，据《医统正脉》本改。
② 太：原作"大"，据《医方类聚》本改。
③ 玄珠：应指玉冰《玄珠密语》。
④ 冰：原作"水"，据文义改。
⑤ 彼：原作"被"，据《医方类聚》本改。

不生虫蛊也。或瓮傍地湿，鼠妇来朋[1]，墙下壤干，狗蚤居中，岂均生于湿耶？盖蚤虽不生于湿，亦有生于冬。热则虫生，寒则不生，理故然也。

夫虫之所居，必于脾胃深处。药之所过，在于中流，虫闻药气而避之，群者安得取之？予之法，先令饥甚，次以槟榔、雷丸为引，别下虫药，大下十数行，可以搔而空。濒上张子政用此法下虫数百，相衔长丈余。若夫疮久而虫蛆者，以木香槟榔散傅之神良。别有坠蛆之药，皆具方中，此不具陈也。

补论二十九

予幼岁留心于医，而未尝见其达者。贞祐间，自沃来河之南，至顿丘，而从游张君仲杰之县舍，得遇太医张子和先生，诲仲杰以医，而及于游公君宝暨不肖。猗欤大哉，先生之学！明妙道之渊源，造化之根本，讲五运之抑郁发越，六气之胜复淫郁，定以所制之法，配以所宜之方。准绳既陈，曲直自正；规矩既设，方圆自成。先生之学，其学者之准绳规矩欤！虽为人，天师可也。望而知之以尽其神，闻而知之以尽其圣，问而知之以尽其工，切而知之以尽其巧。何假饮上池之水而照见人五脏乎？一目而无余矣。

至约之法，其治有三，所用之药，其品有六。其治三，则汗下吐，其品六，则辛甘酸苦咸淡也。虽不云补，理实具焉。予恐人之惑于补而莫之解，故续补说于先生汗下吐三论之后。我辈所当闻，医流所当观，而人之所当共知也。

---

[1] 朋：原作"明"，据医学大成本改。

予考诸经，检诸方，试为天下好补者言之。夫人之好补，则有无病而补者，有有病而补者。无病而补者谁与？上而缙绅之流，次而豪富之子。有金玉以荣其身，刍豢①以悦其口；寒则衣裘，暑则台榭；动则车马，止则裀褥；味则五辛，饮则长夜。醉饱之余，无所用心，而因致力于床第，以欲竭其精，以耗散其真，故年半百而衰也。然则奈何？以药为之补矣。或咨诸庸医，或问诸游客。庸医以要用相求，故所论者轻，轻之则草木而已，草木则苁蓉、牛膝、巴戟天、菟丝之类；游客以好名自高，故所论者重，重之则金石而已，金石则丹砂、起石、硫黄之类。吾不知此为补也而补何脏乎？以为补心耶？而心为丁火，其经则手少阴，热则疮疡之类生矣。以为补肝耶？肝为乙木，其经则足厥阴，热则掉眩之类生矣。脾为己土，而经则足太阴，以热补之，则病肿满。肺为辛金，而经则手太阴，以热补之，则病膹②郁。心不可补，肝不可补，脾不可补，肺不可补，莫非为补肾乎？人皆知肾为癸水，而不知经则子午君火焉。补肾之火，火得热而益炽；补肾之水，水得热而益涸。既炽其火，又涸其水，上接于心之丁火，火独用事，肝不得以制脾土，肺金不得以制肝木。五脏之极，传而之六腑，六腑之极，遍而之三焦，则百病交起，万疾俱生。小不足言，大则可惧。不痼则中③，不中则暴暗而死矣，以为无病而补之者所得也。

且如有病而补之者谁欤？上而仕宦豪富之家，微而农商市庶之辈。呕而补，吐而补，泄而补，痢而补，疟而补，咳而补，劳而补，产而补。呕吐则和胃丸、丁沉煎；泻痢，豆蔻丸、御

---

① 刍豢（chú huàn）：牛羊犬豕之类的家畜。

② 膹：原作"愤"，据文义改。

③ 中：应指中风。

米壳散；咳，不五味则宁神散；劳，不桂附则山药；产，不乌金则黑神，吾不知此为补果何意耶？殊不知呕得热而愈酸，吐得热而愈暴，泄得热而清浊不分，痢得热而休息继至，疟得热而进不能退，咳得热而湿不能除，劳得热而火益烦，产得热而血愈崩。盖如是而死者八九，生者一二。死者枉，生者幸，幸而一生憔悴之态，人之所不堪也。视其寒，用热以补之矣。若言其补，则前所补者，此病何如？

予请为言补之法，大抵有余者损之，不足者补之，是则补之义也。阳有余而阴不足，则当损阳而补阴；阴有余而阳不足，则当损阴而补阳。热则芒硝、大黄，损阳而补阴也；寒则干姜、附子，损阴而补阳也。岂可以热药而云补乎哉？而寒药亦有补之义也。经曰：因其盛而减之，因其衰而彰之。此之谓也。或曰：形不足者，温之以气。精不足者，补之以味。执此温补二字便为温补之法，惟用温补之药。且温补二字特为形精不足而设，岂为病不病而设哉？虽曰温之，止言其气；虽曰补之，止言其味，曷尝言热药哉？至于天之邪气，感则害人五脏，实而不满，可下而已；水谷之寒热，感则害人六腑，满而不实，可吐而已；地之湿气，感则害人皮肉筋脉，邪从外入，可汗而已。然发表不远热，而无补之意。

人之所禀，有强有弱。强而病，病而愈，愈而后必能复其旧矣。弱而病，病而愈，愈而后不必复其旧矣。是以有保养之说。然有是说，热药亦安所用哉？慎言语，节饮食是矣。以日用饮食言之，则黍稷禾麦之余，食粳者有几？鸡豚牛羊之余，食血者有几？桃杏李梅之余，食梨者有几？葱韭薤蒜之余，食葵者有几？其助则姜桂椒莳，其和则盐油醯酱，常而粥羹，别而焦炒，异而烧炙，甚则以五辣生鲊而荐酒之肴，以姜醋羹羊而按酒之病。

大而富贵，比此尤甚，小而市庶，亦得以享。此吾不知何者为寒，何物为冷，而以热药为补哉？日用饮食之间已为太过矣。

尝闻人之所欲者生，所恶者死，今反忘其寒之生，甘于热之死，则何如？由其不明《素问》造化之理，《本草》药性之源，一切委之于庸医之手。医者曰：寒凉之药，虽可去疾，奈何腑脏不可使之久冷，脾胃不可使之久寒，保养则固，可温补之是宜。斯言方脱诸口，已深信于心矣，如金石之不可变，山岳之不可移，以至于杀身而心无少悔。呜呼！医者之罪固不容诛，而用之者亦当分受其责也。病者之不悔不足怪也，而家家若是，何难见而难察耶？人惟不学故耳。

亦有达者之论，以《素问》为规矩准绳，以《本草》为斤斧法则矣。其药则寒凉，其剂则两，其丸则百。人之闻者，如享美馔而见蛆蝇，惟恐去之不速也，何哉？而所见者丘垤，及见谈泰山则必骇，不取唾而远则幸矣，尚敢冀其言之能从乎？兹正之所以难立，而邪之所以易行也。吾实忧之。且天下之不知，过不在天下而已，在医流尚不知，何责于天下哉？噫！春秋之法，责贤不责愚。所谓我辈者犹且弃道学之本源，而拘言语之末节，以文章自富，以谈辨自强，坐而昂昂，立而行行，阔其步，翼其手，自以为高人而出尘表，以天下聪明莫己若也。一旦疾之临身，瞎然无所知，茫若搏风之不可得，迷若捕影之不可获。至于不得已则听庸医之裁判，疾之愈则以为得人，不愈则以为疾之既极，无可奈何，委之于命，而甘于泉下矣。呜呼！实与愚夫殆去相远，此吾所以言之喋喋也，然而未敢必其听之何如耳。虽然吾之说非止欲我辈共知，欲医流共知，欲天下共知也。我辈共知，医流共知，天下共知，惬吾之意，满吾所望矣。

水解三十

余昔访灵台间太史，见铜壶之漏水焉。太史召司水者曰：此水已三环周，水滑则漏迅，漏迅则刻差，当易新水。余划然而悟曰：天下之水，用之灭火则同，濡槁则同。至于性从地变，质与物迁，未尝罔焉。故蜀江濯锦则鲜，济源烹楮则滈[1]。南阳之潭渐于菊，其人多寿；辽东之涧通于参，其人多发。晋之山产矾石，泉可愈痘；戎之麓伏硫黄，汤可浴疠。扬子宜荈[2]，淮菜宜醪。沧卤能盐，阿井能胶。澡垢以污，茂田以苦。瘿消于藻带之波，痰破于半夏之洇。冰水咽而霍乱息，流水饮而癃闭通。雪水洗目而赤退，咸水濯肌而瘆干。菜之以为齑，铁之以为浆，麹之以为酒，柏之以为醋。千派万种，言不容尽。

至于井之水一也，尚数名焉，况其他者乎？及酌而倾曰倒流，出甃未放曰无根，无时初出曰新汲，将旦首汲曰井华。夫一井之水而功用不同，岂烹者之间，将行药势，独不择夫水哉？

昔有患小溲闭者，众工不能瘥，予易之长川之急流，取前药而沸之，一饮立溲。九[3]畴闻之曰：精乎哉论也！近读《灵枢经》，有半夏汤治不瞑，以流水千里外者八升，扬之万遍，取其清五升，炊以苇火，正与此论合。乃知子和之与医，触一事一物皆成治法，如张长史草书妙天下，得之公孙剑器，用心亦劳矣。后之用水者当以子和之言为制，余于是乎作水解。

---

[1]　滈（hào）：水深白貌。

[2]　荈（chuǎn）：泛指茶。

[3]　九：原作"元"，据《医方类聚》本改。

卷 四

风一

夫风者，厥阴风木之主也。诸风掉眩，风痰风厥，涎潮不利，半身不遂，失音不语，留饮飧泄，痰实呕逆，旋运，口㖞抽搐，僵仆目眩，小儿惊悸狂妄，胃脘当心而痛，上支两胁，咽膈不通，偏正头痛，首风沐风，手足挛急。肝木为病，人气在头。

防风通圣散　防风天麻汤　防风汤　祛风丸　排风汤　小续命汤　消风散

暑二

夫暑者，为少阴君火之主也。诸痛痒疮疡，痈疽肿毒，及胃烦热，嗌干咳喘，唾血泄血，胕肿，肩痹皆内痛，心痛，肺胀，腹胀，郁闷。风温病多发，风伤于荣，温伤于卫。血为荣，气为卫。其脉两手多沉，自汗出，身重，多睡必鼾。三日以里且宜辛凉解之，或辛温解之，如不已，里①证未罢，大不可下，

---

① 里：诸本同。据文义疑当作"表"。

如下则胃中虚空。四日之外，表热入里，则谵语口干，发疹潮热，直视失溲者十死八九。肺金为病，人气在胸。及小儿疮疹丹熛，但发人气在腹。

白虎汤　桂苓甘露散　化痰玉壶丸　益元散　玉露散　石膏散

湿三

夫湿者，为太阴湿土之主也。诸湿肿满，霍乱泄注，胕肿骨痛，及腰膝头项痛，风痹痿厥，唾有血，心悬如饥，热痛始作。三阳受之，一日太阳，二日阳明，三日少阳，可汗而已。如四日太阴，五日少阴，六日厥阴，可下而已。或七日不愈，再传，至十三日，大邪皆去，六经悉和则愈矣。肾水为病。

五苓散　葶苈木香散　白术木香汤　益元散　大橘皮汤
神助散　桂苓白术丸

火四

夫火者，少阳相火之主也。诸暴死，发热恶寒，痛病大作，传为水肿，面黄身痿，泄注脓血，赤白为利，痈肿疮毒，丹熛疡疹，小儿疹泻，腹胀，暴下如水，心胸中热，甚则鼽衄，胸胁皆痛，耳聋，口苦舌干，与脏毒下血，米谷不化，肠鸣切痛，消渴上喘，肺金为病。

凉膈散　黄连解毒汤　泻心散　神芎丸　八正散　调胃散
调胃承气汤

燥五

夫燥者，是阳明燥金之主也。诸气愤郁，肠胃干涸，皮肤
皴揭，胁痛，寒疟，喘咳，腹中鸣，注泄鹜溏，胁肋暴痛，不
可反侧，嗌干面尘，肉脱色恶，及丈夫癞疝，妇人少腹痛，带
下赤白，疮疡痤疖，喘咳潮热，大便涩燥，及马刀挟瘿之疮，
肝木为病。

神功丸　脾约丸　麻仁丸　润体丸　四生丸

寒六

夫寒者，是太阳寒水之主也。诸寒冷湿痹，肘臂挛急。秋
湿既多，寒咳为嗽。痰厥心痛，心中澹澹大动，胸胁胃脘痛，
不可食，食已不饥，吐利腥秽，屈伸不便，上下所出不禁，目
盲，坚痞，色炱，渴而饮冷，积水，足浮肿，囊缩，四肢冷，
爪甲青，心火为病。

姜附汤　四逆汤　二姜汤　术附汤　大已寒丸　理中汤

解利伤寒七

夫冒风、时气、温病、伤寒，三日以里，头痛身热恶寒，
可用通圣散、益元散各五七钱，水一大碗，入生姜十余片，葱
白连须者十余茎，豆豉一撮，同煎三五沸，去滓。稍热，先以
多半投之，良久，用钗子于咽喉中探引，吐了不宜漱口。次用
少半，亦稍热投之，更用葱醋酸辣汤投之，衣被盖覆，汗出则

愈矣。如遇世乱,《内经》曰:岁火太过,炎暑流行,火气太盛,肺金受邪,上应荧惑,大而明现。若用辛凉之剂解之则万举万全也。若遇治世人安,可用升麻汤、葛根汤、败毒散辛温之剂解之,亦加葱根白、豆豉,上涌而表汗。《内经》曰:因其轻而扬之。扬者,发扬也。吐汗发扬寒热之邪,既吐汗之后,必大将息,旬日之后,其邪不复作也。

又一法,或于无药之处可用酸齑汁一大碗,煎三五沸,去菜叶,猛服讫,少间,用钗子咽喉中探引,吐了,如此三次。后煎葱酸辣汤投之,以衣被盖覆,汗出则解。《内经》曰:酸苦涌泄为阴。涌者,吐也。伤寒三日,头痛身热,是病在上也。在上者,固宜涌之,然后以淡浆粥养之,一二日则愈矣。

又一法,可用不卧散解之,于两鼻内嗜之,连嚏喷三二十次,以衣被盖覆。用此药时当于暖室中,嚏罢,以酸辣浆粥投之,汗出如洗。嚏喷者,同吐法也,此法可与双解散为表里也。

又有导引一法,可于一闲处用之。先教病人盘脚而坐,次用两手交十指攀脑后风池、风府,二穴乃是风门也。向前叩首,几至于地,如此连点一百二十数。急以葱醋粥、辛辣汤投之,汗出立解。

伤寒、温疫、时气、冒风、中暑,俱四时不正之气也。人若初感之,皆头痛、恶寒、身热,及寒热往来,腰脊强,是太阳经受之也。《内经》曰:可先治外而后治内[①]。先用生姜、葱白、豆豉煎双解散,上涌及汗出则解。如不解者,至五六日,或不大便,喘满谵语实热,两手脉沉,可用调胃、大小承气汤下之,

---

① 先治外而后治内:原作"先治内而后治外",与《内经》之义不合,据上下文义乙正。

慎不可用银粉、巴豆霜、杏仁、芫花热药，下之则必死。此先治外而后治内也。如大汗之后，慎不可食葵羹、藿菜、羊、猪、鸡、犬、鱼、兔等肉。惟不先明，必致重困，后必难治也。伤寒七八日，发黄有斑，潮热腹满者，或痰实作止，虽诸承气汤下过者，仲景曰：寸口脉浮滑者，可用瓜蒂散吐之。然伤寒寸口脉浮滑者可用，杂病寸口脉沉者可吐。叔和云：寸脉沉兮胸有痰。启玄子曰：上盛不已，吐而夺之是也。

风八

夫风中，失音闷乱，喎斜口眼。《内经》曰：风之为病，善行而数变。故百病皆生于风也，可用三圣散吐之。如不省人事，牙关紧闭，粥菜不能下者，煎三圣散鼻内灌之，吐出涎，口自开也。次服通圣散、凉膈散、大人参半夏丸、桂苓甘露散等。大忌鸡猪鱼兔、酒醋荞面动风引痰之物。吐痰之法，在方论中。

头风眩运，手足时复麻痹，胃脘发痛，心腹满闷，按之如水声，可用独圣散吐之，吐讫可服辛凉清上之药。仲景曰：此寒痰结于胸中之致然也。

痹九

夫大人小儿风寒湿三气合而为痹，及手足麻木不仁者，可用郁金散吐之。吐讫以导水丸、通经散泄之。泄讫以辛温之剂发散，汗出则可服当归、芍药、乳没行经和血等药。如不愈，则便不宜服此等药。

痿十

夫男女年少，面黄身热肌瘦，寒热往来如疟，更加涎嗽不止，或喘满面浮，此名曰肺痿，可用独圣散吐之。吐讫，次用人参柴胡饮子、小柴胡饮子加当归、桂苓甘露散之类。《内经》曰：男女之病皆同也。男子精不足，是味不化也。女子血不流，是气不用也。又曰：形不足者温之以气，精不足者补之以味是也。

厥十一

夫厥之为病，手足及膝下或寒或热也。举世传为脚气寒湿之病，岂知《内经》中本无脚气。阳气衰于下则为寒厥，阴气衰于下 [①] 则为热厥。热厥为手足热，寒厥为手足寒也。阳经起于足指之表，阴经起于足心之下。阳气胜则足下热，阴气胜则足下寒。热厥者，寒在上也；寒厥者，热在上也。寒在上者，以温剂补肺金；热在上者，以凉剂清心火则愈矣。

若尸厥、痿厥、风厥、气厥、酒厥，可以涌而醒，次服降火益水、和血通气之药，使粥食调养，无不瘥者。若其余诸厥仿此行之，慎勿当疑似之间便作风气，相去邈矣。

痫十二

夫痫病，不至于目瞪如愚者，用三圣散投之。更用大盆一个于暖室中，令汗下吐三法俱行，次服通圣散，百余日则愈矣。

---

① 下：原作"上"，据《素问·厥论》改。

至于目瞪愚者不可治,《内经》曰:神不得守,谓神乱也。

疟十三

夫富贵膏粱之人病疟,或间日,或频日,或作热,或作寒,或多寒少热,或多热少寒,宜以大柴胡汤下之。下过三五行,次服白虎汤、玉露散、桂苓甘露散之类。如不愈者是积热大甚,宜以神芎、藏用丸、三花神祐丸、调胃承气汤等药大作剂料下之。下讫,以长流水煎五苓散服之,或服小柴胡汤数服亦可。如不愈,复以常山散吐之,后服凉膈散、白虎汤之类,必愈矣。大忌热面及羊肉、鸡、猪、鱼、兔等物,如食之,疟疾复作,以致不救。

贫贱刍荛之人病疟,以饮食粗①粝,衣服寒薄,劳力动作,不可与膏粱之人同法而治。临发日,可用《野夫多效方》温脾散治之,如不愈,用辰砂丹治之则愈矣。如服药讫,宜以长流水煎白虎汤、五苓散服之,不宜食热物及燥热之药,以疟疾是伤暑伏热之故也。《内经》曰:夏伤于暑,秋必痎疟。可不信哉!忌物同前。

泄痢十四

夫大人小儿暴注泻水不已,《内经》曰:注,下也。注下者,水利也。火运太过之病,火主暴逆之故也。急宜用水调桂苓甘露散、五苓散、益元散,或以长流水煎过,放冷服则愈。慎不

---

① 粗:原作"疏",据本卷《酒食所伤二十四》改。

可骤用罂粟壳、干姜、豆蔻、圣散子之类，纵泻止则肠胃不通，转生他疾。止可以分阴阳，利水道而已。

疳利十五

夫病疳利，米谷不化，日夜无度，腹中雷鸣，下利完谷出，可用导水丸、禹功散。泻讫一二日，可服胃风汤，不愈，则又可与桂枝麻黄汤，发汗则愈矣。《内经》曰：久风入中，为肠澼、飧泄。启玄子云：风在肠中，上熏于胃，所食不化而出。又云：飧泄者，是暮食不化也。又经云：春伤于风，夏必飧泄。故可汗而愈。《内经》曰：风随汗出，痛随利减。若服豆蔻、罂粟壳之类，久而不辍则变为水肿，以成不救也。

脏毒下血十六

夫脏毒下血，可用调胃承气汤加当归。泻讫，次用芍药柏皮丸、黄连解毒汤、五苓、益元各停①调下五七钱服之。《内经》曰：肠澼便血何如？答曰：澼者，肠间积水也。身热则死，寒则生。热为血气败，故死，寒为荣气在，则生。七日而死者，死于火之成数也。

下利脓血十七

夫下利脓血，腹痛不止，可用调胃承气汤，加生姜、枣煎。

---

① 各停：各等份。停：总数分成几部分，其中一部分称为"一停"。

更下藏用七八十丸，量虚实加减。泻讫，次用长流水，调五苓散五七钱，或加灯芯煎，调下亦得，调益元散五七钱亦可。大忌油腻、一切热物，则愈矣。

水泄不止十八

夫男子妇人病水湿泻注不止，因服豆蔻、乌梅、姜、附峻热之剂，遂令三焦闭溢，水道不行，水满皮肤，身体痞肿，面黄腹大，小便赤涩，两足按之陷而复起。《内经》曰：诸湿肿满，皆属脾土。可用独圣散吐之。如时月寒凉，宜于暖室不透风处用火一盆，以藉火力出汗。次以导水、禹功散，量虚实泻十余行，湿去肿减则愈矣，是汗下吐三法齐行。既汗下吐讫，腑脏空虚，宜以淡浆粥养肠胃二三日。次服五苓散、益元同煎，灯心汤调下。如势未尽，更宜服神助散，旧名葶苈散，可以流湿润燥，分阴阳，利小便，不利小便非其法也。既平之后，宜大将息，忌鱼盐酒肉，果木、房室等事，如此三年则可矣。如或不然，决死而不救也。

痔漏肿痛十九

夫痔漏肿痛，《内经》曰：因而大饱，筋脉横解，肠澼为痔。痔而不愈，变而为漏，同治湿法而治之。可先用导水丸、禹功散泻讫，次服枳壳丸、木香槟榔丸，更加以葵羹、菠菜、猪羊血等通利肠胃。大忌房室，鸡鱼酒醋等物。

霍乱吐泻二十

夫霍乱吐泻不止者，可用五苓散、益元散各停冰水调下五七钱。如无冰水，可用新汲水调下桂苓甘露散、玉露散、清凉饮子，调下五七钱，或香薷汤调下五七钱亦可。如无以上诸药，可服地浆三五盏亦可。地浆者，可于净地掘一井子，用新汲水一桶并于井，搅令浑，候澄清，连饮三五盏立愈。大忌白术汤、姜桂乌附种种燥热之药，若服之则必死矣。巢氏云：霍者，挥霍而成疾。乱者，阴阳乱也。皆由阴阳清浊二气相干故也。

大便涩滞二十一

夫老人久病，大便涩滞不通者，可服神功丸、麻仁丸、四生丸则愈矣。时复服葵菜、菠菜、猪羊血，自然通利也。《内经》云：以滑养窍是也。此病不愈，令人失明也。

五种淋沥二十二

夫大人小儿病沙石淋，及五种淋沥闭癃，并脐腹痛，益元散主之，以长流水调下。八正散、石苇散依方服用，此三药皆可加减服之。

酒食不消散二十三

夫一切冷食不消，宿酒不散，亦同伤寒，身热恶寒，战栗，头项痛，腰脊强，及两手脉沉，不可用双解，止可用导饮丸五六十丸，量虚实加减，利五七行。所伤冷食宿酒若推尽，则头痛等病自愈也。次以五苓散、生姜、枣，长流水煎服，五六服。不可服酒癥、进食丸，此药皆犯巴豆，有热毒之故也。

酒食所伤二十四

夫膏粱之人起居闲逸，奉养过度，酒食所伤，以致中脘留饮，胀闷，痞膈醋心，可服木香[①]导饮丸以治之。

夫刍荛之人饮食粗粝，衣服寒薄，劳役动作，一切酒食所伤，以致心腹满闷，时呕酸水，用进食丸治之。

沉积水气二十五

夫一切沉积水气，两胁刺痛，中满不能食，头目眩者，可用茶调散，轻涌讫冷涎一二升，次服七宣丸则愈矣。木香槟榔丸、导饮丸亦妙，不可用巴豆、银粉等药。

诸积不化二十六

夫诸积不化，可服无忧散，每月泻三五次。可用桂苓白术丸散，妙功丸。大忌生硬粘滑，动风发热等物。

---

① 木香：后疑脱"槟榔丸"三字。

骨蒸热劳二十七

夫男子妇人骨蒸热劳，皮肤枯干，痰唾稠粘，四肢疼痛，面赤唇干，烦躁①，睡卧不宁，或时喘嗽，饮食少味，困弱无力，虚汗黄瘦等疾，《内经》曰：男子因精不足而成，女子因血不流而得也。可先以茶调散轻涌讫，次以导水、禹功散轻泻三两行，后服柴胡饮子、桂苓甘露散、搜风丸、白术调中汤、木香槟榔丸、人参犀角散之类，量虚实选而用之。如咯血、吐血、便血，此乃亡血也，并不宜吐，吐之则神昏。《内经》曰：血者，人之神也。故亡血则不宜吐，慎不可服峻热姜附之药。若服之则饮食难进，肌肉消削，转成危笃也。

五劳之病，乃今人不明发表攻里之过也。大忌暑月于手腕、足外踝上着灸。手腕者，阳池穴也，此穴皆肌肉浅薄之处，灸疮最难瘥。可及胸次、中脘、脐下、背俞、三里等穴，或有灸数十者，及以燔针，终无一效，病人反受苦，可不思之。

劳疾多馋，所思之物，但可食者，宜《食疗本草》而与之。菠菜葵羹，冰水凉物，慎不可禁，以图水谷入胃，脉道乃行也。若过忌慎则胃口闭，胃口闭则形必瘦，形瘦脉空，乃死之候也。诸劳皆可仿此。

虚损②二十八

夫病人多日虚损无力，补之以无比山药丸则愈矣。

---

① 躁：原作"燥"，据医学大成本改。
② 损：原作"积"，据日正德本、千顷堂本改。下一"损"字同。

上喘中满二十九

夫上喘中满，醋心腹胀，时时作声，痞气上下不能宣畅。叔和云：气壅三焦不得昌是也。可用独圣散吐之，吐讫，次用导水、禹功轻泻三五行，不愈，更以利膈丸泻之，使上下宣通，不能壅滞。后服平胃散、五苓散、益元散、桂苓甘露散、三和散，分阴阳、利水道之药则愈。

一切涎嗽三十

夫富贵之人一切涎嗽，是饮食厚味，热痰之致然也。先用独圣散吐之，吐讫，可服人参散、通圣散加半夏，以此止嗽，更服大人参半夏丸，以之化痰也。大忌酸咸油腻，生硬热物也。

咳嗽三十一

夫贫贱之人咳嗽，内外感风冷寒湿之致然也。《内经》曰：秋伤于湿，冬生咳嗽。可服宁神散、宁肺散，加白术之类则愈矣。忌法同前。

咳逆三十二

夫男子妇人咳逆，俗呼曰忔忒，乃阴阳不和也。乃伤寒亦有咳逆者，并可用既济散治之。忌寒热物，宜食温淡物，以养胃气耳。

风痰三十三

夫风痰酒痰，或热在膈上，头目不清，涕唾稠粘，或咳嗽上喘，时发潮热，可用独圣散吐之。吐讫，可服搜风丸、凉膈散之类。《内经》曰：流湿润燥是也。

咯血衄血嗽血三十四

夫男子妇人咯血、衄血、嗽血、咳脓血，可服三黄丸、黄连解毒汤、凉膈散，加桔梗、当归，大煎剂料，时时呷之。《内经》曰：治心肺之病最近，药剂不厌频而少，时时呷之者是也。

消渴三十五

夫三消渴，《内经》曰：三消渴者，肺消、膈消、风消也。右以缲丝煮茧汤，澄清，顿服之则愈。或取生藕汁，顿服之亦愈矣。

雷头三十六

夫雷头懒干，乃俗之谬名也。此疾是胸中有寒痰，多沐之致然也。可以茶调散吐之，吐讫冷痰三二升，次用神芎丸下三五行然后服愈风饼子则愈矣。雷头者，是头上赤肿核，或如生姜片、酸枣之状，可用锋针刺而出血，永除根本也。

头痛不止三十七

夫头痛不止，乃三阳之受病也。三阳者各分部分，头与项痛者，是足太阳膀胱之经也；攒竹痛，俗呼为眉棱痛者，是足阳明经^①也；额角上痛，俗呼为偏头痛者，是少阳经也；如痛久不已，则令人丧目。以三阳受病，皆胸膈有宿痰之致然也。先以茶调散吐之，后以香薷饮、白虎汤投之则愈。然头痛不止，可将葱白须豆豉汤吐之，吐讫，可服川芎、薄荷辛凉清上，搜风丸、香芎散之类。仲景曰：葱根豆豉亦吐伤寒头痛。叔和云：寸脉急而头痛是也。

两目暴赤三十八

夫两目暴赤，发痛不止，可以长流水煎盐汤吐之。次服神芎丸、四物汤之类。《内经》曰：暴病皆属火也。又曰：治病有缓急，急则治其标，缓则治其本。标者，赤肿也。本者，火热也。以草茎鼻中，出血最妙。

目肿三十九

夫目暴赤肿痛，不能开者，以青金散鼻内搐之，鼻内出血更捷。

---

① 足阳明经：原脱，据上下文补。

病目经年四十

夫病赤目，经年不愈者，是头风所加之，令人头痛，可用独圣散、八正散之类。赤目肿作，是足厥阴肝经有热，利小便能去肝经风热也。

风冲泣下四十一

夫风冲泣下者，俗呼风冷泪者是也。《内经》曰：太阳经不禁固也。又曰：热则五液皆出。肝热，故泪出。风冲于外，火发于内，风火相搏，由此而泣下也。治之以贝母一枚，白腻者，胡椒七粒，不犯铜铁，研细，临卧点之可也。

风蛀牙疼四十二

夫风蛀牙疼久不愈者，用针插巴豆一枚，于灯焰上燎之，烟尽存性①，于牙窝根盘上熏之则愈。

口疮四十三

夫大人小儿口疮唇紧，用酸浆水洗去白痂，临困点绿袍散。如或不愈，贴赴筵散。又不愈，贴铅白霜散则愈矣。

---

① 烟尽存性：医学大成本作"烟未尽急存性"。

喉闭四十四

夫男子妇人喉闭，肿痛不能言者，刺两手大拇指去爪甲如韭叶，是少商穴。少商是肺金之井穴也，以铍针刺，血出立愈。如不愈，以温白汤口中含漱，是以热导热也。

瘿四十五

夫瘿囊肿闷，稽叔夜《养生论》云：颈如险而瘿，水土之使然也。可用人参化瘿丹，服之则消也。又以海带、海藻、昆布三味，皆海中之物，但得三味投之于水瓮中，常食亦可消矣。

背疽四十六

夫背疮初发，便可用藏用丸、玉烛散大作剂料，下脏腑一二十行，次以铍针于肿焮处乱刺血出，如此者三，后以阳起石散傅之。不可便服内托散，内犯官桂，更用酒煎，男子以背为阳，更以热投热，无乃太热乎？如疮少愈，或疮口未合，疮痂未敛，风痒时作，可服内托散，以辟风邪耳。

瘰疬四十七

夫人头目有疮肿、瘰疬，及胸臆肤胁之间或有疮痂肿核不消，及有脓水不止，可用沧盐一二两炒过，以长流水一大碗煎，放温，作三五次顿服讫。候不多时，于咽喉中探引，吐涎三二升。后服和血通经之药，如玉烛散、四物汤之类是也。《内经》曰：咸味涌泄为阴。涌者，吐也；泻者，泄也。《铜人》曰：少阳起于目锐眦，行耳后，下胁肋，过期门。瘰疬结核，马刀挟瘿，是少阳胆经多气少血之病也。

便痈四十八

夫便痈者，乃男子之疝也，俗呼为便痈。言于不便处害一痈，故名便痈也。便痈者，谬名也，《难经》《素问》所不载也。然足厥阴肝之经络是气血行流之道路也，冲任督脉亦属肝经之旁络也。《难经》曰：男子有七疝是也。便痈者，血疝也。治之以导水丸、桃仁承气汤，或抵当汤投之，同瘀血不散而治，大作剂料，峻泻一二十行，次以玉烛散和气血，通经络之类则是也。世之多用大黄、牡蛎而已，间有不愈者，是不知和血通经之道也。

恶疮四十九

夫一切恶疮久不愈者，以木香槟榔散贴之则愈。

下疳五十

夫下疳久不愈者，俗呼曰臊疳是也。先以导水、禹功先泻肝经，外以木香散傅之，日上三两度，然后服淡粥，一二日则止。

卷 五

疮疖瘤肿五十一

夫大人疮疖，小儿赤瘤，肿发之时，疼痛不止。《内经》曰：夫诸痛痒疮疡，皆生于心火。可用一咒法禁之，法者是心法。咒曰：

龙鬼流兮诸毒肿，痈疮脓血甚被痛。

忘心称念大悲咒，三唾毒肿随手消。

上一气念咒三遍，望日月灯火取气一口，吹在疮肿丹瘤之上，右手在疮上虚收虚撮三次，左手不动，每一气念三遍，虚收虚撮三次，百无禁忌，如用之时心正为是。此法得于祖母韩氏，相传一百余年，用之救人，百发百中，若不食荤酒之人其法更灵。病疮肿者，大忌鸡猪鱼兔发热动风之物。此法不得轻侮，无药处可用之。

疮肿丹毒五十二

夫大人小儿疮肿丹毒，发热疼痛不止者，又有一法。面北端，想北海雪浪滔天，冰山无际，大寒严冷之气，取此气一口，吹在疮肿处立止。用法之人大忌五辛之菜、五厌之肉，所病之人切忌鸡猪鱼兔，酒醋湿面等物。无药之处可用此法救之。

冻疮五十三

夫冻疮者，因寒月行于冰雪中而得之。有经年不愈，用陂野中净土曝干，以大蒜捣如泥，和土捏作饼子，如大观钱厚薄，量疮口大小而贴之，泥饼子上以火艾灸之，不计艾壮多少，以泥干为度。去干饼以换湿饼，贴定灸之，不问灸数多少，有灸一二日者，直至疮痂内觉痒微痛，是冻疮活也。然后口含浆水澄清，用鸡翎一二十茎缚作刷子，于疮口上洗净，以此而洗之后不致[1]肌肤损痛也，用软帛拭干，次用木香槟榔散傅之。夏月医之大妙。

金疮五十四

夫一切刀箭所伤有刀箭药。用风化石灰一斤，龙骨四两，二味为细末，先于端四日采下刺蓟菜，于端午日五更合杵臼内，捣和得所，团作饼子，若酒曲，中心穿眼，悬于背阴处阴干，捣罗为细末，于疮口上掺贴。亦治里外臁并诸疮肿，大效。

又有咒法，咒曰：

今日不祥，正被某伤。一禁不疼，二禁不痛，三禁不脓不作血。急急如律令，奉敕摄。

又每念一遍，以右手收一遍，收在左手中，如此七遍，则放手吹去，却望太阳取气一口，吹在所伤处。如阴晦夜间，望北斗取气亦得。所伤之人大忌鸡猪鱼兔酒醋热面动风之物，如

---

① 不致：原脱，据邵辅本补。

食之则疮必发。

又一法，默想东方日出，始取气一口，日出一半，取气一口，日大圆满，取气一口，吹在所伤之处，如此三次则止。用法之人并无所忌，所伤之人禁忌同前。可于无药之处用之。

误吞铜铁五十五

夫误吞铜铁以至羸瘦者，宜用肥猪豚与葵菜羹同飧数顿，则铜铁自然下也，神验。如不食荤腥者，宜以调胃承气汤大作其剂下之，亦可也。

鱼刺麦芒五十六

夫鱼刺麦芒，一切竹木签刺咽喉，及须发惹伴在咽嗌中不能下者，《内经》曰：不因气动而病生于外。可用《道藏经》一咒法治之。咒曰：

吾请老君东流顺，老君奉敕摄摄，摄法毒水，吾托大帝尊，不到称吾者，各各现帝身，急急如律令，奉敕摄。

一气念七[①]遍，又以左手屈中指、无名指作三山印，印上坐净水一盏，右手掐卯文作金枪印，左手在下，右手在上，左手象地，右手象天，虚挽虚卓，九次为定。左足横，右足竖，作丁字立。如作法时，望日月灯火取气一口吹在盏内，此法百无禁忌。用法之时，以正神气是也。如所伤物下，不可便与米汤、米饭吃，恐米粒误入疮口中，溃作脓也，姑以拌面羹养之数日可也。

---

① 七：原脱，据卷七《咽中刺塞一百十》补。

蛇虫所伤五十七

夫犬咬蛇伤，不可便贴膏药及生肌散之类，谓毒气不出也。《内经》曰：先治内而后治外，可也。当先用导水丸、禹功散，或通经散泻十余行，即时痛减肿消，然后用膏药生肌散傅贴愈。此是先治内而后治外之法也。

杖疮五十八

夫一切虫兽所伤，及背疮肿毒，杖疮焮发，或透入里者，可服木香槟榔丸七八十丸至百丸，或百五十丸至二百丸，生姜汤下，过五七行，量虚实加减则可矣。

禁蝎五十九

夫禁蝎有一咒法，咒曰：

玉女传仙摄，敕斩蝉蜥灭。

上如有蝎螫之人来求治者，于蝎螫处望而取气一口，默念七遍，怒着作法，吹在蝎螫处。《内经》曰：蜂蛋之毒，皆属于火。可用新水一盆浸之，如浸不得处，速以手帛蘸水搭之，则痛止也。用法之人大忌五厌肉。

落马坠井六十

夫一切男子妇人落马坠井，因而打扑，便生心恙，是痰涎发于上也。《内经》曰：不因气动而病生于外。可用三圣散空心吐讫。如本人虚弱疲瘁，可用独圣散吐之，吐讫，可服安魂宁魄之药，定志丸、酸枣仁、茯神之类是也。

妇人月事沉滞六十一

夫妇人月事沉滞，数月不行，肌肉不减。《内经》曰：此名为瘕为沉也。沉者，月事沉滞不行也。急宜服桃仁承气汤加当归，大作剂料服，不过三服立愈。后用四物汤补之，更可用《宣明方》槟榔丸。

血崩六十二

夫妇人年及四十以上，或悲哀太甚，《内经》曰：悲哀太甚则心系急，心系急则肺布叶举，上焦不通，热气在中，故经血崩下。心系者，血山也。如久不愈，则面黄肌瘦，慎不可与燥热之药治之，岂不闻血得热而流散。先以黄连解毒汤，次以凉膈散、四物汤等药治之而愈。四物者，是凉血也，乃妇人之仙药也。量虚实加减，以意消息用之。

腰胯疼痛六十三

夫妇人腰胯疼痛，两脚麻木，恶寒喜暖者，《内经》曰：乃是风寒湿痹。先可服除湿丹七八十丸，量虚实以意加减，次以禹功散投之，泻十余行清冷积水、青黄涎沫为验，后以长流水同生姜、枣煎五苓散服之，风湿散而血气和也。

头风眩运六十四

夫妇人头风眩运，登车乘船亦眩运眼涩，手麻发脱[1]，健忘喜怒，皆胸中有宿痰之使然也。可用瓜蒂散吐之。吐讫，可用长流水煎五苓散、大人参半夏丸，兼常服愈风饼子则愈矣。

经血暴下六十五

夫妇人年及五十以上经血暴下者，妇人经血终于七七之数，数外暴下，《内经》曰：火主暴速。亦因暴喜暴怒，忧结惊恐之致然也。慎不可作冷病治之，如下峻热之药则死。止可用黄连解毒汤以清于上，更用莲壳灰、棕毛[2]以渗于下，然后用四物汤加玄胡散，凉血和经之药是也。

赤白带下六十六

夫妇人赤白带下，或出白物如脂，可服导水丸、禹功散，或单用无忧散，量虚实加减。泻讫，次用桂苓丸、五苓散、葶苈木香散，同治湿、治泻法治之，或用独圣散上涌亦可也。室女亦可。

月事不来六十七

夫妇人月事不来，室女亦可，《内经》曰：月事不来者，是胞

①　脱：原作"退"，据卷十一《妇人·风门》改。
②　棕毛：卷十一《火类门》作"棕毛灰"。

脉闭也。胞脉者，属火而络于脬中，令气上迫肺，心气不得下通，故月事不来也。可用茶调散吐之，吐讫，可用玉烛散、当归散，或三和汤、桂苓白术散、柴胡饮子，量虚实选而用之，降心火，益肾水，开胃进食，分阴阳，利水道之药是也。慎勿服峻热之药，若服之则变成肺痿，骨蒸潮热，咳嗽咯脓，呕血而喘，小便涩滞，寝汗不已，渐至形瘦脉大，虽遇良医，亦成不救。呜呼！人之死者，岂为命耶？

妇人无子六十八

夫妇人年及二三十者，虽无病而无子，经血如常，或经血不调，乃阴不升、阳不降之故也。可独圣散上吐讫冷痰三二升，后用导水丸、禹功散泻讫三五行及十余行，或用无忧散泻十余行，次后吃葱醋白粥三五日。胃气既通，肠中得实，可服玉烛散，更助以桂苓白术丸散。二药是降心火，益肾水，既济之道，不数月而必有孕也。

若妇人有癃闭、遗溺、嗌干之诸证，虽服药、针灸亦不能孕也。盖冲任督三脉之病，故不治也。表证见内证及《热论》中。

小产六十九

夫妇人半产，俗呼曰小产也。或三月，或四五六月，皆为半产，已成男女故也。或因忧恐暴怒，悲哀太甚，或因劳力，打扑伤损，及触风寒，或著暴热，不可用黑神散、乌金散之类，内犯干姜之故，止可用玉烛散、和经散汤之类是也。

大产七十

夫妇人大产，十月满足降诞者是也。或脐腰痛，乃败血恶物之致然也。举世便作虚寒，以燥热治之，误人多矣。《难经》曰：诸痛为实。实者，热也。可用导水丸、禹功散泻五七行，慎不可便服黑神散、乌金散燥之，同半产治之则可矣。

产后心风七十一

夫妇人产后心风者，则用调胃承气汤一二两，加当归半两，细锉，用水三四盏同煎去滓，分作二服，大下三五行则愈。如不愈，三圣散吐之。

乳汁不下七十二

夫妇人有天生无乳者，不治。或因啼哭、悲怒郁结，气溢闭塞，以致乳脉不行。用精猪肉清汤调和美食，于食后调益元散五七钱，连服三五服，更用木梳梳乳，周回百余遍，则乳汁自下也。

又一法：猪蹄汤调和美味服之，乳汁亦下。合用熟猪蹄四枚食之亦效。

又一法：针肩井二穴亦效。

产后潮热七十三

夫妇人产后一二日潮热口干，可用新汲水调玉露散，或冰水调服之亦可，或服小柴胡汤加当归，及柴胡饮子亦可。慎不可作虚寒治之。

乳痈七十四

夫乳痈发痛者，亦生于心也，俗呼曰吹乳是也。吹者，风也。风热结薄于乳房之间，血脉凝注，久而不散，溃腐为脓也。可用一法禁之。咒曰：

谨请东方护司族，吹奶是灰奶子。

上用之时，当先问病人曰：甚病？病人答曰：吹奶。取此气一口，但吹在两手坎字文上，用大拇指紧捏定，面北立，一气念七遍，吹在北方，如此者三遍。若作法时，以左右二妇人面病人立，于病乳上痛揉一二百数，如此亦三次则愈。

双身大小便不利七十五

夫妇人双身，大小便不利者，可用八正散大作剂料，除滑石，加葵菜籽煎服。《内经》曰：膀胱不利为癃。癃者，是小便闭而不通也。如八正散加木香取效更捷，经曰：膀胱气化则能出。然后服五苓散，三五服则愈矣。

双身病疟七十六

夫双身妇人病疟，可煎白虎汤、小柴胡、柴胡饮子等药。如大便结硬，可用大柴胡散微溏过，不可大吐泻，恐伤其孕也。《内经》曰：夏伤于暑，秋必病疟。

双身伤寒七十七

夫双身妇人伤寒时气，温疫头痛身热，可用升麻散一两，水半碗，大煎剂料，去滓，分作二服，先一服吐了，后一服不吐。次以长流水加生姜、枣，煎五苓散热啜之，汗出尽，头痛立止。

身重喑哑七十八

夫妇人身重，九月而喑哑不言者，是脬生[①]络脉不相接也，则不能言。经曰无治也。虽有此论，可煎玉烛散二两，水一碗，同煎至七分，去滓，放冷，入蜜少许，时时呷之，则心火下降而肺金自清，故能作声也。

怀身入难七十九

夫妇人怀身入难月，可用长流水调益元散，日三服，欲其易产也，产后自无一切虚热、血气不和之疾。如未八月则不宜服也，以滑石滑胎故也。

眉炼八十

夫小儿眉炼，在面曰眉炼，在耳曰辄[②]耳，在足曰靴癣[③]。

---

① 生：《素问·奇病论》作“之”。

② 辄：卷十一《二火类》作“辙”。

③ 癣：原作“痒”，据卷十一《二火类》改。

此三者，皆谬名也。《内经》曰：诸痛痒疮疡，皆属心火。乃心火热盛之致然也。可用钅非针刺之而出血，一刺不愈，当再刺之，二刺则必愈矣。《内经》云：血实者宜决之。决者，破其血也。眉炼者不可用药傅之，其疮多痒则必爬，若药入眼，则眼必损矣。

牙疳八十一

夫小儿牙疳，牙疳者，齿龋也。龋者，是牙龈腐烂也。上下牙者，是手足阳明二经也。或积热于内，或服银粉、巴豆大毒之药入于肠胃，乳食不能胜其毒，毒气循经而上，至于齿龈，齿龈牙缝为嫩薄之分，反为害也。可以麝香玉线子治之。乳母临卧，当服黄连解毒汤一服，疳病则愈。

夜啼八十二

夫小儿夜啼不止者，当用灯花一枚研细，随乳汁下，并三服。则每服用灯花一枚，服罢此药，于净室中卧一两日则止也。

丹瘤八十三

夫小儿丹瘤，浮赤走引或遍身者，乃邪热之毒在于皮肤，以磁片①撇出血则愈，如不愈，则以拔毒散扫三二十度，必愈矣。《内经》曰：丹熛赤瘤，火之色也，相火之病是也。

---

① 磁片：即瓷片。

疳眼八十四

夫小儿疳涩眼，数日不开者，乃肝木风热之致然也。可调服凉膈散数服，眼开而愈。

身瘦肌热八十五

夫小儿身瘦肌热，面黄腹大，或吐泻，腹有青筋，两胁结硬如碗之状，名乳癖[①]，俗呼曰奶脾是也。乳癖[②]得之绵帛太厚，乳食伤多。大热则病生于肌表[③]，大饱则必伤于肠胃。生于肌表者，赤眼、丹瘤、疥癣、痈疖、眉炼、赤白口疮、牙疳宣烂及寒热往来。此乳母抱不下怀，积热熏蒸之故，两手脉浮而数也。伤于肠胃者，吐泻惊疳，哽气腹胀，肌瘦面黄，肚大筋直，喜食泥土，揉鼻窍，头发作穗[④]，乳瓣不化，此皆大饱之致然也，久而不愈，则成乳癖，两手脉沉而紧也，此其辨也。以上诸证，皆乳母怀抱奉养过度之罪。

乳[⑤]癖之疾，可以丁香化癖[⑥]散取过数服，牛黄通膈丸、甘露散、益黄散等药磨之。如不愈者，有揉癖[⑦]一法。咒曰：

日精月华，助吾手法，勅斩减消，驱毒救摄。

---

① 癖：前原衍"痛"字，据文义删。

② 癖：原作"痛"，据上下文改，下一"癖"字同。

③ 生于肌表：原作"生肌"，据下文改。

④ 穗：原作"稔"，据《医学大成》本改。

⑤ 乳：原脱，据《医方类聚》本补。

⑥ 癖：原作"痹"，据卷十一本方方名改。

⑦ 癖：原作"脾"，据文义改。下一"癖"字同。

上用法之人，每念一遍，望日取气一口吹在手心，自揉之。如小儿病在左臂^①上，用法之人亦左手揉之，在右臂以右手揉之。亦吹在乳癖上，令母揉之。男孩儿用单日，女孩儿用双日。大忌风雨、阴晦、产妇、孝子见之。用法之时宜于日中前，晴明好日色则可矣。

大小便不利八十六

夫小儿大小便不通利者，《内经》曰：三焦约也。约者，不行也。可用长流水煎八正散时时灌之，候大小便利即止。

久泻不止八十七

夫小儿久泻不止者，至八九月间变为秋深冷利，泄泻清白，时复撮痛，乳瓣不化，可用养脾丸。丸如黍米大，每服二三十丸，米饮下，日三服则愈。若治刍荛之儿，万举万全，富家且宜消息。

通身浮肿八十八

夫小儿通身浮肿，是水气肿也。小便不利者，通小便则愈。《内经》曰：三焦闭塞^②，水道不行。水满皮肤，身体痞肿，是风乘湿之证也。可用长流水加灯芯，煎五苓散，时时灌之。更于

---

① 臂：原作"壁"，下臂字同，据"医学大成"本改。千顷堂本作"癖"。
② 塞：原作"溢"，据卷十一《小儿风门》改。

不透风暖处频浴①，汗出则肿消，肿消则自愈，内外兼治故也。

发惊潮搐八十九

夫小儿三五岁时，或七八岁至十余岁，发惊潮搐，涎如拽锯，不省人事，目瞪喘急，将欲死者，《内经》曰：此皆得于母胎中所授悸惕怕怖、惊骇恐惧之气，故令小儿轻者为惊吊，重者为痫病风搐，为腹中积热，为脐风。以上证候，可用吐涎及吐之药。如吐讫，宜用朱、犀、脑、麝清凉坠涎之药。若食乳之子，母亦宜服安魂定魄之剂，定志丸之类。如妇人怀孕之日，大忌惊忧悲泣，纵得子，必有诸疾。

拗哭不止九十

夫小儿拗哭不止，或一二日，或三四日，乃邪祟之气凑于心，拗哭不止也。有《藏②经》一法：以绵绢带缚手足讫，用三姓妇人扫净驴槽，卧小儿于其中，不令旁人知而觑之，候移时则拗哭自止也。

身热吐下九十一

夫小儿身热，吐下腹满，不进乳者，可急用牛黄通膈丸，下过四五行则愈。

---

① 浴：原作"治"，据千顷堂本改。

② "藏"前疑脱"道"字。

风热涎嗽九十二

夫小儿风热涎嗽，可用通圣加半夏，多煎，少少服之，不过三五日愈。

水泻不止九十三

夫小儿水泻不止，可服五苓与益元各停，用新水调下一二钱，服无时。

疮疥风癣九十四

夫小儿疮疥风癣，可用雄黄散加芒硝少许，油调傅之。如面上有疮癣，不宜擦药，恐因而入眼，则损目必矣。

甜疮九十五

夫小儿甜疮久不愈者，俗呼曰香疮是也，多于面部两耳前。有一法，令母口中嚼白米成膏子，临卧涂之，不过三五上则愈矣。小儿并乳母皆忌鸡猪鱼兔，酒醋，动风发热之物。如治甜指亦可。

白秃疮九十六

夫小儿白秃疮者，俗呼为鸡粪秃者是也。可用甜瓜蔓龙头不以多少，河水浸之一宿，以砂锅熬取极苦汁，滤去瓜蔓，以文武慢火熬成如稀饧状，盛于磁器①中。可先剃头，去尽疮痂，死血出尽，着河水洗净。却用熬下瓜蔓膏子一水盏，加半夏末二钱，生姜自然汁一两匙，狗胆一枚同调，不过三两上立可。大忌鸡猪鱼兔，动风发热之物。

疟疾不愈九十七

夫疟疾连岁不愈者，可用咒果法治之。果者，谓桃、杏、枣、梨、栗是也。咒曰：

吾从东南来，路逢一池水，水里一条龙，九头十八尾，问伊食甚的，只吃疟病鬼。

上念一遍，吹在果子上，念七遍，吹七遍在上，令病人于五更鸡犬不闻时面东而立，食讫，于净室中安困。忌食瓜果、荤肉、热物。此法十治八九，无药处可救人。

腰痛气刺九十八

夫一切男子妇人，或因咳嗽一声，或因悲哭②啼泣，抬舁③重物，以致腰痛气刺不能转侧及不能出气者，可用不卧散嚏之，汗出痛止。如不食，可用通经散、导水丸泻十余行，泻讫，服乌金丸、和血丹，痛减则止。

---

① 磁器：宋代磁州窑所产的瓷器。
② 哭：原作"笑"，据日正德本、千顷堂本改。
③ 舁（yú）：扛。

赤瘤丹肿九十九

夫小儿有赤瘤丹肿，先用牛黄通膈丸泻之，后用阳起石扫傅，则丹毒自散。如未散，则可用镵针砭刺出血而愈。

疮疱瘾疹一百

夫小儿疮疱瘾疹，麸①疮丹熛等疾，如遇火运胜时，不可便用升麻汤解之。升麻汤者，是辛温之剂，止可用辛凉之剂解之。太平之时，可用辛温之剂发散，后便可用凉膈加当归、白虎汤、化斑汤、玉露散煎服之，甚者解毒汤、调胃承气汤投之。古人云疮疡者首尾俱不可下，此言误人久矣，岂不闻扬汤止沸，釜底抽薪。《内经》曰五寅五申岁多发此病，此病少阳相火之岁也。少阳客气胜，丹熛疮疱瘾疹之疾生矣。又《内经》曰：诸痛痒疮疡，皆属于心火。由是言之，皆自②心生，不可用辛温之剂发散，以致热势转增，渐成脏毒下血，咬牙搐搦，为大热之证明矣。如白虎汤加人参，凉膈加桔梗、当归，不论秋冬，但有疮疱之证便可用之。亦且疮疱瘾疹，丹熛麸疮者，是天之一气以伤人也。且如疮疱瘾疹以少为吉，以稠为凶，希少者不服药而自愈，稠密者，以寒凉药舍死而治之，十全其一二。敝家亲眷相知，信服此药，获效多矣。

---

① 麸：原作"趺"据卷十一《小儿·二火类》改。下一"麸"字同。麸疮，又称糠疮，麻疹的别称。

② 自：原作"明"，据卷十一《小儿·二火类》改。

卷　六

风　　形

因惊风搐一

新寨马叟年五十九，因秋欠税，官杖六十，得惊气成风搐已三年矣。病大发则手足颤掉，不能持物，食则令人代哺，口目张瞬，唇舌嚼烂，抖擞之状，如线引傀儡。每发市人皆聚观。夜卧发热，衣被尽去，遍身燥痒，中热而反外寒。久欲自尽，手不能绳，倾产求医，至破其家，而病益坚。叟之子，邑中旧小吏也，以父母病讯戴人。戴人曰：此病甚易治。若隆暑时，不过一涌再涌，夺则愈矣。今已秋寒，可三之，如未，更刺腧穴必愈。先以通圣散汗之，继服涌剂，则痰一二升，至晚又下五七行，其疾小愈。待五日再一涌，出痰三四升，如鸡黄，成块状，如汤热。叟以手颤不能自探，妻与代探，咽嗌肿伤，昏愦如醉，约一二时许稍稍省。又下数行，立觉足轻颤减，热亦不作，足亦能步，手能巾栉，自持匙筋。未至三涌，病去如濯。病后但觉极寒，戴人曰：当以食补之，久则自退。盖大疾之去，卫气未复，故宜以散风导气之药，切不可以热剂温之，恐反成他病也。

风搐反张二

吕君玉之妻，年三十余，病风搐目眩，角弓反张，数日不食。诸医皆作惊风、暗风、风痫治之，以天南星、雄黄、天麻、乌、附用之，殊无少效。戴人曰：诸风掉眩，皆属肝木，曲直动摇，风之用也。阳主动，阴主静，由火盛制金，金衰不能平木，肝木茂而自病。先涌风痰二三升，次以寒剂下十余行，又以铧针刺百会穴，出血二杯，立愈。

飧泄三

赵明之，米谷不消，腹作雷鸣，自五月至六月不愈。诸医以为脾受大寒，故并与圣散子、豆蔻丸，虽止一二日，药力尽而复作。诸医不知药之非，反责明之不忌口，戴人至而笑曰：春伤于风，夏必飧泄。飧泄者，米谷不化而直过下出也。又曰：米谷不化，热气在下，久风入中。中者，脾胃也。风属甲乙，脾胃属戊己，甲乙能克戊己，肠中有风故鸣。经曰：岁木太过，风气流行，脾土受邪，民病飧泄。诊其两手脉皆浮数，为病在表也，可汗之。直断曰：风随汗出。以火二盆暗置床之下，不令病人见火，恐增其热。给之入室，使服涌^①剂，以麻黄投之，乃闭其户，从外锁之，汗出如洗。待一时许开户，减火一半，须臾汗止，泄亦止。

---

① 涌：据文义，疑当作"汗"。

因风鼻塞四

常仲明，常于炎暑时风快处披露肌肤以求爽，为风所贼，三日鼻塞，虽坐于暖处少通，终不大解。戴人使服通圣散，入生姜、葱根、豆豉同煎三两服，大发汗，鼻立通。

风痰五

常仲明之子，自四岁得风痰疾，至十五岁转甚，每月发一两次，发必头痛，痛则击数百拳，出黄绿涎一两盏方已。比年发益频，目见黑花，发作昏不知人，三四日方省。诸医皆用南星、半夏化痰之药，终无一效。偶遇戴人于潩水之南乡，戴人以双解散发汗，次以苦剂吐痰，病去八九，续以分剂平调。自春至秋，如此数次，方获全瘥。

癞六

朱葛解家病癞疾，求治于戴人。戴人辞之：待五六月间，可治之时也。今春初尚寒，未可服药，我已具行装到宛丘，待五六月制药。朱葛解家以为托辞。后戴人果以六月间到朱葛，乃具大蒜、浮萍等药，使人召解家曰：药已成矣，可来就治。解为他医所惑，竟不至。戴人曰：向日我非托也，以春寒未可发汗，暑月易发汗。《内经》论治癞疾，百日[1]眉毛再生，针

---

① 百日：原作"自目"，据《素问·长刺节论》论治大风疾，刺肌肉，汗出百日，刺骨髓，汗出百日，"凡二百日，须眉生而止针"。据改。

同发汗也。但无药者，用针一汗，可抵千针。故高供奉《采萍歌》①曰：不居山兮不在岸，采我之时七月半。选甚瘫风与痪风，些小微风都不算。豆淋酒内下三丸，铁幞头上也出汗。噫！文士相轻，医氏相疾。文士不过自损，医氏至于害人，其解家之谓与！

阳夏张主簿病癞十余年，眉须皆落，皮肤皱涩如树皮。戴人断之曰：是有汗者，可治之。当大发汗，其汗出当臭，其涎当腥。乃置燠室中，遍塞风隙，以三圣散吐之，汗出周身，如卧水中。其汗果粘臭不可闻，痰皆腥如鱼涎，两足心微有汗。次以舟车丸、浚川散大下五七行，如此数次乃瘳。

手足风裂七

阳夏胡家妇，手足风裂，其两目昏漫。戴人曰：厥阴所至为璺启②。又曰：鸣紊启坼，皆风之用。风属木，木郁者达之。达，谓吐也。先令涌之，继以调胃承气汤加当归泻之，立效。

胃脘痛八

一将军病心痛不可忍。戴人曰：此非心痛也，乃胃脘当心痛也。《内经》曰：岁木太过，风气流行，民病胃脘当心而痛。乃与神祐丸一百余粒，病不减。或问曰：此胃脘有寒，宜温补。将军素知戴人明了，复求药于戴人。戴人复与神祐丸二百余粒，

---

① 采萍歌：全名《本草采萍时日歌》，唐代高供奉作，作者其名及生平不详。供奉，官名。

② 启：原脱，据《素问·六元正纪大论》补。

作一服，大下六七行，立愈。

搐搦九

黄如村一叟，两手搐搦，状如拽锯，冬日不能覆被。适戴人之舞阳，道经黄如，不及用药，针其两手大指后中注穴[①]上。戴人曰：自肘以上皆无病，惟两手搐搦，左氏所谓风淫末疾者，此也。或刺后溪，手太阳穴也，屈小指握纹尽处，是穴也。

面肿风十

南乡陈君俞，将赴秋试，头项偏肿连一目，状若半壶，其脉洪大。戴人出视[②]《内经》：面肿者风。此风乘阳明经也，阳明气血俱多。风肿宜汗，乃与通圣散，入生姜、葱根、豆豉，同煎一大盏服之，微汗，次日以草茎鼻中，大出血，立消。

惊风十一

戴人常曰：小儿风热惊搐乃常病也，当搐时切戒把捉手足，握持太急，必半身不遂也。气血偏胜，必痹其一臂，渐成细瘦，至老难治。当其搐时，置一竹簟，铺之凉地，使小儿寝其上，待其搐，风力行遍经络，茂极自止，不至伤人。

---

① 中注穴：在此疑当为中渚穴，小指后，主风症。

② 视：疑当作"示"。

风温十二

阳夏贺义夫病伤寒，当三日以里，医者下之而成结胸，求戴人治之。戴人曰：本风温证也，不可下，又下之太早，故发黄结胸。此已有瘀血在胸中，欲再下之，恐已虚，惟一涌可愈，但出血勿惊。以茶调、瓜蒂散吐之，血数升，而衄且噎逆。乃以巾捲小铔^①，而使枕其刃，不数日平复。

风水十三

张小一，初病疥，爬搔，变而成肿，喘不能食。戴人断为风水，水得风而暴肿，故遍身皆肿。先令浴之，乘腠理开发，就燠室中用酸苦之剂，加全蝎一枚吐之。节次用药末至三钱许，出痰约数升，汗随涌出，肿去八九分。隔一日，临卧，向一更来，又下神祐丸七十余粒，三次咽之。至夜半动一行，又续下水，煮桃红丸六十丸，以麝香汤下，又利三四行。后二三日，再以舟车丸、通经散及白术散以调之，愈。

又，曹典吏妻，产后忧恚抱气，浑身肿，绕阴器皆肿，大小便如常，其脉浮而大，此风水肿也。先以齑水撩其痰，以火助之发汗，次以舟车丸、浚川散泻数行。后四五日方用苦剂，涌讫，用舟车丸、通经散过十余行。又六日，舟车、浚川复下之。末后用水煮桃红丸四十余丸，不一月如故。前后涌者二，泻凡四，通约百余行。当时议者以为倒布袋法耳，病再来则必

——————————————

① 铔：原作"针"，据《医方类聚》本改。

死。世俗只见尘中货药者，用银粉、巴豆，竭[1]肿者暂去，复来必死，以为惊俗。岂知此法乃《内经》治郁之玄。阙[2]。

兼此药皆小毒，其毒之药岂有反害者哉？但愈后忌慎房室等事。况风水不同从[3]水，无复来之理。

小儿风水十四

郾之营兵秋家小儿病风水，诸医用银粉、粉霜之药，小溲反涩，饮食不进，头肿如腹，四肢皆满，状若水晶。家人以为勉强，求治于戴人。戴人曰：此证不与壮年同，壮年病水者，或因留饮及房室。此小儿才七岁，乃风水证也，宜出汗。乃置燠室，以屏帐遍遮之，不令见火，若内火见外火，必昏愦也。使大服胃风汤而浴之，浴讫，以布单重覆之，凡三五重，其汗如水，肿乃减五分。隔一二日，乃依前法治之，汗出，肿减七分，乃二汗而全减。尚未能食，以槟榔丸调之，儿已喜笑如常日矣。

肾风十五

桑惠民病风，面黑色，畏风不敢出，爬搔不已，眉毛脱落作癞，医三年。一日，戴人到棠溪，来求治于戴人。戴人曰：非癞也。乃出《素问·风论》曰：肾风之状，多汗恶风，脊痛不能正立，其色炲，面庞然浮肿。今公之病，肾风也。宜先刺

---

① 竭：医学大成本作"虽"。

② 阙：日正德本、千顷堂本无此字。

③ 从：疑当作"众"。

其面，大出血，其血当如墨色，三刺血变色矣。于是下针，自额上下铓针，直至颅①顶皆出血，果如墨色。偏肿处皆针之，惟不针目锐眦外两旁，盖少阳经，此少血多气也。隔日又针之，血色乃紫。二日外又刺，其血色变赤。初针时痒，再刺则额觉痛，三刺其痛不可任，盖邪退而然也。待二十余日，又轻刺一遍方已。每刺必以冰水洗其面血，十日黑色退，一月面稍赤，三月乃红白。但不服除根下热之药，病再作，戴人在东方，无能治者。

劳风十六

戴人见一男子，目下肿如卧蚕状。戴人曰：目之下，阴也，水亦阴也。肾以为水之主，其肿至于目下故也。此由房室交接之时劳汗遇风，风入皮腠，得寒则闭，风不能出，与水俱行，故病如是。不禁房则死。

中风十七

高评事中风，稍缓，张令涌之，后服铁弹丸，在《普济》加减方中。或问张曰：君常笑人中风服铁弹丸，今以用之，何也？张曰：此收后之药也。今人用之于大势方来之时，正犹蚍蜉撼大树，不识次第故也。

---

① 颅：原作"颐"，据医学大成本改。

暑 形

中暑十八

小郑，年十五，田中中暑，头痛，困卧不起。戴人以双解散汗之，又以米醋汤投之，未解。薄晚，又以三花神祐丸大下之，遂愈。

又张叟，年七十一，暑月田中，因饥困伤暑，食饮不进，时时呕吐，口中常流痰水，腹胁作痛。医者概用平胃散、理中丸、导气丸，不^①效，又加针灸，皆云胃冷，乃问戴人。戴人曰：痰属胃，胃热不收，故流痰水。以公年高，不敢上涌，乃使一筋探之，不药而吐之痰涎一升。次用黄连清心散、导饮丸、玉露散以调之。饮食加进，惟大便秘，以生姜、大枣煎调胃承气汤一两夺之，遂愈。

痎疟十九

故息城一男子病疟，求治于戴人。诊两手脉皆沉伏而有力，内有积也，此是肥气。病者曰：左胁下有肥气，肠中作痛，积亦痛，形如覆杯，间发止，今已三年，祈禳避匿，无所不至，终不能疗。戴人曰：此痎疟也。以三花神祐丸五七十丸，以冷水送，过五六行，次以冷水止之，冷主收敛故也。湿水既尽

---

① 不：原作"神"，据日正德本、千顷堂本改。

一二日，煎白虎汤作顿啜之，疟犹不愈，候五六日，吐之以常山散，去冷痰涎水六七次，若翻浆。次以柴胡汤和之，间用妙功丸磨之，疟悉除。

火　　形

马刀二十

襄陵马国卿，病左乳下二胁间期门穴中发痛，坚而不溃，痛不可忍。医疡者皆曰乳痈，或曰红系漏，或曰觑心疮。使服内托散百日，又服五香连翘汤数月，皆无验。国卿伛偻而来，求治于戴人。遇诸市，戴人见之曰：此马刀痈也，足少阳胆经之病。出《灵枢》十二经以示之。其状如马刀，故曰马刀。坚而不溃。乃邀之于食肆中，使食水浸汤饼。国卿曰：稍觉缓。次日，先以沧盐上涌，又以凉剂涤去热势，约数十行，肿已散矣。

又朱葛黄家妾，左胁病马刀痈，憎①寒发痛，已四五日矣。戴人适避暑于寺中，来乞药。戴人曰：此足少阳胆经病也。少血多气，坚而不溃，不可急攻。当以苦剂涌之，以五香连翘汤托之。既而痛止，然痛根未散。有一盗医过，见之曰：我有妙药，可溃而为脓，不如此，何时而愈？既纴毒药，痛不可忍，外寒内热，呕吐不止，大便黑色，食饮不下，号呼闷乱，几至于死。诸姑惶惧，夜投戴人。戴人曰：当寻元医者，余不能治。其主

① 憎：原作"增"，据医学大成本改。

母亦来告，至于再三。戴人曰：胁间皮薄肉浅，岂可轻用毒药！复令洗出，以凉剂下之，痛立止，肿亦消。

项疮二十一

戴人在西华，寄于夏官人宅。忽项上病一疮，状如白头疮，肿根红硬，以其微小，不虑也。忽遇一故人见邀，以羊羔酒饮，鸡、鱼、醯、蒜皆在焉。戴人以其故旧，不能辞，又忘其禁忌，是夜疮疼痛不可忍，项肿及头，口发狂言，因见鬼神。夏君甚惧，欲报其家。戴人笑曰：请无虑，来日当平。乃以酒调通经散六七钱，下舟车丸百余粒，次以热面羹投之，上涌下泄，一时齐作，合去半盆。明日日中，疮肿已平，一二日肿消而愈。夏君见，大奇之。

代指①痛二十二

麻先生妻病代指痛不可忍，酒调通经散一钱，半夜大吐，吐毕而痛减。余因叹曰：向见陈五曾病此，医以为小虫伤，或以草上有毒物，手因触之，迁延数月，脓尽方已。以今日观之，可以大笑。

瘰疬二十三

一妇人病瘰疬，延及胸臆，皆成大疮，相连无好皮肉，求

---

① 代指：爪甲生疮。代，原作"伐"，据医学大成本改。下一"代"字同。

戴人疗之。戴人曰：火淫所胜，治以咸寒。命以沧盐吐之，一吐而着痂。次用凉膈散、解毒汤等剂，皮肉乃复如初。

咽喉肿塞二十四

一妇人病咽喉肿塞，浆粥不下，数日肿不退，药既难下，针亦无功。戴人以当归、荆芥、甘草煎，使热漱^①之，以冷水拔其两手。不及五六日，痛减肿消，饮食如故。咽喉之病甚急，不可妄用针药。

舌肿二十五

南邻朱老翁，年六十余岁，身热数日不已，舌根肿起，和舌尖亦肿，肿至满口，比元舌大二倍。一外科以燔针刺其两旁舌下廉泉穴，病势转凶，将至颠蹶。戴人曰：血实者宜决之。以镵针磨令锋极尖，轻砭之，日砭八九次，血出约一二盏，如此者三次，渐而血少痛减肿消。夫舌者，心之外候也。心主血，故血出则愈。又曰：诸痛痒疮疡，皆属心火。燔针艾火，是何义也？

腰胯痛二十六

戴人女僮，冬间自途来，面赤如火，至濮阳，病腰胯大痛，里急后重，痛则见鬼神。戴人曰：此少阳经也，在身侧，为相

---

① 漱：原作"㵂"，据医学大成本改。

火。使服舟车丸、通经散，泻至数盆，病犹未瘥。人皆怪之，以为有祟。戴人大怒曰：驴鬼也！复令调胃承气汤二两，加牵牛头末一两，同煎服之，大过数十行，约一二缶，方舍其杖策。但发渴，戴人恣其饮水、西瓜、梨、柿等。戴人曰：凡治火，莫如冰。水，天地之至阴也。约饮水一二桶，犹觉微痛。戴人乃刺其阳陵穴，以伸其滞，足少阳胆经之穴也，自是方宁。女僮自言：此病每一岁须泻五七次，今年不曾泻，故如是也。常仲明悟其言，以身有湿病，故一岁亦泻十余行，病始已。此可与智者言，难与愚者论也。

狂二十七

一叟年六十，值徭役烦扰而暴发狂，口鼻觉如虫行，两手爬搔，数年不已。戴人诊其两手脉皆洪大如絙绳，断之曰：口为飞门，胃为贲门。曰：口者，胃之上源也，鼻者，足阳明经起于鼻交頞之中，旁纳太阳，下循鼻柱[①]，交人中，环唇下，交承浆，故其病如是。夫徭役烦扰，便属火化，火乘阳明经，故发狂。故经言：阳明之病，登高而歌，弃衣而走，骂詈[②]不避亲疏。又况肝主谋，胆主决。徭役迫遽，则财不能支，则肝屡谋而胆屡不能决。屈无所伸，怒无所泄，心火礣礴，遂乘阳明金。然胃本属土，而肝属木，胆属相火，火随木气而入胃，故暴发狂。乃命置燠室中，涌而汗出，如此三次，《内经》曰：木郁则达之，火郁则发之。良谓此也。又以调胃承气汤半斤，用水五升，

---

① 柱：《灵枢·经脉》作"外"。
② 詈：原作"言"，据医学大成本改。

煎三①沸，分作三服，大下二十行，血水与瘀血相杂而下数升，取之乃康，以通圣散调其后。

痰厥二十八

一夫病痰厥不知人，牙关紧急，诸药不能下，候死而已。戴人见之，问侍病者：口中曾有涎否？曰：有。戴人先以防风、藜芦煎汤，调瓜蒂末灌之。口中不能下，乃取长蛤甲磨去刃，以纸裹其尖，灌于右鼻窍中，咽②然下咽有声，后灌其左窍亦然。戴人曰：可治矣。良久涎不出，遂以砒石一钱又投之鼻中，忽偃然仰面，似觉有痛，斯须吐哕，吐胶涎数升，颇腥。砒石寻常勿用，以其病大，非如此莫能动。然无瓜蒂亦不可便用，宜消息之。大凡中风涎塞，往往止断为风，专求风药，灵宝、至宝，误人多矣。刘河间治风，舍风不论，先论二火，故令将此法置③于火形中。

滑泄干呕二十九

麻先生妻，当七月间病脏腑滑泄，以去湿降火之药治之少愈。后腹胀及乳痛，状如吹乳，头重壮热，面如渥丹，寒热往来，嗌干呕逆，胸胁痛不能转侧，耳鸣，食不可下，又复泻。余欲泻其火，脏腑已滑数日矣；欲以温剂止利，又奈④上焦已

①　三：原作"半"，据《医方类聚》本改。
②　咽（guō）：吞咽食物的声音。
③　置：原作"实"，据《医方类聚》本改。
④　奈：原作"禁"，据《医方类聚》本改。

热，实不得其法，使人就诸葛寺礼请戴人。比[①]及戴人至，因检刘河间方，惟益元散正对此证，能降火解表，止渴利小溲，定利安神。以青黛、薄荷末调二升，置之枕右，使作数次服之，夜半遍身出冷汗如洗。元觉足冷如冰，至此足大暖，头顿轻，肌凉痛减，呕定痢止。及戴人至，余告之已解。戴人曰：益元固宜。此是少阳证也，能使人寒热遍剧，他经纵有寒热亦不至甚，既热而有痢，不欲再下，何不以黄连解毒汤服之？乃令诊脉。戴人曰：娘子病来，心常欲痛哭为快否？妇曰：欲如此，余亦不知所谓。戴人曰：少阳相火凌烁肺金，金受屈制，无所投告。肺主悲，但欲痛哭而为快也。麻先生曰：余家诸亲无不敬服。脉初洪数有力，自服益元散后已平，又闻戴人之言，使以当归、芍药，以解毒汤中数味服之，大瘥矣。

笑不止三十

戴人路经古亳，逢一妇病喜笑不止，已半年矣。众医治者皆无药术矣，求治于戴人。戴人曰：此易治也。以沧盐成块者二两，余用火烧令通赤，放冷研细，以河水一大碗同煎至三五沸，放温，分三次啜之。以钗探于咽中，吐去热痰五升，次服大剂黄连解毒汤是也，不数日而笑定矣。《内经》曰：神有余者笑不休。此所谓神者，心火是也。火得风而成焰，故笑之象也。五行之中，惟火有笑矣。

---

① 比：按前后文义，似应作"未"。

隔[1]食中满三十一

遂平李官人妻病咽中如物塞，食不下，中满，他医治之不效。戴人诊其脉曰：此痰隔也。《内经》曰：三阳结为隔。王启玄又曰：格阳云阳盛之极，故食格拒而不入。先以通经散越其一半，后以舟车丸下之，凡三次，食已下。又以瓜蒂散再越之，健唉如昔日矣。

目盲三十二

戴人女僮至西华，目忽暴盲不见物。戴人曰：此相火也。太阳、阳明气血俱盛，乃刺其鼻中攒竹穴与顶前五穴，大出血，目立明。

小儿悲哭不止三十三

夫小儿悲哭，弥日不休，两手脉弦而紧。戴人曰：心火甚而乘肺，肺不受其屈，故哭。肺主悲，王太仆云：心烁则痛甚。故烁甚悲亦甚。今浴以温汤，渍形以为汗也。肺主皮毛，汗出则肺热散矣。浴止而啼亦止。乃[2]命服凉膈散加当归、桔梗，以竹叶、生姜、朴硝同煎服，泻膈中之邪热。

---

① 隔：原作"膈"，据《素问·阴阳别论》改。下二"隔"字同。
② 乃：原作"仍"，据千顷堂本改。

小儿手足瘛疭三十四

李氏一小儿，病手足瘛疭，以示戴人。戴人曰：心火胜也，勿持捉其手，当从瘛疭，此由乳母保抱太极所致。乃令扫净地以水洒之，干令复洒之，令极湿，俯卧儿于地上良久，浑身转侧，泥涴皆满，仍以水洗之，少顷而瘥。

目赤三十五

李民范目常赤。至戊子年火运，君火司天，其年病目者往往暴盲，运火炎烈故也。民范是年目大发，遂遇戴人，以瓜蒂散涌之，赤立消。不数日又大发。其病之来也，先以左目内眦赤发牵睛，状如铺麻，左之右。次锐眦发，亦左之右，赤贯瞳子，再涌之又退。凡五次，交①亦五次，皆涌。又刺其手中出血及头上鼻中皆出血，上下中外皆夺，方能战退，然不敢观书及见日。张云：当候秋凉再攻则愈。火方旺而在皮肤，虽攻其里无益也，秋凉则热渐入里，方可擒也。惟宜暗处闭目以养其神水，暗与静属水，明与动属火，所以不宜见日也。盖民范因初愈后曾冒暑出门，故痛连发不愈。如此涌泄之后不可常攻，使服黍粘子以退翳，方在别集。

---

① 交：疑当作"变"。

热　形

沙石淋三十六

　　酒监房善良之子，年十三，病沙石淋已九年矣。初因疮疹余毒不出，作便血，或告之令服太白散，稍止后，又因积热未退，变成淋闭，每发则见鬼神，号则惊邻。适戴人客邓墙寺，以此病请。戴人曰：诸医作肾与小肠病者，非也。《灵枢》言：足厥阴肝之经病遗溺闭癃。闭谓小溲不行，癃为淋沥也。此乙木之病，非小肠与肾也。木为所抑，火来乘之，故热在脬中，下焦为之约，结成沙石，如汤瓶煎炼日久，熬成汤碱。今夫羊豕之脬，吹气令满，常不能透，岂真有沙石而能漏者邪？以此知前人所说，服五石丸散而致者，恐未尽然。《内经》曰：木郁则达之。先以瓜蒂散越之，次以八正①散，加汤碱等分顿啜之，其沙石自化而下。

　　又屈村张氏小儿，年十四岁，病约一年半矣。得之麦秋，发则小肠②大痛，至握其峻③，跳跃旋转，号呼不已，小溲数日不能下，下则成沙石，大便秘涩，肛门脱出一二寸，诸医莫能治。闻戴人在朱葛寺避暑，乃负其子而哀请戴人。戴人曰：今日治，今日效，时日在辰巳间矣。以调胃承气仅一两，加牵牛头末三钱，汲河水煎之，令作三五度咽之，又服苦末丸如芥子

---

①　正：原作"政"，据日正德本、千顷堂本改。

②　肠：疑当作"腹"。

③　峻（zuì）：男孩的阴茎。

许六十粒。日加晡，上涌下泄，一时齐出，有脓有血。涌泻既觉定，令饮新汲水一大盏，小溲已利一二次矣。是夜，凡饮新水二三十遍，病去九分，止哭一次。明日困卧如醉，自晨至暮，猛然起走索食，与[1]母歌笑自得，顿释所苦。继与太白散、八正散等调一日大瘥，恐暑天失所养，留五日而归。戴人曰：此下焦约也。不吐不下，则下焦何以开？不令饮水，则小溲何以利？大抵源清则流清也。

又柏亭刘十三之子，年六岁，病沙石淋。戴人以苦剂三涌之，以益肾散三下之，立愈。

膏淋三十七

鹿邑一阀阅家有子二十三岁，病膏淋三年矣。乡中医不能治，往京师遍访，多作虚损，补以温燥，灼以针艾，无少减。闻戴人侨居澭东，见戴人，曰：惑蛊之疾也，亦曰白淫，实由少腹冤热，非虚也，可以涌以泄。其人以时暑，惮其法峻，不决者三日。浮屠一僧曰：予以有暑病，近觉头痛。戴人曰：亦可涌。愿与君同之，毋畏也。于是涌痰三升，色如黑矾汁，内有死血并黄绿水。又泻积秽数行，寻觉病去。方其来时，面无人色，及治毕，次日面如醉。戴人虑其暑月路远，又处数方，使归以自备云。

二阳病三十八

常仲明病寒热往来，时咳一二声，面黄无力，懒思饮食，

---

① 与：原作"于"，据日正德本、千顷堂本改。

夜多寝汗，日渐瘦①削。诸医作虚损治之，用二十四味烧肝散、鹿茸、牛膝补养二年，口中痰出，下部转虚。戴人断之曰：上实也。先以涌剂吐痰二三升，次以柴胡饮子降火益水，不月余复旧。此证名何？乃《内经》中曰二阳病也。二阳之病发心脾，不得隐曲，心受之则血不流，故女子不月；脾受之则味不化，故男子少精，此二证名异而实同。仲明之病，味不化也。

小儿面上赤肿三十九

黄氏小儿面赤肿，两目不开。戴人以铍针刺轻砭之，除两目尖外乱刺数十针，出血三次及愈。此法人多不肯从，必欲治病，不可谨护。

头热痛四十

丹霞僧病头痛，常居暗室，不敢见明。其头热痛，以布环其头上，置冰于其中，日易数次，热不能已。诸医莫识其证，求见戴人。戴人曰：此三阳畜热故也。乃置炭火于暖室中，出汗涌吐，三法并行，七日方愈。僧顾从者曰：此神仙手也。

劳嗽四十一

驼口镇一男子，年二十余岁，病劳嗽数年，其声欲出不出。戴人问曰：曾服药否？其人曰：家贫未尝服药。戴人曰：年壮不

---

① 瘦：原作"变"，据医学大成本改。

妄服药者易治。先以苦剂涌之，次以舟车、浚川大下之，更服重剂，果瘥。

一田夫病劳嗽，一涌一泄，已减大半。次服人参补肺汤，临卧更服槟榔丸以进食。

又东门高三郎，病嗽一年半，耳鸣三月矣。嗽脓血，面多黑点，身表俱热，喉中不能发声。戴人曰：嗽之源，心火之胜也。秋伤于湿，冬生咳嗽。冬水既旺，水湿相接，隔绝于心火，火不下降，反而炎上。肺金被烁，发而为嗽。金煅既久，声反不发。医者补肺肾，皆非也。戴人令先备西瓜、冰雪等物，其次用涌泄之法，又服去湿之药，病日已矣。

劳嗽咯血四十二

滍阳刘氏一男子，年二十余岁，病劳嗽，咯血吐唾，粘臭不可闻。秋冬少缓，春夏则甚，寒热往来，日晡发作，状如瘄疟，寝汗如水。累服麻黄根、败蒲扇止汗，汗自若也。又服宁神散、宁肺散止嗽，嗽自若也。戴人先以独圣散涌其痰，状如鸡黄，汗随涌出，昏愦三日不省。时时饮以凉水，精神稍开，饮食加进。又与人参半夏丸、桂苓甘露散服之，不经数日乃愈。

吐血四十三

岳八郎，常日嗜酒，偶大饮醉，吐血。近一年身黄如橘，昏愦发作，数日不省，浆粥不下，强直如厥，两手脉皆沉细。戴人视之曰：脉沉细者，病在里也，中有积聚。用舟车丸百余粒，浚川散五六钱，大下十余行，状若葵菜汁，中燥粪气秽异常。忽开两目，伸挽问左右曰：我缘何至此？左右曰：你吐血后数日不省，得戴人治之乃醒。自是五六日必以泻，凡四五次，其血方止，但时咳一二声，潮热未退。以凉膈散加桔梗、当归，各秤二两，水一大盂，加老竹叶，入蜜少许，同煎去滓，时时呷之，间与人参白虎汤，不一月复故。

呕血四十四

棠溪李民范，初病嗽血。戴人以调胃汤一两加当归使服之，不动，再以舟车丸五六十粒，过三四行，又呕血一碗。若庸工则必疑。不再宿，又与舟车丸百余粒，通经散三四钱大下之，过十余行，已愈过半。仍以黄连解毒汤加当归煎服之，次以草茎鼻中出血半升。临晚，又用益肾散利数行乃愈。

因药燥热四十五

高烁巡检之子八岁，病热，医者皆为伤冷，治之以热药攻矣。欲饮水，水禁而不与。内水涸竭，烦躁转生，前后皆闭，口鼻俱干，寒热往来，嗽咳时作，遍身无汗。又欲灸之，适遇戴人，戴人责其母曰：重裀厚被，暖炕红炉，儿已不胜其热矣，尚可灸乎？其母谢以不明。戴人令先服人参柴胡饮子，连进数服，下烂鱼肠之类，臭气异常。渴欲饮水，听其所欲，冰雪凉水连进数杯。节次又下三四十行，大热方去。又与牛黄通膈丸复下十余行，儿方大痊。前后约五十余行，略无所困，冰雪水饮至一斛。向灸之，当如何哉？

肺痈四十六

武阳仇天祥之子病发寒热，诸医作骨蒸劳治之，半年病愈甚。以礼来聘戴人，戴人往视之。诊其两手脉，尺寸皆潮于关，关脉独大。戴人曰：痈象也。问其乳媪：曾有痛处否？乳媪曰：无。戴人令儿去衣，举其两手，观其两胁下，右胁稍高。戴人以手侧按之，儿移身乃避之，按其左胁则不避。戴人曰：此肺部有痈也，非肺痈也，若肺痈已吐脓矣。此不可动，止可以药托其里，以待自破。家人皆疑之，不以为然。服药三日，右胁有三点赤色。戴人连辞云：此儿之病，若早治者，谈笑可已，今已失之迟。然破之后，方验其生死矣，若脓破黄赤白者生也，脓青黑者死也。遂辞而去，私告天祥之友李简之曰：数月之后，即此儿必有一证也，其证乃死矣，肺死于巳。至期而头眩不举，不数日而死也。其父曰：群医治之，断为骨蒸证，戴人独言其肺有痈也。心终疑之。及其死，家人辈以火焚其棺。既燃，天祥以杖破其胁下，果出青黑脓一碗。天祥仰天哭曰：诸医误杀吾儿矣！

痿四十七

宛丘营军校三人皆病痿，积年不瘥。腰以下肿痛不举，遍身疮赤，两目昏暗，唇干舌燥，求疗于戴人。戴人欲投泻剂，二人不从，为他医温补之药所惑，皆死。其同病有宋子玉者，俄省曰：彼已热死，我其改之。敬邀戴人。戴人曰：公之疾服热药久矣，先去其药邪，然后及病邪，可下三百行。子玉曰：

敬从教。先以舟车丸、浚川散大下一盆许，明日减三分，两足旧不仁，是日觉痛痒，累至三百行始安。戴人曰：诸痿独取阳明。阳明者，胃与大肠也。此言不止谓针也，针与药同也。

口疮四十八

一男子病口疮数年，上至口，中至咽嗌，下至胃脘皆痛，不敢食热物。一涌一泄一汗，十去其九。次服黄连解毒汤，不十余日皆释。

虚劳四十九

西华束茂之病虚劳，寝汗，面有青黄色，自膝以下冷痛无汗，腹中燥热。医以姜、附补之，五晦朔不令饮水，又禁梳头，作寒治之。请于戴人。戴人曰：子之病不难愈，难于将护，恐愈后阴道转茂，子必不慎。束生曰：不敢。戴人先以舟车丸、浚川散下五七行，心火下降，觉渴，与冰水饮之，又令澡浴，数日间面红而泽。后以河水煮粥，温养脾胃，河水能利小溲。又以活血当归丸、人参柴胡散、五苓散、木香白术散调之。病大瘥，寝汗皆止，两足日暖，食进。戴人常曰：此本肺痹，当以凉剂。盖水之一物，在目为泣[①]，在皮为汗，在下为小溲。谷多水少为常，无水可乎？若禁饮水必内竭，内竭则燥热生焉。人若不渴，与水亦不肯饮之矣。束生既愈，果忘其戒，病复作。戴人已去，乃殂。

---

① 泣：原作"凉"，据千顷堂本改。

心痛五十

酒官杨仲臣病心气痛。此人常好饮酒，初饮三二杯必奔走，跛懒两足，三五十次，其酒稍散，方能复席。饮至前量，一醉必五七次，至明呕青黄水，数日后变鱼腥臭，六七日始安。戴人曰：宜涌。乃吐虫一条，赤黄色，长六七寸，口目鼻皆全，两目膜瞒，状如蛇类，以盐淹干示人。

伤寒极热五十一

戴人之仆常[①]与邻人同病伤寒，俱至六七日，下之不通，邻人已死。仆发热极，投于井中。捞出，以汲水贮之槛[②]，使坐其中。适戴人游他方，家人偶记戴人治法，曰：伤寒三下不通，不可再攻，便当涌之。试服瓜蒂散，良久吐胶涎三碗许，与宿食相杂在地，状如一帚，顿快。乃知世医杀人多矣。

戴人之女僮，亦尝吐一吏伤寒，吐讫，使服太白散、甘露散以调之。

失笑五十二

戴人之次子，自出妻之后日瘦，语如瓮中，此病在中也。常拈第三指失笑，此心火也。约半载，日饮冰雪，更服凉剂。戴人曰：恶雪则愈矣。其母惧其大寒，戴人骂曰：汝亲也，吾

① 常：通"尝"。

② 槛（jiàn）：柜子。

用药如鼓之应桴，尚恶凉药，宜乎世俗之谤我也。至七月，厌冰不饮，病日解矣。

赤目五十三

安喜赵君玉，目暴赤肿，点洗不退。偶思戴人语曰：凡病在上者皆宜吐。乃以茶调散涌之，一涌，赤肿消散。君玉叹曰：法之妙，其迅如此。乃知法不远[①]，人自远法也。

目瞏五十四

清州王之一子年十余岁，目赤多泪，众工无效。戴人见之曰：此儿病目瞏，当得之母腹中被惊。其父曰：妊娠时在临清被围。戴人令服瓜蒂散加郁金，上涌而下泄，各去涎沫数升。人皆笑之，其母亦曰：儿腹中无病，何吐泻如此？至明日，其目耀然爽明。李仲安见而惊曰：奇哉此法！戴人其日又与头上出血，及眉上、鼻中皆出血。吐时，次用通经散二钱，舟车丸七十粒，自吐却少半。又以通经散一钱投之。明日，又以舟车丸三十粒投之，下十八行，病更不作矣。

疮后呕吐五十五

河门刘光济之子，才二岁，病疮后呕吐发昏，用丁香、豆蔻之类不效。适麻先生寄其家，乃谓光济曰：余有小方无毒，

---

① 远：后疑脱"人"字。

人皆知之，公肯从乎？光济曰：先生之言必中于理，何敢不从。麻先生曰：刘河间常言凉膈散可治疮疱，张戴人用之如神。况《内经》言少阳所至为呕涌，少阳者，相火也，非寒也。光济欣而从之，此日利二行。适王德秀自外入，闻其利之也，乃曰：疮疱首尾不可下。麻自悔其多言也，业已然，姑待之。比至食时，下黄涎一合。日午问之，儿已索游于街矣。

热厥头痛五十六

彭吴张叟，年六十余岁，病热厥头痛，以其用涌药，时已一月间矣。加之以火，其人先利脏腑，年高身困，出门见日而仆，不知人。家人惊惶，欲揉扑之，问戴人。戴人曰：大不可扰。续与西瓜、凉水、蜜雪，少顷而苏。盖病人年老涌泄，目脉易乱，身体内有炎火，外有太阳，是以跌耳。若是扰之，便不救矣。惟安定神思，以凉水投之，待之以静，静便属水，自然无事。若他医必惑，足以知戴人之谙练。

产前喘五十七

武安胡产祥之妻，临难月病喘。以凉膈散二两，四物汤二两，朴硝一两，分作二服，煎令冷服之，一服病减大半，次又服之，病痉效矣。产之后第六日血迷，又用凉膈散二两，四物汤三两，朴硝一两，都作一服，大下紫黑水，其人至今肥健。戴人常曰：孕妇有病，当十月、九月内朴硝无碍，八月者当忌之，七月却无妨，谓阳月也，十月者已成形矣。

血崩五十八

孟官人母，年五十余岁，血崩一载，佥^①用泽兰丸、黑神散、保安丸、白薇散补之，不效。戴人见之曰：天癸已尽，本不当下血。盖血得热而流散，非寒也。夫女子血崩多因大悲哭，悲甚则肺叶布，心系为之急^②，血不禁而下崩。《内经》曰：阴虚阳搏之为崩。阴脉不足，阳脉有余，数则内崩，血乃下流。举世以虚损治之，莫有知其非者。可服火^③剂。火剂者，黄连解毒汤是也。次以拣香附子二两炒，白芍二两焙，当归一两焙，三味同为细末，水调下，又服槟榔丸，不旬^④日而安。

妇人二阳病五十九

一妇月事不行，寒热往来，口干颊赤，喜饮，且暮闻咳一二声。诸医皆云经血不行，宜虻虫、水蛭、干漆、硇砂、芫青、红娘子、没药、血竭之类。惟戴人不然，曰：古方中虽有此法，奈病人服之必脐腹发痛，饮食不进。乃命止药，饮食稍进。《内经》曰：二阳之病发心脾，心受之则血不流，故女子不月。既心受积热，宜抑火升水，流湿润燥，开胃进食。乃涌出痰一二升，下泄水五六行。湿水上下皆去，血气自行沸流，月

---

① 佥（qiān）：都、皆。

② 急：原作"恐"，据《素问·举痛论》改。

③ 火：原作"大"，据《医方类聚》本改。下一"火"字同。黄连解毒汤，《脉因证治》卷上《热》，名火剂汤。

④ 旬：原作"拘"，据《医方类聚》本改。

事不为水湿所隔①，自依期而至矣。亦不用虻虫、水蛭之类有毒之药，如用之，则月经纵来，小溲反闭，他证生矣。凡精血不足，当补之以食，大忌有毒之药，偏胜而成夭阏。

月闭寒热六十

一妇年三十四岁，经水不行，寒热往来，面色痿黄，唇焦颊赤，时咳三两声。向者所服之药，黑神散、乌金丸、四物汤、烧肝散、鳖甲散、建中汤、宁肺散，针艾百千，病转剧。家人意倦，不欲求治。戴人悯之，先涌痰五六升，午前涌毕，午后食进，余证悉除。后三日复轻涌之，又去痰一二升，食益进②。不数日，又下通经散，泻讫一二升。后数日，去死皮数重，小者如肤片，大者如苇膜，不一月，经水行，神气大康矣。

恶寒实热六十一

一妇身冷脉微，食沸热粥饭，六月重衣，以狐帽蒙其首，犹觉寒，泄注不止。常服姜、附、硫黄燥热之剂，仅得平和。稍用寒凉，其病③转增，三年不愈。戴人诊其两手脉皆如絙绳有力，一息六七至《脉诀》曰：六数七极热生多。以凉布搭④心，次以新汲水淋其病处，妇乃叫杀人。不由病者，令人持之，复以冷水淋其三四十桶，大战汗出，昏困一二日，而向之所恶皆

---

① 隔：原作"膈"，据千顷堂本改。
② 益进：原作"进益"，据医学大成本乙转。
③ 病：原作"满"，据日正德本、千顷堂本改。
④ 搭：原作"拂"，据日正德本、千顷堂本改。

儒门事亲

卷
六

除。此法华元化已曾用，世无知者。

遇寒手热六十二

常仲明之妻，每遇冬寒，两手热痛。戴人曰：四肢者，诸阳之本也。当夏时散越而不痛，及乎秋冬，收敛则痛。以三花神祐丸大下之，热遂去。

呕逆不食六十三

柏亭王论夫，本因丧子忧抑，不思饮食。医者不察，以为胃冷，血燥之剂尽用之，病变呕逆而瘦，求治于戴人。一再①涌泄而愈，愈后忘其禁忌，病复作，大小便俱秘，脐腹撮痛，呕吐不食。一日，大小便不通十有三日，复问戴人。戴人曰：令先食葵羹、菠菱菜、猪羊血，以润燥开结，次与导饮丸二百余粒大下结粪。又令恣意饮冰水数升，继搜风丸、桂苓白术散以调之，食后服导饮丸三十余粒。不数日前后皆通，药止呕定食进。此人临别又留润肠丸以防复结，又留涤肠散，大闭则用之。凡服大黄、牵牛，四十余日方瘳。论夫自叹曰：向使又服向日热药，已非今日人矣。一僧问，戴人云：肠者，畅也。不畅何以此？一句尽多。

痤疖六十四

一省掾②，背项常有痤疖，愈而复生。戴人曰：太阳血有余

---

① 再：原作"视"，据医学大成本改。
② 省掾：官名。

也。先令涌泄之，次于委中以锋针出紫血，病更不复作也。

牙痛六十五

泽洲李继之忽病牙痛，皱眉不语。栾景先见之曰：何不药也？曰：无牙痛药。曰：曾记张戴人云：阳明经热有余也，宜大下之。乃付舟车丸七十粒。服毕，遇数知交留饮，强饮热酒数杯，药为热酒所发，尽吐之，吐毕而痛止。李大笑曰：戴人神仙也！不三五日又痛，再服前药百余粒，大下数行乃愈。

淋六十六

戴人过息城，一男子病淋。戴人令顿食咸鱼，少顷大渴，戴人令恣意饮水，然后以药治[①]淋，立通。淋者无水，故涩也。

口臭六十七

赵平尚家一男子，年二十余岁，病口中气出，臭如发厕，虽亲戚莫肯与对语。戴人曰：肺金本主腥，金为火所炼，火主焦臭，故如是也。久则成腐，腐者肾也，此极热则反兼水化也。病在上，宜涌之。先以茶调散涌而去其七分，夜用舟车丸、浚川散下五七行，比旦而臭断。呜呼！人有病口臭而终其老者，世讹以为肺系偏而与胃相通，故臭。妄论也。

---

① 治：原作"之"，据日正德本、千顷堂本改。

湿　形

疝六十八

汝南司侯李审言，因劳役王事，饮水坐湿地，乃湿气下行，流入脬囊，大肿，痛不可忍。以金铃、川楝子等药不效，求治于戴人。曰：可服泄水丸。审言惑之。又数日，痛不可堪，竟从戴人。先以舟车丸、浚川散下青绿沫十余行，痛止。次服茴香丸、五苓以调之，三日而肿退，至老更不作。夫疝者，乃肝经也，下青沫者，肝之色也。

水疝六十九

律科王敏之，病水疝，其法在于寒形中。

留饮七十

郭敬之病留饮，面目[①]浮肿，不能食，脚肿连肾囊痛。先以苦剂涌之，后以舟车丸、浚川散泻之，病去如拾遗。

又棠溪张凤村，一田叟姓杨，其病呕酸水十余年。本留饮，诸医皆以燥剂燥之，中脘、脐、胁，以火艾燔针刺之，疮未尝合。戴人以苦剂越之，其涎如胶，乃出二三升，谈笑而愈。

---

① 面目：原作"四日"，据《医方类聚》本改。

黄疸七十一

蔡寨成家一童子，年十五岁，病疸一年，面黄如金，遍身浮肿乏力，惟食盐与焦物。戴人以茶调散吐之，涌涎一盂。临晚又以舟车丸七八十粒，通经散三钱，下四五行。待六七日，又以舟车丸、浚川散下四五行。盐与焦物见而恶之，面色变红。后再以茶调散涌之，出痰二升，方能愈矣。

又一男子作赘，偶病疸，善食而瘦，四肢不举，面黄无力。其妇翁欲弃之，其女子不肯，曰：我已生二子矣，更适他乎？妇翁本农者，召婿意欲作劳，见其病甚，每日辱诟。人教之饵胆矾丸、三棱丸，了不关涉，针灸祈禳，百无一济。戴人见之，不诊而疗，使服涌剂，去积痰宿水一斗，又以泄水丸、通经散下四五十行不止，戴人命以冰水一盂，饮之立止。次服平胃散等，间服槟榔丸五七日，黄退力生。盖脾疸之证，湿热与宿谷相搏故也，俗谓之金劳黄。

又朱葛周、黄、刘三家，各有仆病黄疸。戴人曰：仆役之职，饮食寒热，风暑湿寒，寻常触冒也，恐难调摄，虚费治功。其二家留仆于戴人所，从其饮饵，其一仆不离主人执役。三人同服苦散以涌之，又服三花神祐丸下之，五日之间，果二仆愈而一仆不愈，如其言。

黄病七十二

蔡寨一女病黄，遍身浮肿，面如金色，困乏无力，不思饮饵，惟喜食生物泥煤①之属。先以苦剂蒸饼为丸，涌痰一碗，又舟车丸、通经散，下五七行如墨汁，更以导饮丸磨食散气。不数日，肌肉如初。

病发黄七十三

安喜赵君玉为掾省日，病发遍身黄，往问医者。医云：君乃阳明证。公等与麻知几皆受训于张戴人，是商议吃大黄者，难与论病。君玉不悦，归。自揣无别病，乃取三花神祐丸八十粒，服之不动。君玉乃悟曰：予之湿热盛矣，此药尚不动。以舟车丸、浚川散作剂，大下一斗，粪多结者，一夕黄退。君玉由此益信戴人之言。

水肿七十四

南乡张子明之母极肥，偶得水肿，四肢不举。戴人令上涌汗而下泄之，去水三四斜。初下药时，以草贮布囊，高支两足而卧。其药之行，自腰以上，水觉下行，自足以上，水觉上行，水行之状，如蛇走隧，如线牵，四肢森然凉寒，会于脐下而出。不旬日间病大减，余邪未尽，戴人更欲用药，竟不能从其言。

涌水七十五

李七老病涌水证，面黄而喘，两足皆肿，按之陷而复起，

---

① 泥煤：原作"灰灾"，据日正德本、千顷堂本改。

行则濯濯有声，常欲饮水，不能睡卧。戴人令上涌去痰而汗之，次以舟车丸、浚川散下之，以益肾散复下之，以分阴阳、利水道之剂复下之，水尽皆瘥。

停饮肿满七十六

涿郡周敬之，自京师归鹿邑，道中渴，饮水过多，渐成肿满。或用三花神祐丸，惮其太峻；或用五苓散分利水道，又太缓。淹延数旬，终无一效，盖粗工之技止于此耳。后手足与肾皆肿，大小便皆秘涩。常仲明求治于戴人，戴人令仲明付药，比及至，已殁矣。戴人曰：病水之人，其势如长川泛溢，欲以杯勺取之，难矣。必以神禹决水之法，斯愈矣。

湿痹七十七

常仲明病湿痹五七年矣。戴人令上涌之后可泄五七次，其药则舟车、浚川、通经、神祐、益肾，自春及秋，必十余次方能愈。公之病不必针灸，与令嗣皆宜涌，但腊月非其时也。欲俟春时，恐予东适。今姑屏病之大势，至春和时人气在上，可再涌之，以去其根。卒如所论矣。

又一衲子，因阴雨卧湿地，一半手足皆不随，若遇阴雨，其病转加。诸医皆作中风偏枯治之，用当归、芍药、乳香、没药、自然铜之类，久反大便涩，风燥生，经岁不已。戴人以舟车丸下三十余行，去青黄沫水五升，次以淡剂渗泄之，数日，手足皆举。戴人曰：夫风湿寒之气合而成痹。水痹得寒而浮畜于皮腠之间，久而不去，内舍六腑。曰：用去水之药可也。水湿者，人身中之寒物也。寒去则血行，血行则气和，气和则愈矣。

又息帅病腰股沉痛，行步坐马皆不便。或作脚气寒湿治之，或作虚损治之，乌附乳没，活血壮筋骨之药无不用之。至六十余日，目赤上热，大小便涩，腰股之病如故。戴人诊其两手脉皆沉迟，沉者为在里也。在里者泄之，以舟车丸、浚川散各一服，去积水二十余行。至早晨服齑白粥一二顿，与之马，已能矍铄矣。

又棠溪李十八郎，病腰脚大不伸，伛偻蹩躠而行，已数年矣。服药无效，止药却愈。因秋暮涉水，病复作。医氏使服四斤丸。其父李仲安乃乞药于戴人，戴人曰：近日服何药？仲安曰：四斤丸。公目昏赤未？其父惊曰：目正暴发！戴人曰：宜速来，不来则丧明。既来则策杖而行，目肿无所见。戴人先令涌之，药忽下走，去二十行，两目顿明，策已弃矣。比再涌泄，能读官历。日调至一月，令服当归丸，健步而归家矣。

又息城边校白公，以隆暑时饮酒，觉极热，于凉水池中渍足，使^①其冷也，为湿所中，股膝沉痛。又因醉卧湿地，其痛转加。意欲以酒解痛，遂以连朝而饮，反成赤痛，发间止，且六十^②年。往往断其寒湿脚气，以辛热治之，不效。或使服神芎丸数服，痛微减。他日复饮，疾作如前。睾囊痒湿且肿硬，脐下似有物，难于行，以此免军役，令人代之，来访戴人。戴人曰：余亦断为寒湿。但寒则阳火不行，故为痛；湿则经隧有滞，故肿。先以苦剂涌之，次以舟车丸百余粒，浚川散四五钱，微一两行。戴人曰：如激剂尚不能攻，何况于热药补之乎？异日，

---

① 使：原作"便"，据医学大成本改。

② 六十：疑当作"十六"。

又用神祐丸百二十丸，通经散三四钱，是日仅得四行。又来日，以神祐八十粒投之，续见一二行。又次日，服益肾散四钱，舟车丸百余粒，约下七八行，白公已觉膝睾寒者暖，硬者软，重者轻也。肿者亦退，饮食加进，又以涌之，其病全瘳。临别又赠之以疏风丸，并以其方与之。此公以其不肯妄服辛热之药，故可治也。

屈膝有声七十八

岭北李文卿，病两膝膑屈伸有声剥剥然，或以为骨鸣，戴人曰：非也。骨不戛，焉能鸣？此筋湿也，湿则筋急。有独缓者，缓者不鸣，急者鸣也。若用予之药一涌一泄，上下去其水，水去则自无声矣。李文卿乃从其言，既而果然矣。

白带七十九

息城李左衙之妻病白带如水，窍漏[①]中绵绵不绝，秽臭之气不可近，面黄食减，已三年矣。诸医皆云积冷，起石、硫黄、姜、附之药重重燥补，污水转多，常以袽[②]日易数次。或用[③]一药，以木炭十斤，置药在坩埚中，盐泥封固，三日三夜，炭火不绝，烧令通赤，名曰火龙丹。服至数升，污水弥甚。炳[④]艾烧针，三年之间，不可胜数。戴人断之曰：此带浊水本热乘太

---

① 漏：原作"满"，据医学大成本改。

② 袽（rú）：旧絮、破布。

③ 用：原脱，据《医方类聚》本补。

④ 炳：原作"炳"，据医学大成本改。

阳经，其寒水不禁固，故①如是也。夫水自②高而趋下，宜先绝其上源。乃涌痰水二三升，次日下沃水十余行，三遍汗出周身。至明旦，病人云：污已不下矣。次用寒凉之剂，服及半载，产一子。《内经》曰：少腹冤热，溲出白液。带之为病，溶溶然若坐水中，故治带下同治湿法，泻痢，皆宜逐水利小溲，勿以赤为热，白为寒，今代刘河间书中言之详矣。

湿嗽八十

赵君玉妻病嗽，时已十月矣。戴人处方六味，陈皮、当归、甘草、白术、枳壳、桔梗。君玉疑其不类嗽药。戴人笑曰：君怪无乌梅、罂粟囊乎？夫冬嗽，乃秋之湿也。湿土逆而为嗽，此方皆散气除湿，解急和经。三服帖然效矣。

梦鬼③八十一

一妇年三十四岁，夜梦与鬼神交，惊怕异常，及见神堂阴府，舟楫桥梁，如此一十五年，竟无娠孕。巫祈觋祷，无所不至，钻肌灸肉，孔穴万千。黄瘦发热引饮，中满足肿，委命于天。一日，苦请戴人。戴人曰：阳火盛于上，阴火盛于下。鬼神者，阴之灵。神堂者，阴之所。舟楫桥梁，水之用。两手寸脉皆沉而伏，知胸中有痰实也。凡三涌三泄三汗，不旬日而无梦，一月而有娠。戴人曰：余活妇人使有娠，此法不诬。

---

① 故：原脱，据《医方类聚》本补。
② 夫水自：原作"天水日"，据日正德本、千顷堂本改。
③ 梦鬼：原作"冯儿"，据《医方类聚》本改。

湿癣八十二

一女子年十五，两股间湿癣，长三四寸，下至膝。发痒，时爬搔，汤火俱不解。痒定，黄赤水流，痛不可忍。灸炳熏摈，硫黄、茵茹、白僵蚕、羊蹄根之药皆不效。其人姿性妍巧，以此病不能出嫁。其父母求疗于戴人。戴人曰：能从余言则瘥。父母诺之。戴人以铍针磨令尖快，当以痒时，于癣上各刺百余针，其血出尽，煎盐汤洗之，如此四次，大病方除。此方不书，以告后人，恐为癣药所误。湿淫于血，不可不砭者矣。

又蔡寨成家童子一岁，病满腹胸湿癣，每爬搔则黄水出，已年矣。戴人先以苦末作丸上涌，涌讫，次以舟车丸、浚川散下三五行，次服凉膈加朴硝，煎成时时呷之，不数日而愈。

湿䘌疮八十三

颖皋韩吉卿，自髀至足生湿䘌疮，大者如钱，小者如豆，痒则搔破，水到则浸淫，状类虫行裤袜，愈而复生，瘢痕成凹，一年余不瘥。戴人哂之曰：此湿䘌疮也，由水湿而得，故多在足下。以舟车、浚川大下十余行，一去如扫。渠素不信戴人之医，至此大服。

泄泻八十四

古郾一讲僧病泄泻数年，丁香、豆蔻、干姜、附子、官桂、乌梅等燥药，燔针、烧脐、炳腕，无有阙者。一日发昏不省，檀那赠纸者盈门。戴人诊其两手脉沉而有力，《脉诀》云：下利脉①微小者生，脉洪浮大者无瘥。以瓜蒂散涌之，出寒痰数升。又以无忧散泄其虚中之积及燥粪，仅盈斗。次以白术调中汤、五苓散、益元散，调理数日，僧已起矣。非术精识明，谁敢负荷如此？

洞泄八十五

一讲僧显德明，初闻家遭兵革，心气不足，又为寇贼所惊，得脏腑不调。后入京，不伏水土，又得心气，以至危笃。前后三年，八仙丸、鹿茸丸、烧肝散，皆服之不效，乃求药于戴人。戴人曰：此洞泄也，以谋虑久不决而成。肝主谋虑，甚则乘脾，久思则脾湿下流。乃上涌痰半盆，末后有血数点，肝藏血故也。又以舟车丸、浚川散下数行，仍使澡浴出汗。自尔日胜一日，常以胃风汤、白术散调养之，一月而强，食②复故矣。

又李德卿妻，因产后病泄一年余，四肢瘦乏，诸医皆断为死证。当时戴人在朱葛寺，以舟载而乞治焉。戴人曰：两手脉皆微小，乃痢病之生脉。况洞泄属肝经，肝木克土而成。此疾亦是肠澼，澼者，肠中有积水也。先以舟车丸四五十粒，又以无忧散三四钱，下四五行。寺中人皆骇之，病赢如此，尚可过耶？众人虽疑，然亦未敢诮，且更看之。复导饮丸又过之，渴则调以五苓散，向晚使人伺之，已起而绕床，前后约三四十行。以胃风汤调之，半月而能行，一月而安健。由此阖寺服，德卿之昆仲咸大异之。

---

① 脉：原脱，据医学大成本补。
② 食：原作"实"，据日正德本改。

又刘德源，病洞泄逾年，食不化，肌瘦力乏，行步欹倾，面色黧黑，举世治痢之药皆用之无效。适戴人过[1]滠阳，往问之。戴人乃出示《内经》洞泄之说，虽已不疑，然畏其攻剂。夜焚香祷神曰：某以病久不瘥，欲求治于戴人，戴人以谓宜下之。欲不从，戴人，名医也；欲从之，形羸如此，恐不任药。母已老矣，无人侍养，来日不得已须服药，神其相之。戴人先以舟车丸、无忧散下十余行，殊不困，已颇喜食，后以槟榔丸磨化其滞，待数日病已大减。戴人以为去之未尽，当以再服前药，德源亦欣然请下之。又下五行，次后数日更以苦剂越之。往问其家，彼云已下村中收索去也。忽一日入城，面色极佳，语言壮健，但怪其跛足而立，问何故如此。德源曰：足上患一疖。戴人曰：此里邪去而散[2]于外，病痊之后，凡病皆如是也。

大便少而频八十六

太康刘仓使病大便少而频，日七八十次，常于两股间悬半枚瓠芦，如此十余年。戴人见之而笑曰：病既频而少，欲通而不得通也，何不大下之？此通因通用也，此一服药之力。乃与药，大下二十余行，顿止。

暑泄八十七

殷辅之父，年六十余，暑月病泄泻，日五六十行，自建碓镇来请戴人于陈州。其父喜饮水，家人辈争止之。戴人曰：夫

---

① 过：原作"治"，据千顷堂本改。

② 散：原脱，据《医方类聚》本补。

暑月年老，津液衰少，岂可禁水？但劝之少饮。比及用药，先令速归，以绿豆、鸡卵十余枚同煮，卵熟取出，令豆软，下陈粳米作稀粥，搅令寒，食鸡卵以下之，一二顿病减大半，盖粳米、鸡卵皆能断痢。然后制抑火流湿之药调顺而方愈。

腹满面肿八十八

萧令，腹满，面足皆肿，痰^①黄而喘急，食减。三年之间，医者皆尽而不验。戴人以瓜蒂散涌之，出寒痰三五升，以舟车丸、浚川散下之，青黄涎沫几半缶，以桂苓白术散、五苓散调之，半月复旧矣。

---

① 痰：《医方类聚》本作"瘘"。

卷 七

燥 形

臂麻不便八十九

郾城梁贾人年六十余，忽晓起梳发，觉左手指麻，斯须半臂麻，又一臂麻，斯须头一半麻，比及梳毕，从胁至足皆麻，大便二三日不通。往问他医，皆云风也。或药或针，皆不解，求治于戴人。戴人曰：左手三部脉皆伏，比右手小三倍，此枯涩痹也，不可纯归之风，亦有火燥相兼。乃命一涌一泄一汗，其麻立已。后以辛凉之剂调之，润燥之剂濡之，惟小指次指尚麻。戴人曰：病根已去，此余烈也，方可针溪谷。溪谷者，骨空也，一日晴和，往针之，用《灵枢》中鸡足法，向上卧针，三进三引讫，复卓针起，向下卧针，送入指间皆然，手热如火，其麻全去。昔刘河间作《原病式》，常以麻与涩同归燥门中，真知病机者也。

大便燥结九十

戴人过曹南省亲，有姨表兄病大便燥涩，无他证。常不敢饱食，饱则大便极难，结实如铁石，或三五日一如圊，目前星飞，鼻中血出，肛门连广肠痛，痛极则发昏，服药则病转剧烈。巴豆、芫花、甘遂之类皆用之，过多则困，泻止则复燥，如此数年，遂畏药性，暴急不服，但卧病待尽。戴人过，诊其两手脉息俱滑实有力。以大承气汤下之，继服神功丸、麻仁丸等药，使食菠葵葵菜，及猪羊血作羹，百余日充肥，亲知见骇之。呜呼！粗工不知燥分四种，燥于外则皮肤皱揭，燥于中则精血枯涸，燥于上则咽鼻焦干，燥于下则便溺结闭。夫燥之为病是阳明化也，水液衰①少，故如此然。可下之，当择药投之，巴豆可以下寒，甘遂、芫花可下湿，大黄、朴硝可以下燥。《内经》曰：辛以润之，咸以软之。《周礼》曰：以滑养窍。

孕妇便结九十一

戴人过东杞，一妇人病大便燥结，小便淋涩，半生不娠，惟常服疏导之药则大便通利，暂废药则结滞。忽得孕，至四五月间，医者禁疏导之药，大便依常为难，临圊则力努，为之胎坠。凡如此胎坠者三。又孕，已经三四月，弦望前后，溲溺结涩，甘分胎陨，乃访戴人。戴人诊其两手脉俱滑大，脉虽滑大，以其且妊，不敢陡攻，遂以食疗之。用花碱煮菠葵葵菜，以车前子苗作茹，杂猪羊血作羹，食之半载，居然生子，其妇燥病方愈。戴人曰：余屡见孕妇利脓血下迫，极努损胎，但同前法治之，愈者莫知其数也。为医拘常禁，不能变通，非医也。奈举世②识医者鲜，是难说也。

---

① 衰：原作"寒"，据《医方类聚》本改。

② 奈举世：原作"非学也"，据《医方类聚》本改。

偏头痛九十二

一妇人年四十余，病额角上耳上痛，俗^①呼为偏头痛。如此五七年，每痛大便燥结如弹丸，两目赤色，眩运昏涩，不能远视。世之所谓头风药、饼子风药、白龙丸、芎犀丸之类连进数服，其痛虽稍愈，则大便稍秘，两目转昏涩，其头上针灸数千百矣。连年著灸，其两目且将失明，由病而无子。一日问戴人，戴人诊其两手脉急数而有力，风热之甚也。余谙此四五十年矣，遍察病目者，不问男子妇人，患偏正头痛，必大便涩滞结硬，此无他，头痛或额角是三焦相火之经及阳明燥金胜也。燥金胜乘肝则肝气郁，肝气郁则气血壅，气血壅则上下不通，故燥结于里，寻至失明。治以大承气汤，令河水煎三两，加芒硝一两，煎残顿令温，合^②作三五服，连服尽。荡涤肠中垢滞结燥，积热下泄如汤二十余行。次服七宣丸、神功丸以润之，菠菱葵菜猪羊血为羹以滑之。后五七日、十日，但遇天道晴明，用大承气汤夜尽一剂，是痛随利减也。三剂之外，目豁首轻，燥泽结释，得三子而终。

腰胯痛九十三

一男子六十余，病腰尻脊胯皆痛^③，数载不愈，昼静夜躁，大痛往来，屡求自尽天年。且夕则痛作，必令人以手搥击，至

---

① 俗：原作"鸣"，据医学大成本改。
② 合：原作"分"，据日正德本、千顷堂本改。
③ 痛：原作"病"，据日正德本、千顷堂本改。

五更鸡鸣则渐减，向曙则痛止。左右及病者皆作神鬼阴谴、白虎啮，朝祷暮祝，觊巫僧道禁师至，则其痛以减。又梦鬼神战斗相击，山川神庙，无不祭者。淹延岁月，肉瘦皮枯，饮食减少，暴怒日增，惟候一死。有书生曰：既云鬼神虎啮，阴谴之祸，如此祷祈，何无一应？闻陈郡有张戴人，精于医，可以问其鬼神白虎与病乎？彼若术穷，可以委命。其家人从之。戴人诊其两手脉皆沉滞坚劲，力如张絚，谓之曰：病虽瘦，难于食，然腰尻脊胯皆痛者，必大便坚燥。其左右曰：有五七日，或八九日见燥粪一两块，如弹丸，结硬不可言，曾令人剜取之，僵下一两块，浑身燥痒，皮肤皱揭，枯涩如麸片。戴人既得病之虚实，随用大承气汤以姜枣煎之，加牵牛头末二钱，不敢言是泻剂，盖病者闻暖则悦，闻寒则惧，说补则从，说泻则逆，此弊非一日也，而况一齐人而傅之，众楚人咻之乎。及煎成，使稍热咽之，从少至多，累至三日。天且晚，脏腑下泄四五行，约半盆，以灯视之，皆燥粪燥瘢块及瘀血杂脏，秽不可近。须臾痛减九分，昏睡，鼻息调如常人。睡至明日将夕，始觉饥而索粥，温凉与之。又困睡一二日，其痛尽去。次令饮食调养，日服导饮丸、甘露散，滑利便溺之药，四十余日乃复。呜呼！世传《三十六虎书》①，《三十六黄经》②，及《小儿三十六吊》，谁为之耶？始作俑者，其无后乎？古人以医为师，故医之道行；今之人以医辟③奴，故医之道废。有志之士耻而不学，病者亦不择精粗，一概待之。常见官医迎送长吏，马前唱诺，真可羞

---

① 按下文《三十六黄经》例，《三十六虎书》与《小儿三十六吊》均应为书名。

② 三十六黄经：全名《点烙三十六黄经》，唐代黄疸病专著，已佚。

③ 辟：通"譬"。

也。由是通今博古者少，而师传遂绝。《灵枢》谓：刺与汗虽久，犹可拔而雪；结与闭虽久，犹可解而决去。腰脊胯痛者，足太阳膀胱经也。胯痛，足少阳胆经之所过也。《难经》曰：诸痛为实。《内经》曰：诸痛痒疮疡，皆属心火。注曰：心寂则痛微，心燥[①]则痛甚。人见巫觋僧道禁师至则病稍去者，心寂也，然去其后来者，终不去其本也。古之称痛随利减，不利则痛何由去？病者既痊，乃寿八十岁。故凡燥证，皆三阳病也。

寒　　形

因寒腰强不能屈伸九十四

北人卫德新，因之析津，冬月饮寒则冷，病腰常直不能屈伸，两足沉重，难于行步。途中以床舁递，程程问医，皆云肾虚。以苁蓉、巴戟、附子、鹿茸皆用之，大便反秘，潮热上周，将经岁矣，乃乞拯于戴人。戴人曰：此疾十日之效耳。卫曰：一月亦非迟。戴人曰：足太阳经血多，病则腰似折，腘如结，腨如裂。太阳所至，为屈伸不利，况腰者肾之府也，身中之大关节。今既强直而不利，宜咸以软之，顿服则和柔矣。《难经》曰：强力入房则肾伤而髓枯，枯则高骨乃坏而不用，与此用同。今君之证，太阳为寒所遏，血坠下滞腰间也，太阳膀胱经必有积血，非肾也。节次以药，可下数百行，约去血一二斗，以九曲玲珑灶蒸之，汗出三五次而愈。初蒸时至五日，问曰：腹中

---

① 燥：用同"躁"。

鸣否？德新曰：未也。至六日觉鸣，七日而起，以能揖人。戴人曰：病有热者勿蒸，蒸则损人目也。

寒疝亦名水疝九十五

律科王敏之病寒疝，脐下结聚如黄瓜，每发绕腰急痛不能忍。戴人以舟车丸、猪肾散下四五行，觉药绕病三五次而下，其泻皆水也。猪肾、甘遂皆苦寒，经言：以寒治寒，万举万全。但下后忌饮冷水及寒物，宜食干物，以寒疝本是水故也。即日病减八分，食进一倍。又数日，以舟车丸百余粒，通经散四五钱，服之利下。候三四日，又服舟车丸七八十粒，猪肾散三钱，乃健步如常矣。

一僧病疝，发作冷气上贯齿，下贯肾，紧若绳挽两睾，时肿而冷。戴人诊两手脉细而弱，断之曰：秋脉也。此因金气在上，下伐肝木，木畏金抑而不伸，故病如是。肝气磐礴，不能下荣于睾丸，故其寒实非寒也。木受金制，传之胃土，胃为阳明，故上贯齿，病非齿之病。肝木者，心火之母也，母既不伸，子亦屈伏，故下冷而水化乘之。经曰：木郁则达之，土郁则泄之。令涌泄四次，果觉气和，睾丸痒而暖。戴人曰：气已入睾中矣。以茴香、木、茂之药，使常服之，首尾一月而愈。

感风寒九十六

戴人之常溪也，雪中冒寒，入浴重感风寒，遂病不起。但使煎通圣散单服之，一二日不食，惟渴饮水，亦不多饮，时时使人捶其股，按其腹，凡三四日不食，日饮水一二十度。至六日，有谵语妄见，以调胃承气汤下之，汗出而愈。戴人常谓人曰：伤寒勿妄用药，惟饮水最为妙药，但不可使之伤，常令揉散，乃大佳耳。至六七日，见有下证方可下之，岂有变异哉？奈何医者禁人饮水，至有渴死者。病人若不渴，强与水饮，亦不肯饮耳。戴人初病时，鼻塞声重，头痛，小便如灰淋汁，及服调胃承气一两半，觉欲呕状，探而出之，汗出漐漐然，须臾下五六行，大汗一日乃瘥。当日饮冰水时，水下则痰出，约一二碗，痰即是病也，痰去则病去也。戴人时年六十一。

冻疮九十七

戴人女僮，足有寒疡，俗云冻疮。戴人令服舟车丸、浚川散大下之，其疮遂愈。人或疑之，戴人曰：心火降则寒消，何疑之有？

寒痰九十八

一妇人心下脐上结硬如斗，按之如石，人皆作病胎，针灸毒药，祷祈无数，如捕风然。一日，戴人见之曰：此寒痰。诊其两手寸脉皆沉，非寒痰而何？以瓜蒂散吐之，连吐六七升，其块立消过半。俟数日后再吐之，其涎沫类鸡黄，腥臭特殊，约二三升。凡如此者三，后以人参调中汤、五苓散调之，腹已平矣。

泻利恶寒九十九

东门一男子病泻利不止，腹鸣如雷，不敢冷坐，坐则下注如倾。诸医例断为寒证，干姜、官桂、丁香、豆蔻之属，枯矾、龙骨皆服之矣。何针不燔，何艾不炷，迁延将二十载矣。一日问于戴人，戴人曰：两手寸脉皆滑，余不以为寒。然其所以寒者，水也。以茶调散涌寒水五七升，无忧散泄积水数十行，乃通因通用之法也。次以五苓散淡剂渗泄利之①道，又以甘露散止渴，不数日而冷食寒饮皆如故。此法王启玄稔言之矣，奈无人用之哉。

内 伤 形

因忧结块一百

息城司侯，闻父死于贼，乃大悲哭之，罢便觉心痛，日增不已，月余成块状若覆杯，大痛不住，药皆无功。议用燔针炷艾，病人恶之，乃求于戴人。戴人至，适巫者在其旁，乃学巫者，杂以狂言，以谑病者，至是大笑不忍，回面向壁。一二日，心下结块皆散。戴人曰：《内经》言忧则气结，喜则百脉舒和。又云：喜胜悲。《内经》自有此法治之，不知何用针灸哉？适足增其痛耳。

病怒不食一百一

项关令之妻病食②不欲食，常好叫呼怒骂，欲杀左右，恶

---

① 之：疑当作"水"。
② 食：按本节标题，"食"当作"怒"。

言不辍，众医皆处药，几半载尚尔。其夫命戴人视之，戴人曰：此难以药治。乃使二娟各涂丹粉，作伶人状，其妇大笑。次日又令作角抵，又大笑。其旁常以两个能食之妇夸其食美，其妇亦索其食而为一尝。不数日，怒减食增，不药而瘥，后得一子。夫医贵有才，若无才，何足应变无穷？

不寐一百二

一富家妇人伤思虑过甚，二年不寐，无药可疗，其夫求戴人治之。戴人曰：两手脉俱缓，此脾受之也，脾主思故也。乃与其夫以怒而激之，多取其财，饮酒数日，不处一法而去。其人大怒汗出，是夜困眠，如此者八九日不寤，自是而食进，脉得其平。

惊一百三

卫德新之妻，旅中宿于楼上，夜值盗劫人烧舍，惊坠床下，自后每闻有响则惊倒不知人，家人辈蹑足而行，莫敢冒触有声，岁余不痊。诸医作心病治之，人参、珍珠及定志丸皆无效。戴人见而断之曰：惊者为阳，从外入也；恐者为阴，从内出也。惊者，为自不知故也；恐者，自知也。足少阳胆经属肝木，胆者，敢也，惊怕则胆伤矣。乃命二侍女执其两手，按高椅之上，当面前下置一小几，戴人曰：娘子当视此。一木猛击之，其妇人大惊，戴人曰：我以木击几，何以惊乎？伺少定击之，惊也缓。又斯须连击三五次，又以杖击门，又暗遣人画背后之窗，徐徐惊定而笑曰：是何治法？戴人曰：《内经》云：惊者平之。

平者，常也。平常见之必无惊。是夜使人击其门窗，自夕达曙。夫惊者，神上越也。从下击几，使之下视，所以收神也。一二日，虽闻雷而不惊。德新素不喜戴人，至是终身厌服，如有人言戴人不知医者，执戈以逐之。

儿寐不寤一百四

陈州长吏一小儿，病寐而不寤一日，诸医作睡惊治之，或欲以艾火灸之，或以大惊丸及水银饼子治之。其父曰：此子平日无疾，何骤有惊乎？以子之病，乃问于戴人，戴人诊其两手脉皆平和。戴人曰：若惊风之脉当洪大而强，今则平和，非惊风也。戴人窃问其乳母：尔三日前曾饮醉酒否？遽然笑曰：夫人以煮酒见饷，酒味甚美，三①饮一罂而睡。陈酒味甘而恋膈②，酒气满，乳儿亦醉也。乃锉甘草、干葛花、缩砂仁、贯众，煎汁使饮之，立醒。

孕妇下血一百五

刘先生妻有娠半年，因伤损下血，乞药于戴人。戴人诊之，以三和汤，一名玉烛散，承气汤、四物汤对停，加朴硝煎之。下数行，痛如手�'s，下血亦止。此法可与智识高明者言，膏粱之家慎勿举似，非徒骇之，抑又谤之。呜呼！正道难行，正法难用，古今皆然。

---

① 三：医学大成本无此字，疑衍。

② 膈：原作"隔"，据千顷堂本改。

收产伤胎一百六

一孕妇年二十余，临产召稳婆三人，其二婆极拽妇之臂，其一婆头抵妇之腹，更以两手扳其腰，极力为之。胎死于腹，良久乃下，儿亦如血，乃稳婆杀之也。岂知瓜熟自落，何必如此乎？其妇因兹经脉断闭，腹如刀剜，大渴不止，小溲闭绝。主病者禁水不与饮，口舌枯燥，牙齿齾黑，臭不可闻，食饮不下，昏愦欲死。戴人先以冰雪水恣意饮之，约二升许，痛缓渴止。次以舟车丸、通经散前后五六服，下数十行，食大进。仍以桂苓甘露散、六一散、柴胡饮子等调之，半月获安。

又一妇人临产，召村妪数人侍焉。先产一臂出，妪不测轻重拽之，臂为之断，子死于腹。其母面青身冷，汗漐漐不绝，时微喘呜[1]呼，病家甘于死。忽有人曰：张戴人有奇见，试问之。戴人曰：命在须臾，针药无及。急取秤钩，续以壮绳，以膏涂其钩，令其母分两足向外偓坐，左、右各一人，脚上立足。次以钩其死胎，命一壮力妇，倒身拽出死胎，下败血五七升，其母昏困不省。待少顷以冰水灌之，渐咽二日[2]，大醒食进。次日，四物汤调血，数日方愈。戴人常曰：产后无他事，因侍妪非其人，转为害耳。

怀恐胁痛一百七

洛阳孙伯英，因诬狱，妻子被系，逃于故人，是夜觉胃胁

---

[1]　呜："呜"字疑衍。

[2]　日：疑当作"口"。

痛，托故人求药。故人曰：有名医张戴人适在焉，当与公同往。时戴人宿酒未醒，强呼之，故人曰：吾有一亲，人病欲求诊。戴人隔窗望见伯英曰：此公伏大惊恐。故人曰：何以知之？戴人曰：面青脱色，胆受怖也。后会赦乃出，方告戴人。

背疽一百八

一富家女子，十余岁，好食紫樱①，每食即二三斤，岁岁如此，至十余年，一日潮热如劳。戴人诊其两手脉皆洪大而有力，谓之曰：他日必作恶疮肿毒，热上攻目，阳盛阴脱之证。其家大怒，不肯服解毒之药。不一二年，患一背疽如盘，痛不可忍。其女忽思戴人曾有是言，再三悔过，请戴人。戴人以铍针绕疽晕刺数百针，去血一斗，如此三次，渐渐痛减肿消，微出脓而敛。将作痂时，使服十补内托散乃痊。终身忌口，然目亦昏，终身无子。

肺痈一百九

舞水一富家有二子，长者年十三岁，幼者十一岁，皆好顿食紫樱一二斤，每岁须食半月。后一二年，幼者发肺痈，长者发肺痿，相继而死。戴人常叹曰：人之死者，命耶？天耶？古人有诗：爽口物多终作疾，真格言也。天生百果，所以养人，非欲害人。然富贵之家，失教纵欲，遂至于是。

---

① 紫樱：即樱桃。气味甘热，寇宗奭曰："小儿食之过多，无不作热。"

咽中刺塞一百十

戴人过濊阳，强家一小儿约五六岁，同队小儿以蜀黍秸相击，逆芒倒刺于咽中，数日不下粥药，肿大发。其家告戴人，戴人命取水，依《道经》中咒水法，以左手屈中指及无名指作三山印，坐水盏于其上，右手掐印文，是金枪印。脚踏丁字立，望太阳或灯火取气一口，吹在净水盏中，咒曰：吾取老君东流顺，老君奉敕摄去毒水，吾托大帝尊，所到称吾者，各各现帝身，急急如律令。摄念七遍，吹在盏中，虚搅卓三次为定。其儿咽水下咽，曰：我可也。三五日肿散，乃知法亦有不可侮者。

误吞物咽中一百十一

一小儿误吞一钱，在咽中不下，诸医皆不能取，亦不能下，乃命戴人。戴人熟思之，忽得一策，以净白表纸令卷实如箸，以刀纵横乱割其端，作髇鬖之状。又别取一箸，缚针钩于其端，令不可脱，先下咽中，轻提轻抑，一探之，觉钩入于钱窍，然后以纸卷纳之咽中，与钩尖相抵，觉钩尖入纸卷之端，不碍肌肉，提之而出。

肠澼下血一百十二

棠溪栾彦刚病下血，医者以药下之，默默而死。其子企见戴人而问之曰：吾父之死竟无人知是何证。戴人曰：病锉其心也。心主行血，故被锉则血不禁，若血温身热者死。火数七，死必七日，治不当下，若下之，不满数。企曰：四日死。何谓痛①锉心？戴人曰：智不足而强谋，力不足而强与，心安得不锉也？栾初与邢争屋，不胜，遂得此病。企由是大服，拜而学医。

水肿睾丸一百十三

霍秀才之子，年十二岁，睾丸一旁肿㿗。戴人见之曰：此因惊恐得之。惊之为病，上行则为呕血，下则肾伤而为水肿。以琥珀丸②、通经散，一泻而消散。

伏惊一百十四

上渠卜家一男子，年二十八岁，病身弱，四肢无力，面色苍黄，左胁下身侧上下如臂状，每发则痛无时，食不减，大便如常，小便微黄，已二三载矣。诸医计穷，求戴人治之，视其部分乃足厥阴肝经兼足少阳胆经也。张曰：甲胆乙肝故青。其黄者，脾也。诊胆脉小，此因惊也。惊则胆受邪，腹中当有惊涎绿水。病人曰：昔曾屯军被火，自是而疾。戴人夜以舟车百五十丸，浚川散四五钱，加生姜自然汁，平旦果下绿水四五行。或问：大加生姜何也？答曰：辛能伐木也。下后觉微痛，令再下之，比前药减三之一，又下绿水三四行，痛止思食，反有力。戴人谓卜曰：汝妻亦当病。卜曰：太医未见吾妻，何以知之？曰：尔感此惊几

---

① 痛：千顷堂本作"病"。

② 丸：原脱，据《医方类聚》本补。

年矣？卜省曰：当被火时，我正在草堂中熟寐，人惊唤，我睡中惊不能言，火已塞门，我父拽出我火中，今五年矣。张曰：汝胆伏火惊，甲木乘脾土，是少阳相火乘脾，脾中有热，故能食而杀谷。热虽能化谷，其精气不完，汝必无子。盖败经①反损妇人，汝妻必手足热，四肢无力，经血不时。卜曰：吾妻实如此，亦已五年矣。他日，门人因观《内经》，言先泻所不胜，次泻所胜之论，其法何如，以问张。张曰：且如胆木乘胃土，此土不胜木也。不胜之气寻救于子，己土能生庚金。庚为大肠，味辛者为金，故大加生姜使伐木。然先不开脾，土无由行也。遂用舟车丸先通其闭塞之路，是先泻其所不胜；后用姜汁调浚川散大下之，次泻其所胜也。大抵阳干克阳干，腑克腑，脏克脏。

外 伤 形

孕作病治一百十五

一妇人年四十余得孕，自以为年衰多病，故疾复作，以告医氏。医者不察，加燔针于脐两旁，又以毒药攻②磨。转转腹痛，食减形羸，已在床枕。来问戴人，戴人诊其脉曰：六脉皆平，惟右尺洪大有力，此孕脉也，兼择食，为孕无疑。左右皆笑之。不数月，生一女子，两目下各有燔针痕，几丧其明。凡治病妇，当先问娠，不可仓卒矣。

---

① 经：据文义，疑当作"精"。

② 攻：原作"致"，据医学大成本改。

杖疮一百十六

戴人出游，道经故息城，见一男子被杖，疮痛焮发，毒气入里，惊涎堵塞，牙禁不开，粥药不下，前后月余，百治无功，甘分于死。戴人先以三圣散吐青苍惊涎约半大缶，次以利膈丸百余粒下臭恶燥粪又一大缶，复煎通圣散数钱热服之，更以酸辣葱醋汤发其汗。斯须汗吐交出，其人活矣。此法可以救冤。

落马发狂一百十七

一男子落马发狂，起则目瞪，狂言不识亲疏，弃衣而走，骂言涌出，气力加倍，三五人不能执缚。烧符作醮，问鬼跳巫，殊不知[①]顾，丹砂、牛黄、犀、珠、脑、麝，资财散去，室中萧然，不远二百里而求戴人一往。戴人以车轮埋之地中，约高二丈许，上安之中等车轮，其辋上罄一穴，如作盆之状，缚狂病人于其上，使之伏卧，以软裀衬之，又令一人于下，坐机一枚，以棒搅之，转千百遭。病人吐出青黄涎沫一二斗许。绕车轮数匝，其病人曰：我不能任，可解我下，从其言而解之。索凉水与之，冰水饮数升，狂方罢矣。

犬伤胫肿一百十八

麻先生兄，村行为犬所啮，舁至家，胫肿如罐，坚若铁石，

---

① 知：原作"之"，据日正德本、千顷堂本改。

毒气入里，呕不下食，头痛而重，往问戴人。女僮曰：痛随利减，
以槟榔丸下之。见两行不瘥，适戴人自舞阳回，谓麻曰：胫肿如
此，足之二①阴三阳可行乎？麻曰：俱不可行。如是，何不大下
之？乃命夜临卧服舟车丸百五十粒，通经散三四钱。比至夜半，
去十四行，肿立消，作胡桃纹，反细于不伤之胫。戴人曰：慎
勿贴膏纸，当令毒气出，流脓血水常行。又一日，戴人恐毒气
未尽，又服舟车丸百余粒，浚川散三四钱，见六行。病人曰：
十四行易当，六行反难，何也？戴人曰：病盛则胜药，病衰则
不胜其药也。六日其脓水尽，戴人曰：脓水行时不畏风，尽后
畏风也。乃以愈风饼子日三服之，又二日方与生肌散，一傅之
而成痂。呜呼！用药有多寡，使差别相悬。向使不见戴人，则
利减之言非也。以此知知医已难，用医尤难。

足闪肭痛一百十九

谷阳镇酒监张仲温，谒一庙，观匠者砌露台，高四尺许，
因登之。下台或肭一足，外踝肿起，热痛如火。一医欲以铓针
刺肿出血，戴人急止之曰：肭已痛矣，更加针，二痛俱作，何
以忍也？乃与神祐丸八九十丸，下二十余行，禁食热物。夜半
肿处发痒，痛止，行步如常。戴人曰：吾之此法，十治十愈，
不诳后人。

膝肭跛行一百二十

葛塚冯家一小儿，七八岁，膝被肭跛行，行则痛，数日矣。

---

① 二：疑当作"三"。

闻戴人善医，令人问之。戴人曰：小病耳，教来。是夜以舟车丸、通经散温酒调而下之，夜半涌泄齐行，上吐一碗，下泄半缶。既上床，其小儿谓母曰：膝膑痒，不可往来①。日使服乌金丸壮其筋骨，一月疾愈而走矣。

杖疮入水一百二十一 ②

小渠袁三，因强盗入家，伤其两胻，外臁作疮，数年不已，脓汁③常涓涓然，但饮冷则疮间冷水浸淫而出，延为湿疮，来求治于戴人。曰：尔中焦当有绿水二三升，涎数掬。袁曰：何也？戴人曰：当被盗时，感惊气入腹，惊则胆伤，足少阳经也，兼两外臁皆少阳之部，此胆之甲木受邪，甲木色青，当有绿水。少阳在中焦如沤，既伏惊涎在中焦，饮冷水，咽为惊涎所阻，水随经而旁入疮中，故饮水则疮中水出。乃上涌寒痰，汗如流水，次下绿水，果二三升，一夕而痂干，真可怪也。

---

① 往来：有校本"往"改作"任"，"来"字与"日"接为"来日"，义较顺。
② 一：原作"二"，据篇目次序及医学大成本改。
③ 汁：医学大成本作"血"。

卷 八

内 积 形

伤冷酒一百二十二

戴人出游，道经阳夏，问一旧友，其人病已危矣。戴人往视之，其人曰：我别无病。三年前，当隆暑时出村野，有以煮酒馈予者，适村落无汤器，冷饮数升，便觉左胁下闷，渐痛结硬，至今不散，针灸磨药，殊不得效。戴人诊其两手脉俱沉实而有力，先以独圣散吐之，一涌二三升，色如煮酒，香气不变。后服和脾散、去湿药。五七日百脉冲和，始知针灸无功，增苦楚矣。

心下沉积一百二十三

显庆寺僧应公有沉积数年，虽不卧床枕，每于四更后心头闷硬，不能安卧，须起行寺中，习以为常，人莫知为何病，以药请于戴人。戴人令涌出胶涎一二升如黑矾水，继出黄绿水，又下脓血数升。自尔胸中如失巨山，饮饵无算，安眠至晓。

茶癖一百二十四

一缁侣好茶成癖，积在左胁。戴人曰：此与肥气颇同，然瘖疟不作，便非肥气。虽病十年，不劳一日，况两手脉沉细，有积故然。吾治无针灸之苦，但小恼一饷，可享寿尽期。先以茶调散吐出宿茶水数升，再以木如意揣之，又涌数升，皆作茶色。次以三花神祐丸九十余粒，是夜泻二十余行，脓水相兼，燥粪瘀血杂然而下。明日以除湿之剂服十余日，诸苦悉蠲，神清色莹。

腹胀水气一百二十五

蹩躃张承应，年几五十，腹如孕妇，面黄食减，欲作水气。或令服黄芪建中汤及温补之剂，小溲涸闭，从戴人疗焉。戴人曰：建中汤，攻表之药也。古方用之攻里，已误也，今更以此取积，两重误也。先以涌剂吐之，置火于其旁，大汗之。次与猪肾散四钱，以舟车丸引之，下六缶，殊不困，续下两次，约三十余行，腹平软，健啖如昔。常仲明曰：向闻人言泻五六缶，人岂能任？及闻张承应，渠云诚然。乃知养生与攻痫本自不同，今人以补剂疗病，宜乎不效。

疝气一百二十六

王亭村一童子，入门状如鞠恭而行。戴人曰：疝气也。令解衣揣之，二道如臂，其家求疗于戴人。先刺其左，如刺重纸，剥然有声而断。令按磨之，立软，其右亦然，观者咸嗟异之。或问，曰：石关穴也。

胸膈不利一百二十七

沈丘王宰妻，病胸膈不利，口流涎沫，自言咽下胃中常雷声，心间作微痛，又复发昏，胸乳之间灸瘢如棋。化痰利膈等药服之三载，病亦依然。其家知戴人痰药不损，来求之。一涌而出雪白虫一条，长五六寸，有口鼻牙齿，走于涎中，病者忿而断之，中有白发一茎，此正与徐文伯所吐宫人发瘕一同，虫出立安。

冷积一百二十八

戴人过醮都营中饮，会邻席有一卒说出妻事。戴人问其故，答曰：吾妇为室女时①，心下有冷积如覆杯，按之如水声，以热手熨之如冰②。娶③来已十五年矣，恐断我嗣，是故弃之。戴人曰：公勿黜也。如用吾药，病可除，孕可得。卒从之。戴人诊其脉沉而迟，尺脉洪大而有力，非无子之候也，可不逾年而孕，其良人笑曰试之。先以三圣散吐涎一斗，心下平软，次服白术调中汤、五苓散，后以四物汤和之。不再月气血合度，数月而娠二子。戴人常曰：用吾此法，无不子之妇，此言不诬。

---

① 时：原晚，据《医方类聚》本补。
② 冰：原作"水"，据《医方类聚》本改。
③ 娶：原作"聚"，据《医方类聚》本改。

积块一百二十九

果园①刘子平妻，腹中有块如瓢，十八年矣。经水断绝，诸法无措。戴人令一月之内涌四次，下六次，所去痰约一二桶。其中不化之物有如葵菜者，烂鱼肠之状，涌时以木如意揃之，觉病积如刮，渐渐而平。及积之既尽，块痕反洼如臼②，略无少损，至是而面有童色，经水复行，若当年少，可以有子。

肥气积一百三十

阳夏张主簿之妻病肥气，初如酒杯大，发寒热。十五余年后，因性急悲感，病益甚，惟心下三指许无病，满腹如石片，不能坐卧，针灸匝矣，徒劳人耳。乃敬邀戴人而问之。既至，断之曰：此肥气也，得之季夏戊己日，在左胁下，如覆杯，久不愈，令人发痎疟，痎疟者，寒热也。以瓜蒂散吐之，鱼腥黄涎约一二缶。至夜，继用舟车丸、通经散投之，五更，黄涎脓水相半五六行，凡有积处皆觉痛。后用白术散、当归散、和血流经之药如斯涌泄，凡三四次而方愈。

伏瘕一百三十一

汴梁曹大使女，年既笄，病血瘕数年，太医宜企贤以破血等药治之不愈。企贤曰：除得陈州张戴人方愈。一日，戴承语

---

① 圆：原作"菌"，据《医方类聚》本改。

② 臼：原作"旧"，据日正德本、千顷堂本改。

至汴京，曹大使乃邀戴人问焉。戴人曰：小肠遗热于大肠为伏瘕，故结硬如块，面黄不月。乃用涌泄之法，数年之疾，不再旬而效，女由是得聘。企贤问谁治之？曹大使曰：张戴人。企贤立使人邀之。

停饮一百三十二

一妇从年少时因大哭罢，痛饮冰水困卧，水停心下，渐发痛闷。医氏咸以为冷积，治之以温热剂，及禁食冷物。一闻茶气，病辄内作，如此数年，燎针烧艾，疮孔数千。十余年后，小便赤黄，大便秘闷[①]，两目加昏，积水转甚，流于两胁。世谓水癖，或谓支饮、硇、漆、棱、莪[②]，攻磨之药竟施之矣。食日衰，积日茂，上至鸠尾，旁至两胁及脐下，但发之时，按之如水声，心腹结硬，手不可近者。月发五七次，甚则欲死，诸药皆厌，二十余年，求戴人发药。诊其脉，寸口独沉而迟，此胸中有痰。先以瓜蒂散涌痰五七升，不数日，再越痰水及斗，又数日上涌数升。凡三涌三下，汗如水者亦三，其积皆去。以流湿饮之药调之，月余大瘥。

积气一百三十三

寄西华县庠山东颜先生，有积二十年，目视物不真，细字不睹，当心如顽石，每发痛不可忍，食减肉消，黑黔满面，腰

---

① 闷：据上下文义疑为"闷"之讹。
② 莪：即莪术。

不能直。因遇戴人，令涌寒痰一大盆①如片粉，夜以舟车丸、通经散下烂鱼肠、葵菜汁七八行，病十去三四，以热浆粥投之，复去痰一盆，次日又以舟车丸、通经散，前后约百余行，略无少困。不五六日，面红黯去，食进目明，心中空旷，遂失顽石所在，旬日外来谢。

沉积疑胎一百三十四

修弓杜匠，其子妇年三十，有孕已岁半矣。每发痛则召侍媪待之，以为将产也，一二日复故。凡数次，乃问戴人。戴人诊其脉涩而小，断之曰：块病也，非孕也。《脉诀》所谓涩脉如刀刮竹形，主丈夫伤精，女人败血。治之治法②，有病当泻之。先以舟车丸百余粒，后以调胃承气汤加当归、桃仁，用河水煎，乘热投之。三两日，又以舟车丸、桃仁承气汤泻青黄脓血，杂然而下，每更衣以手向下推之揉之则出。后三二日，又用舟车丸，以猪肾散佐之，一二日，又以舟车丸、通经如前数服，病十去九。俟晴明，当未食时，以针泻三阴交穴，不再旬，块已没矣。此与隔腹视五脏者复何异哉！

是胎非积一百三十五

胡王之妻病脐下积块，呕食，面黄肌瘦而不月。或谓之干血气，治之无效，戴人见之曰：孕也。其人不信，再三求治于戴人，与之平药以应其意，终不肯下毒药，后月到，果胎也。

---

① 盆：原作"盎"，据千顷堂本改。
② 治法：原作"法下"，据日正德本、千顷堂本改。

人问何以别之，戴人曰：尺脉洪大也，《素问·阴阳别论》所谓阴搏阳别之脉。

外 积 形

瘤一百三十六

戴人在西华，众人皆讪以为吐泻。一日，魏寿之与戴人入食肆中，见一夫病一瘤，正当目之上网内眦，色如灰李，下垂覆目之睛，不能视物。戴人谓寿之曰：吾不待食熟，立取此瘤。魏未之信也。戴人曰：吾与尔取此瘤何如？其人曰：人皆不敢割。戴人曰：吾非用刀割，别有一术焉。其人从之。乃引入一小室中，令俯卧一床，以绳束其腑，刺委①中大出血。先令以手揉其目，瘤上亦刺出雀粪，立平出户。寿之大惊，戴人曰：人之有技，可尽窥乎？

胶瘤一百三十七

郜城，戴人之乡也。一女子未嫁，年十八，两手背皆有瘤，一类鸡距，一类角丸，腕不能钏。向明望之，如桃胶然，夫家欲弃之。戴人见之曰：在手背为胶瘤，在面者为粉瘤，此胶瘤也。以铖针十字刺破，按出黄胶脓三两匙，立平。瘤核更不再作，婚事复成。非素明者不敢用此法矣。

---

① 委：原作"乳"，据《医方类聚》本改。

瘿一百三十八

新寨妇人年四十余，有瘿三瓣。戴人令以咸吐之，三涌三汗三下，瘿已半消，次服化瘿之药，遂大消去。夫病在上者皆宜吐，亦自有消息之法耳。

痔一百三十九

赵君玉常病痔，凤眼草、刺猬皮、槐根、狸首之类皆用之。或以干姜作末，涂猪肉炙食之，大便燥结不利且痛。后数日，因病黄，大涌泻数次，不言痔作。麻先生偶记而书之。君玉自识戴人之后，痔更不发耳。

卷　九

杂记九门

误中涌法

嗽

张板村鹿子春一小儿七八岁，夏月病嗽，羸甚。戴人欲涌之，子春以为儿幼弱，惧其不胜，少难之。一日，因饮酒，家人与之酒，伤多乃大吐，吐定而嗽止。盖酒味苦，苦属通剂，子春乃大悟戴人之言也。

疥

货生药焦百善云：有荛夫来买苦参，欲治疥，不识药性缓急，但闻人言可治，浓煎一碗服之。须臾大吐涎一盆，三二日疥作痂矣。

赤目

一小儿名德孙，眼发赤，其母买铜绿，欲洗儿目。煎成，家人误与儿饮之，须臾大吐，吐讫立开。

感风寒

焦百善偶感风寒，壮热头痛，其巷人点蜜茶一碗，使啜之。焦因热服之讫，偶思戴人语曰：凡苦味皆能涌。百善兼头痛，是病在上，试以箸探之，毕，其痛立解。

误中寒凉

经闭

一妇人年二十余岁，病经闭不行，寒热往来，咳嗽潮热。庸医禁切，无物可食。一日当暑出门，忽见卖凉粉者，以冰水和饮，大为一食，顿觉神清骨健，数月经水自下。

下血

一男子脏毒下血，当六月间，热不可堪，自甘于死。忽思冰蜜水，猛舍性命，饮一大盂，痛止血住。

痢

一男子病脓血恶痢，痛不可忍。忽见水浸甜瓜，心酷喜之，连皮食数枚，脓血皆已。人言下痢无正形，是何言也？人止知痢是虚冷，温之，燥之，涩之，截之，此外无术矣。岂知风暑火湿燥寒六者皆为痢，此冰蜜、甜瓜所以效也。

临变不惑

涌法

戴人在西华夏公宅，其仆郑驴病，法当吐。命女僮下药，药失不制，又用之太多，涌之不出，反闷乱不醒，乃告戴人。戴人令以薪实马槽，既平，舁郑驴卧其上，倒垂其头。须臾大吐，吐讫而快。戴人曰：先宜少进，不涌旋加。

西华一老夫病，法当吐。令门人栾景先下药。景先初学，其人不吐，反下走二行，乃告戴人。戴人令取温齑汁饮二碗，再下涌药一钱，以鸡翎探之乃吐。既药行，方大吐，吐讫又安。戴人曰：凡用吐药，先以齑汁一碗横截之，药既咽下，待少倾，其鸡翎勿令离口。酸苦咸虽能吐人，然不撩何由出也？

李仲安宅四妇人病同，日下涌剂，置燠室中火两盆，其一妇人发昏，众人皆惊。戴人笑曰：内火见外火故然。舁之门外，使饮冰雪水，立醒。时正雪晴，戴人曰：热见寒则醒。众由是皆服。非老手谙练，必不能镇众人之惊也。

涌嗽

杨寿之妻，病嗽十余年，法当吐之。一日不止，以麝香汤止之；夜半犹不定，再止之；明旦颇觉恶心，更以人参汤止之，二日稍宁。自下药凡三，来问戴人，不顾。谓栾景先曰：病久嗽，药已擒病，自然迟解。涌后调理数日乃止。戴人常言涌后有顿快者，有徐快者。有反困闷者，病未尽也。有反热者，不可不下也。大抵三日后无不快者。凡下不止者，以冰水解之，凡药热则行，寒则止。

当禁不禁

病愈后犯禁而死

孟太亨病肿，既平，当节食及盐、血、房室等。不慎病再，适戴人归家，无救之者，乃死。

郾城董德固病劳嗽，戴人曰：愈后当戒房事。其病愈，恃其安，触禁而死。死后妻生一子，正当病瘥之日也。董初坚讳，至是乃彰。

一宦家小儿病痢，自郾头车载至朱葛寺，入门而死。戴人曰：有病远行，不可车载马驮。病已扰矣，又以车马动摇之，是为重扰，宜其即死。

阳夏韩氏为犬所啮，大痛不可忍，偏瘆燥，自庄头载至家，二十里，一夕而死，时人皆不知车之误也。戴人常言伤寒之后忌荤肉、房事、劳，水肿之后禁房及油盐滋味等三年，滑泄之后忌油腻，此三者决不可不禁也。戴人常曰：病久痞闭，忽得涌泄，气血冲和，心肾交媾，阳事必举。尤切戒房室，元气新至，犯之则病再作，恐罪于涌泄。

不忌反忌

不忌口得愈

一男子病泄十余年，豆蔻、阿胶、诃子、龙骨、乌梅、枯矾皆用之矣，中脘、脐下、三里岁岁灸之。皮肉皴槁，神昏足肿，泄如泔水，日夜无度。戴人诊其两手脉沉且微，曰：生也。病人忽曰：羊肝生可食乎？戴人应声曰：羊肝止泄，尤宜服。病人悦而食一小盏许，可以浆粥送之。病人饮粥数口，几半升，续又食羊肝生一盏许，次日泄几七分。如此月余而安，此皆忌口太过之罪也。戴人常曰：胃为水谷之海，不可虚怯，虚怯则百邪皆入矣。或思荤茹，虽与病相反，亦令少食，图引浆粥，此权变之道也。若专以淡粥责之，则病人不悦而食减，久则病增损命，世俗误人矣。

不可忌口

戴人常曰：脏毒酒毒，下血呕血，妇人三十已下血闭，六月七月间脓血恶痢，疼痛不止，妇人初得孕择食者，以上皆不忌口。

高技常孤

戴人常曰：人言我不接众工。戴人曰：余岂不欲接人，但道不同不相为谋。医之善，惟《素问》一经为祖，有平生不识其面者，有看其文不知其义者，此等虽曰相亲，欲何说？止不过求一二药方而已矣。大凡药方，前人所以立法，病有百变，岂可执方？设于富贵之家病者，数工同治，戴人必不能从众工，众工亦不能从戴人，以此常孤。惟书生高士，推者复来，日不离门。戴人又曰：我之术止可以教，书生不能受，医者忽授。老书生 [①] 曰：我是书生，岂不知书生？书生固多，许可以易慢？戴人问 [②] 之曰：彼未尝见予治病，故有是言。若亲见予治病数十人，自反思矣。凡谤我者，皆望风取信于群医之口也。孔子曰：浸润之谮，肤受之愬，不行焉。可谓明也已矣。

群言难正

谤吐

或言：人有病，不可吐，人身骨节皆有涎，若吐出骨节间涎，令人偏枯。戴人问之曰：我之药止是吐肠胃间久积，或膜肓间宿沫，皆是胃膈中溢出者。夫下与吐一理也，但病有上下，故用药有逆顺耳。

谤三法

或言：戴人汗下吐三法欲该天下之医者，非也。夫古人医

---

① 前十三字，有校本作"教书生，不能授医者，忽一老书生"，义稍顺。
② 问：疑"闻"之误。

法未备，故立此三法。后世医法皆备，自有成说，岂可废后世之法而从远古？譬犹上古结绳，今日可废书契而从结绳乎？戴人问之曰：《易》之法虽多，不离八卦五行；刑章虽多，不过笞杖徒流。岐伯曰：知其要者，一言而终。然则岐伯亦诳人乎？大抵举纲则简，计目则繁。

谤峻药

或言：戴人用药①皆峻激，乃《本草》中下品药也，岂可服哉？戴人曰：甚矣，人之不读书。《本草》言上药为君，中品为臣，下品为佐使者，所以辩其性刚柔也。《内经》言所谓君臣佐使者，非《本草》中三品之谓也。主治之为君，次君之谓臣，应臣之为佐使。假如大黄能治此病，则大黄为君，甘遂能治此病，则甘遂为君矣。若专以人参、黄芪治人之邪气，此庸工所以常误人命也。

李嗣荣言京中闲人云：戴人医杀二妇，遂辞太医之职而去。又有人云：昔曾医杀颍守，私遁而去。麻知几初闻亦疑之，乃载见戴人于濎阳，观其用药，百发百中，论议该赡，应变无穷。其所治之疾，则不三二十年，即十年，或五六年，应手辄愈。群医之领袖，无以养生。及其归也，谤言满市，皆曰戴人医杀仓使、耿四而去。时仓使以病卒，与余②未尝通姓名。耿四病嗽咯血，曾问戴人，戴人曰：公病消困，不可峻攻，宜以调养。戴人已去，后而卒矣。麻先生乃肖③李嗣荣所言皆诬也，凡余所治之病皆众坏之证，将危且死而治之，死则当怨于戴人。又戴人所论，按经切理，众误皆露，以是嫉之。又戴人治病多用

---

① 药：原作"医"，据千顷堂本改。

② 余：有校本改作"其"，义较顺。下一"余"同。

③ 消：有校本改作"省"，义较顺。

峻激之药，将愈未愈之间，适戴人去，群医毁之曰病为戴人攻损，急补之，遂用相反之药。如病愈，则我药可久服，攻疾之药可暂用。我方攻疾，岂欲常服哉？疾去则止药。若果欲养气，五谷、五肉、五菜，非上药耶？亦安在枯草死木之根核哉。

病人负德　愈后吝财

南乡刀镊工卫氏病风，半身无汗，已再中矣。戴人以三法疗之，寻愈。恐其求报，乃绐曰：余夜梦一长髯人针余左耳，故愈。

巫者武媪，年四十，病劳三年，羸瘦不足观，诸医技绝。适五六月间求治，愿奉白金五两。戴人治之，五六日而安。止答曰白金三两，乃曰：一道士投我一符，焚而吞之，乃瘥。如此等人，不可胜计。若病再作，何以求治？至有耻前言而不敢复求治疗，而杀其身[①]者。此所以世之庸工，当正病时，以犀、珠、龙、麝、丁、沉、木、乳，乘其急而巧取之。然君子博爱贤愚，亦不当效若辈也。

同类妒才　群口诬戴人

有扶救之功，如死，我则有攻击之罪，明者不可不察也。麻先生常见他医言戴人能治奇病，不能治常病，能治杂病，不能治伤寒。他日见戴人，问以伤寒事，超然独出仲景言外之意。谓余曰：公慎勿殢[②]仲景纸上语，惑杀世人。余他日再读仲景，

① 身：原作"躯"，据日正德本、千顷堂本改。
② 殢（tì）：困扰、纠缠。

方省其旨。戴人云：人常见伤寒疫气动时辄避，曰：夫伤寒多变，须朝夕再视。若十人病已不能给，况阖郡之中皆亲故人乎？其死生常在六七日之间，稍不往视则[①]变矣。以此他医咸诮之，以为不能治伤寒，盖未常窥其涯涘，浪为之訾云。

---

① 则：原作"别"，据邵辅本改。

卷 十

撮要图 ①

难素撮要究治识病用药之图											
太易 未见气也		太初 气之始也		太②极		太初 形之始也		太素 质之始也			
甲 胆	乙 肝	丙 小肠	丁 心	戊 胃	己 脾	庚 大肠	辛 肺	壬 膀胱		癸 肾
三焦	大肠	小肠	包络	心	肺	胆	胃	膀胱	肝	肾	脾
手寅 少相 阳火	手卯 阳燥 明金	手辰 太寒 阳水	手巳 厥风 阴木 ③	手午 少君 阴火	手未 太湿 阴土	足申 少相 阳火	足酉 阳燥 明金	足戌 太寒 阳水	足亥 厥风 阴木 ④	足子 少君 阴火	足丑 太湿 阴土
从其气则和违其气则病											
是动则病 者，气之所 感也。	天之邪，感则 害人五脏。肝 心脾肺肾实而 不满，可下之 而已也。		水谷之寒热， 感则害人六 腑。胆、胃、 三焦、膀胱、 大肠、小肠， 满而不实，可 吐之而已也。					所生病者，血之所 成也。			

---

① 标题原无，据医学大成本补。

② 太：原脱，据医学大成本补。

③ 木：原作"水"，据日正德本、千顷堂本改。

④ 木：原作"水"，据日正德本、千顷堂本改。

天地六位脏象之图					
此论元无此图添之					
属上二位天	太虚	金金火合德	燥① 金主清	肺上象焦天	下络大肠
属	天面	火	君火主热	心包络	下络小肠
属中二位人	风云之路	木木火合德	风木主温	肝中象焦人	下络胆经
属	万物之路	火	相火主极热	胆次	卷终②
属下二位地	地面	土水土合德	湿土主凉	脾下象焦地	下络胃③
属	黄泉	水	寒水主寒	肾黄泉	旁络膀胱④

外有风寒暑湿，属天之四令，无形也。

内有饥饱劳逸，属人⑤之四令，有形也。

---

① 燥：原作"为"，据千顷堂本改。

② 卷终：《医学启源》此一格为空，无字。本卷内容多引自《医学启源》，故点校主要以此书为据（任应秋校本）。

③ 胃：原作"肾"，据千顷堂本改。

④ 旁：原作"下"，据日正德本、千顷堂本改。

⑤ 人：原作"天"，据《医学启源·六因感病》改。

一者，始因气动而内有所成者，谓积聚癥瘕，瘤气瘿气^①、结核，狂瞀癫^②痫。疏曰：癥，坚也，积也。瘕，气血也。

二者，不^③因气动而外有所成者，谓痈肿疮疡，疥癣疽痔，掉瘛浮肿，目赤熛胗^④，胕肿痛痒之类是也。

三者，始^⑤因气动而病生于内者，谓留饮癖食，饥饱劳损，宿食霍乱，悲恐喜怒，想慕忧结之类是也。

四者，不因气动而病生于外者，谓瘴气贼魅，虫蛇蛊毒，蜚^⑥尸鬼击，冲薄坠堕，风寒暑湿，斫射割，刺捶扑^⑦之类是也。

风木郁之病

故民病胃脘当心而痛，四肢、两胁、咽膈不通，饮食不下，甚则耳鸣眩转，目不识人，善僵仆，筋骨强直而不用，卒倒而无所知也。

暑火郁之病

故民病少气，疮疡痈肿，胁肋、胸背、首面、四肢膜膜胪胀，疡痱呕逆，瘛疭，骨痛节疼，及有动泄注下，温疟，腹中暴痛，血溢流注，精液衰少，目赤心热，甚则瞀闷懊恼，善暴死也。

---

① 气：原作"起"，据《素问·至真要大论》王冰注改。
② 癫：原作"癎"，据《素问·至真要大论》王冰注改。
③ 不：原作"始"，据《素问·至真要大论》王冰注改。
④ 胗：原作"痓"，据《素问·至真要大论》王冰注改。
⑤ 始：原作"不"，据《素问·至真要大论》王冰注改。
⑥ 蜚：原作"伏"，据《素问·至真要大论》王冰注改。
⑦ 捶扑：原缺，据《素问·至真要大论》王冰注补。

湿土郁之病

故民病心腹胀，腹鸣而为数后，甚则心痛胁腹，呕逆霍乱，饮发注下，胕^①肿身重，脾热之生也。

燥金郁之病

故民病咳逆，心胁^②满引少腹，善暴痛不可反侧，嗌干面尘色恶，金胜而木病也。

寒水郁之病

故民病寒客心痛，腰椎痛，大关节不利，屈伸不便，善厥，痞坚腹满，阴乘阳故也。

初之气

自大寒至立春、春分，厥阴风木之位，一^③阳用事而气微。故曰：少阳得甲子元头，常准以大寒交初之气，分以六周甲子，以应六气，下十一^④月、正月、二月少阳，三阴三阳亦同。

---

① 胕：原作"肘"，据《素问·六元正纪大论》改。

② 胁：原作"腹"，据《素问·六元正纪大论》改。

③ 一：原脱，据《医学启源·六气主治要法》补。

④ 十二：原作"傲一"，据《医学启源·六气主治要法》改。

二之气

春分至小满，少阴君火之位。阳气动①清明之间，有②阳明之位。

三之气

小满至大暑，少阳相火之位。阳气发，万物俱盛③，故亦云太阳旺。其脉洪大而长，天气并万物人脉盛衰④，造物造化亦同。

四之气

大暑至秋分，太阴湿土之位。阳气发散之后⑤，阴已用事，故曰太阴旺，此三阴三阳与天气标本阴阳异矣。脉缓大而长，燥金旺，紧细短涩，以万物干燥，明可见矣。

五之气

秋分至小雪，阳明燥金之位。阳⑥衰阴盛，故云金气旺，其脉细而微。

---

① 动：原脱，据《医学启源·六气主治要法》补。
② 有：原作"文"，据《医学启源·六气主治要法》改。
③ 盛：原作"成"，据《医学启源·六气主治要法》改。
④ 衰：《医学启源》无此字。
⑤ 此六字，原作"天气吉感夏后"，文义不通，据《医学启源》改。
⑥ 阳：原作"气"，据《医学启源》改。

终之气

小雪至大寒，太阳寒水^①之位。阴极而尽，天气所收，故曰厥阴旺。厥者，极^②也。其脉沉短而微^③。

风木肝酸　达针

与胆为表里，东方木也，色青，外应目，主治血。芍药味酸微寒，泽泻咸平，乌梅酸热。诸风掉眩，皆属于肝木，主动。治法曰：达者，吐也。其高者因而越之，可刺大敦，灸亦同。

暑火心苦　发针^④

与小肠为表里，南方火也^⑤，色赤，外应舌，主血运诸经。大黄苦寒，木香苦温，黄连苦凉，没药苦热。

诸痛痒疮疡，皆属于心火。治法曰：热者汗之，令其疏散也。可刺少冲，灸之亦同。

---

① 水：原作"分"，据《医学启源》改。

② 极：原作"尽"，据《医学启源》改。

③ "其脉"六字原无，依上文五气之例，据《医学启源》补。

④ 针：原作"汗"，据前后文例改。

⑤ 也：原无，据前后文例补，后"赤"字同。

湿土脾甘 夺针

与胃为表里，中央土也，色黄，外[①]应唇，主肌肉，应四时。蜜甘凉，甘草甘平。

诸湿肿满，皆属于脾土。治法曰：夺者，泻也。分阴阳，利水道。可刺隐白，灸亦同。

燥金肺辛 清针

与大肠为表里，西方金也，色白，外应皮毛、鼻[②]，亦行气。干姜辛热，生姜辛温，薄荷辛凉。

诸气膹郁，皆属于肺金。治法曰：清者，清膈，利小便，解表。可刺少商，灸亦同。

寒水肾咸 折针

与膀胱为表里，北方水也，色黑，外应耳，主骨髓。牡蛎咸寒，水蛭咸寒。

诸寒收引，皆属于肾水。治法曰折之，谓抑之，制其冲逆。可刺涌泉，灸亦同。

---

① 外，原无，据前后文例补。
② 依前后文例，此五字应作"外应鼻，主皮毛"。

大寒子上初之气

初之气为病，多发咳嗽，风痰风厥，涎潮，痹塞口喝，半身不遂，失音，风癫，风中妇人，胸中留饮、两脐腹微痛、呕逆恶心，旋运惊悸，狂阳心风，搐搦颤掉。初之气病，宜以瓜蒂散吐之，在下泄之。

春分卯上二之气

二之气为病，多发风湿^①风热。经曰：风伤于阳，湿伤于阴。微头痛，身热发作，风湿之候。风伤于卫气也，湿伤于脾气也，是以风湿为病，阴阳俱虚而脉^②浮，汗出身重，多眠鼻息，语言难出。此以上二证不宜下，若与巴豆大毒丸药，热证并生，重者必死。二之气病，宜以桂枝麻黄汤发汗而已。

小满巳上三之气

三之气为病，多发热，皆传足经者多矣。太阳、阳明、少阳、太阴、少阴、厥阴。太^③阳者，发热恶寒，头项痛，腰脊强。阳明者^④，身热目疼，鼻干不得卧。少阳者，胸胁痛，耳聋口苦，寒热往来而呕。此三阳属热。太阴者，腹满咽干，手足

---

① 湿：原作"温"，据《医学启源》改。
② 虚而脉：原作"自"，据《医学启源》改。
③ 太：原脱，据《医学启源》补。
④ 者：原脱，据《医学启源》补。

自温，自利不渴，或腹满时痛。少阴者，故口燥舌干而渴。厥阴者，腹满囊缩，喘热闷乱，四肢厥冷，爪甲青色。三之气病宜以清凉，上温下养，不宜用巴豆丸下之。

大暑未上四之气

四之气为病，多发暑气，头痛身热，发渴，不宜作热病治，宜以白虎汤。得此病不传染，次发脾泄、胃泄、大肠泄、小肠泄、大瘕泄，霍乱吐泻，下痢，及赤白相杂，水谷不分消，肠鸣切痛，面浮足肿，目黄口干，胀满气痞，手足无力，小儿亦如此。四之气病宜渗泄，五苓散之类也。

秋分西上五之气

五之气为病，多发喘息，呕逆咳嗽，及妇人寒热往来瘖疟，痹①痔，消渴中满，小儿斑瘾疮疱。五之气病宜以大、小柴胡汤，宜解治表里之类。

小雪亥上终之气

终之气为病，多发风寒，风痰湿痹，四肢不收。秋尽②冬水复旺，水湿相搏，肺气又衰。冬寒甚，故发则收引③，则病④

---

① 痹：《医学启源》作"痒"。
② 前十二字，原作"风痰风寒湿痹四肢秋收多"，据《医学启源》改。
③ 引：原无，据《医学启源》补。
④ 病：原无，据《医学启源》补。

痿厥弱无以运用。水液澄澈①清冷，大寒之疾。积滞瘕块，寒疝血瘕，凡气之疾。终之气病，宜破积发汗之类。

肝之经足厥阴风乙木

是动则病腰痛不可以俯仰，丈夫㿗疝，妇人少腹肿，甚则嗌干面尘脱色，是主②肝所生病者，胸满呕逆，飧泄狐疝，遗溺闭癃，为此诸病。

胆之经足少阳风甲木

是动则病口苦，善太息，心③胁痛不能转侧，甚则面微有尘，体无膏泽，足外反热，是为阳厥。是主骨所生病者，头痛颔痛，目内④眦痛，缺盆中肿痛，腋下肿，马刀挟瘿，汗出振寒，疟，胸、胁、肋、髀、膝、外至胫、绝骨、外踝前及诸节皆痛，小指次指不用，为此诸病。

心之经手少阴暑丁火

是动则病嗌干心痛，渴而欲饮，是为臂厥。是主心所生病者，目黄，胁痛，臑臂内后廉痛厥，掌中热痛，为此诸病。

---

① 澈：原无，据《医学启源》补。

② 主：原缺，据《医学启源》卷上补。

③ 心：《医学启源》卷上作"胸"。

④ 内：《医学启源》卷上作"锐"。

小肠经手太阳暑丙火

是动则病嗌痛颔肿，不可以顾，肩似拔，臑似折。是主液所生病者，耳聋，目黄，颊肿，颈、颔、肩、臑、肘、臂外后廉痛，为此诸病。

脾之经足太阴湿己土

是动则病舌本强，食则呕，胃脘痛，腹胀善噫，得后与气则快然如衰，身体皆重。是主脾所生病者，舌本痛，体不能动摇，食不下，烦心，心下急痛[①]，溏瘕泄，水闭，黄疸，不能卧，强立，股膝内肿厥，足大指不用，为此诸病。

胃之经足阳明湿戊土

是动则病洒洒振寒，善呻数欠，颜黑，病[②]至则恶人与火，闻木声则惕然而惊，心欲动，独闭户塞牖而处，甚则欲上高而歌，弃衣而走，贲响腹胀，是为骭厥。是主血所生病者，狂疟温淫，汗出鼽衄，口㖞唇胗，颈肿喉痹，大腹水肿，膝膑肿痛，循膺乳、气街[③]、股、伏兔、骭外廉、足跗上皆痛，中指不用。气盛则身以前皆热，其有余于胃则消谷善饥，溺色黄。气不足则身以前皆寒栗，胃中寒，则胀满，为此诸病。

---

① 《医学启源》"心下急痛"下有"寒疟"。

② 病：原脱，据《医学启源》补。

③ 街：原作"冲"，据《灵枢·经脉》改。

心包络手厥阴为母血

是动则病手心热，臂肘挛急，腋肿，甚则胸胁支满、心中憺憺大动，面赤目黄，喜笑不休。是主脉所生病者，烦心，心痛，掌中热，为此诸病。

三焦经手少阳为父气

是动则病耳聋，浑浑焞焞，嗌肿喉痹。是主气所生病者，汗出，目锐眦痛[①]，耳后、肩臑、肘臂外皆痛，小指次指不用，为此诸病。

大肠经手阳明燥庚金

是动则病齿痛颈肿，是主津液所生病者，目黄，口干，鼽衄，喉痹，肩前臑痛，大指次指痛不用。气有余则当脉所过者热肿，虚则寒栗不复，为此诸病。

肺之经手太阴燥辛金

是动则病肺胀满，膨[②]而喘咳，缺盆中痛，甚则交两手而瞀，此为臂厥。是主肺所生病者，咳，上气喘，渴，烦心，胸满，臑臂内前廉痛厥，掌中热。气盛有余，则肩背痛，风寒汗

---

① 目锐眦痛：后《医学启源》有"颊痛"。
② 膨：原作"膊"，据《灵枢·经脉》改。

出，中风，小便数而欠。气虚则肩背痛寒，少气不足以息，溺色变，为此诸病。

肾之经足少阴寒癸水

是动则病饥不欲食，面如漆柴，咳唾则有血，喝喝而喘[1]，坐而欲起，目肮肮如无所见，心如悬，若饥状。气不足则善恐，心惕惕如人将捕之，是为骨厥。是主肾所生病者，口热舌干，嗌肿上气，嗌干及痛，烦心心痛，黄疸肠澼，脊股内后廉痛，痿厥，嗜卧，足下热而痛，为此诸病。

膀胱经足太阳寒壬水

是动则病冲头痛，目似脱，项如拔，脊痛，腰似折，髀不可以曲，腘如结，踹如裂，是为踝厥。是主筋所生病者，痔，疟，狂，癫疾，头囟项痛，目黄泪出，鼽衄，项背腰尻腘踹脚皆痛，小指不用，为此诸病。

六门病证药方[2]

风治法：风淫于内，治以辛凉，佐以甘苦[3]，以甘缓之，以辛散之。

防风通圣散　天麻散　防风汤　祛风汤　小续命汤　消风

---

[1]　喝喝，原作"暍暍"，"而喘"原脱，据《医学启源》改补。

[2]　此标题原在"风门独治于内者"前，据《医方类聚》本改置此处。

[3]　甘苦：《医学启源》作"苦辛"。《素问·至真要大论》无"甘"字。

散　排风汤

暑治法：热淫于内，治以咸寒，佐以甘苦，以酸收之，以苦发之。

白虎汤　桂苓汤　玉壶丸　碧玉散　玉露散　石膏汤

湿治法：湿淫于内，治以苦热，佐以咸淡，以苦燥之，以淡泄之。

白术木香散　桂苓白术丸　五苓散　葶苈木香散　益元散神助散

火治法：火淫于内，治以咸寒，佐以甘①辛，以酸收之，以苦发之。

凉膈散　解毒丸　神芎②丸　八正散　调胃散　大小承气汤

燥治法：燥淫于内，治以苦温，佐以甘辛，以辛润之，以苦下之。

神功丸　麻仁丸　脾约丸　润体丸　润肠丸　四生丸　葶苈散

寒治法：寒淫于内，治以甘热，佐以苦辛，以辛散之③，以苦坚之。

姜附汤　四逆汤　二姜汤　术附汤　大已寒④丸　附子理中汤

风门独治于内者。

---

① 甘：《素问·至真要大论》作"苦"。

② 芎：原作"功"，据卷四《火四》改。

③ 佐以苦辛，以辛散之：《素问·至真要大论》作"佐以苦辛，以咸泻之，以辛润之"。

④ 已寒：原作"戊己"，据卷四《寒六》改。

防风通圣散　防风天麻丸　防风汤　小续命汤　消风散 祛风丸　承气汤　陷胸汤　神芎丸　大黄丸　备急丹

暑门独治于外者。

白虎汤　桂苓甘露散　化痰玉壶丸　益元散　玉露散　石膏散　拔毒散　水澄膏　鱼胆丸　金丝膏　生肌散

湿门兼治于内者。

五苓散　葶苈木香散　白术木香散　益元散　大橘皮汤 桂苓白术丸　神助散　大柴胡汤　小柴胡汤　柴胡饮子　防风通圣散　防风当归饮子

火门兼治于外者。

凉膈散　黄连解毒汤　泻心汤　神芎丸　八正散　调胃散 调胃承气汤　桂苓汤　麻黄汤　小建中汤　升麻汤　五积散

燥门先治于内，后治于外者。

神功[1]丸　脾约丸　麻仁丸　润体丸　四生丸

谓寒药攻其里，大黄兼牵牛之类。

谓热药攻其表，桂枝、麻黄、升麻之类。

寒门先治于外，后治于内者。

姜附汤　四逆汤　二姜汤　术附汤[2]　大已寒丸　理中丸

谓热药攻其表，谓寒药攻其里。

《内经》湿变五泄

六气属天，无形，风、暑、湿、火、燥、寒。

---

[1]　功：原作"芎"，据卷十二《燥门》改。

[2]　此四汤方原在"谓热药攻其表，桂枝麻黄升麻之类"之后，据医学大成本改置此处。

五形湿属戊己，湿入肺经为实。

六味属地，有质，酸、苦、甘、辛、咸、淡。

五脏湿属脾胃，湿入大肠为虚。

胃泄风湿

夫胃泄者，饮食不化，完谷出，色黄，风乘胃也，宜化剂之类。

脾泄暑湿

夫脾泄者，腹胀满，泄①注，实则生呕逆。三证宜和剂、淡剂、甘剂、清剂之类。

大肠泄燥湿

夫大肠泄者，肠鸣切痛。先宜寒剂夺之，次宜甘剂分其阴阳也。

小肠泄热湿

夫小肠泄者，溲而便脓血，少腹痛。宜寒剂夺之，淡剂、甘剂分之。

---

① 泄：原脱，据《难经·五十七难》补。

大瘕泄寒湿

夫里急后重，数至圊而不能便。先宜清剂、寒剂夺之，后以淡剂、甘剂分之。或茎中痛亦同。

金匮十全之法

飧泄：春伤于风，夏必飧泄，暮食不化，亦成飧泄。风而飧泄者，先宜发剂，次宜淡剂、甘剂、分剂之类。

洞泄：春伤于风，邪气留连，乃为洞泄，泻下褐色。治法同上，又宜灸分水穴。湿气在下，又宜以苦剂越之。

洞泄寒中：洞泄寒中，俗呼曰休息痢。洞泄属甲乙风木，可灸气海、水分、三里，慎勿服峻热之药。小便涩则生，足肿，腹胀满者死于庚辛之日。如尸臭者不治。

霍乱：吐泻，水谷不化，阴阳错乱。可服淡剂，调以冰水，令顿服之则愈。

注下：火气太过，宜凉剂，又宜淡剂，调冰水，令顿服之则愈。此为暴下不止也。

肿蛊：三焦闭涩[1]，水道不行，水满皮肤，身体痞肿。宜越剂、发剂、夺剂。

䐜胀：浊气在上不散，可服木香槟榔丸、青皮、陈皮之[2]属。大肠为浊气逆，肺金为清气逆，气化则愈矣。

肠鸣：燥湿相搏为肠鸣，中有湿亦为肠鸣，火湿相攻亦为

---

① 涩：原作"溢"，据医学大成本改。
② 之：原脱，据《医方类聚》本补。

肠鸣。治法同上，治之大效。

支满骛溏：上满而后泄，下泄而后复上满，治法同上。久则反寒，治法同寒中。如骛溏而肠寒者亦斯义，风湿亦有支满者。

肠澼：大小便脓血，治法同上。又宜不二丸、地榆散、驻车丸及车前子等药，次宜淡剂、甘剂、分剂之类。

脏毒：下血，治法同上。又宜苦剂、夺剂，以苦燥之。如酒毒下血同。

大小便血：大小便血[①]，治法同上。血温身热者死，火之成数，七日而死，如尸臭者不治。

脱肛：大肠热甚也。用酸浆水煎三五沸，稍热渫洗三五度，次以苦剂坚之则愈。

广肠痛：治法同上。又大黄牵牛丸、散夺之法，燥涩亦同。痔漏、广肠痛、肠风下血，皆同脏毒治法。

乳痔肠风：肛门左右有核。《内经》曰：因而饱食，筋脉横解，肠澼为痔。属大肠经，可服枳壳之属。大癥瘕[②]生肠风，乳痔相连。

金匮十全五泄法后论

天之气，一也。一之用，为风、火、燥、湿、寒、暑。故湿之气，一之一也，相乘而为五变。其化在天为雨，在地为泥，在人为脾，甚则为泄。故风而湿，其泄也，胃。暑而湿，其泄也，脾。燥而湿，其泄也，大肠。热而湿，其泄也，小肠。寒而湿，

---

① 血：原脱，据《医方类聚》本补。
② 瘕：原作"癥"，据下篇《金匮十全五泄法后论》改。

其泄也，大瘕。若胃不已，变而为飧泄；飧泄不已，变而为洞泄；洞泄不已，变而为脾[1]泄寒中，此风乘湿之变也。若脾泄不已，变而为霍乱；霍乱不已，变而为注下；注下不已，变而为肿盅，此暑乘湿之变也。若大肠泄不已，变而为膜胀；膜胀不已，变而为肠鸣；肠鸣不已，变而为支满鹜溏，此燥乘湿之变也。若小肠泄不已，变而为肠澼；肠澼不已，变而为脏毒；脏毒不已，变而为前后便血，此热乘湿之变也。若大瘕泄不已，变而为脱肛；脱肛不已，变而为广肠痛；广肠痛不已，变而为乳痔肠风，此寒乘湿之变也。凡此一[2]十五变，若无湿则终不成疾。况脾胃二土共管中州，脾好饮，脾亦恶湿，此泄之所由生也。

凡下痢之脉，微且小者生，浮大者死。水肿则反是，浮大者生，沉细者死。夫病在里脉沉，在表脉浮。里当下之，表当汗之。下痢而脉浮滑，水肿者脉沉细，表里俱受病，故不治也。凡脏血[3]便血，两手脉俱弦者绝死[4]，俱滑大者生，血温身热者死。王太仆则曰：若下血而身热血温，是血去而外逸也，血属火故也。七日而死者，火之成数也。

夫飧泄得之于风，亦汗可愈。或伏惊怖，则胆木受邪，暴下绿水，盖谓戊己见伐于甲木也。婴儿泄绿水，《素问》有婴儿风，理亦如之。洞泄者，飧泄之甚，但飧泄近于洞泄，洞泄久则寒中，温之可也。治法曰：和之则可也，汗之则不可。盖在腑则易治，入脏则难攻。洞泄寒中，自腑而入脏，宜和解而

---

[1]　脾：原作"洞"，据日正德本、千顷堂本改。
[2]　一：原作"二"，依上文诸泄计一十五变，据改。
[3]　血：疑"毒"字之误。
[4]　绝：原在"死"后，据文义乙转。

勿争。

水肿之作者，未遽而然也。由湿遍于大肠，小溲自涩，水湿既潴，肿满日倍，面黄腹大，肢体如泥，湿气周身，难专一法。越其高而夺其下，发其表而渗其中，酸收而辛散，淡渗而苦坚，用攻剂以救其甚，缓剂以平其余。如是则孤精得气，独魄反阳，亦可保形，陈莝去而净府洁矣。

彼豆蔻、乌梅、罂粟囊勿骤用也，设病形一变，必致大误。或通而塞，或塞而通，塞塞通通，岂限一法？世俗止知塞剂之能塞，而不知通剂之能塞者，拘于方也。凡治湿，皆以利小溲为主。诸泄不已，宜灸水分穴，谓水谷之所别也。脐之上一寸半，灸五七壮，腹鸣如雷，水道行之候也。凡湿勿针，《内经》虽云缪刺其处，莫若以张长沙治伤寒法治之，盖泄者，亦四时伤寒之一也。仲景曰：上涌而下泄，表汗而里攻，半在表半在里，则宜和解之，表里俱见，随证渗泄。此虽以治伤寒，其于治湿也同，仍察脉以视深浅，问年壮以视虚实，所投必如其意矣。

顷商水县白堤酒监单昭信病飧泄，逾年不愈，此邑刘继先命予药之，为桂枝麻黄汤数两，一剂而愈。因作五泄图，撼《难经》《素问》本意书录于上，刊而行之，诚有望于后之君子。

戴人张子和述。以上之图，校改为篇法。

卷十一

风论

论曰：人之生也，负阴而抱阳，人居一气，道在其中矣。外有八邪之相荡，内有喜怒之交侵，真气内弱，风邪袭之。风之伤人，或为寒热，或为疼痛，或为偏枯，或为拘挛，其候不一。风者，善行而数变。此乃风者，百病之始，万病之长也。盖内不得通，外不得泄，此谓之病生于变乱也。或失音而昏冒，或口目而㖞斜，可用三^①圣散吐之。或不知人事者，或牙关紧急者，粥不能下、不能咽者，煎三圣散鼻内灌之，吐出涎沫，口自开也。次服无忧散、通解丸、通圣、凉膈、人参半夏丸、桂苓甘露散、消风散热、除湿润燥养液之药排而用之。切忌鸡猪鱼兔，油腻酒醋，荞面动风之物及引痰之食。

大凡头风眩晕，手足麻痹，胃脘发痛，心腹^②满闷，按之有声，皆因风，风寒湿三气杂至，合而为痹也。在上谓之停饮，可用独圣散吐之。吐讫，后服清上辛凉之药，通圣散加半夏之辛。仲景云：此痰结胸中而致也。

---

① 三：原作"二"，据卷四《风八》改。
② 腹：原作"酸"，据卷四《风八》改。

大凡风痫病发，项强直视，不省人事，此乃肝经有热也。或有咬牙者，先用葶苈苦酒汤吐之，吐后可服泻青丸下之，次服加减通圣散。显咬牙证，用导赤散治之则愈。如病发者，可用轻粉、白矾、礞石、代赭石，发过米饮调之。经云：重剂以镇之。

大凡人病雷头懒干，俗呼之谬名也。头痛昏眩，皆因浴发而得之，即为首风。此因邪风在于胸中，热甚化而为痰，风之所致也。可以茶调散吐之，吐讫，次用藏用丸下之，后可服乌荆丸。若是雷头者，上部多有赤肿结核，或面热无汗。经云：火郁发之。开导之，决之，可用锋针出血则愈。《灵枢经》云：夺血者无汗，夺汗者无血。血汗俱荡，岂不妙哉。衰老者可用凉膈解毒，消风散热为治；年壮者可以荡涤积热，大黄、牵牛，气血宣通，便无壅滞而愈。

凡人患目肿，经年不瘥，俗言头风所注，更加头痛者，岂非头风者欤？此乃足厥阴肝之经、手少阴心之经，兼五脏俱有大热也。可先用通解丸通利大小便，大黄越桃饮子。治肝热者，羌活、决明散服之，大有神效矣。

凡目有泪出，俗言作冷泪者，非也。《内经》曰：肝液不禁，此大热熏蒸于肝也。热极生风，风冲于外，火发于内，风热相搏，此大泪出也。内外皆治，可以愈也。治外以贝母一枚白腻者，加胡椒七枚，不犯铜铁，细研，临卧点之。治内者，祛风散热之剂，可用当归饮子服之。阳热极甚者，目睛发痛不可忍者，可用四物汤加汉防己、草龙胆，送下神芎丸五七十丸，利三五行则愈。

凡人病痰发者，其证不一，盖有五焉，一曰风痰，二曰热痰，三曰湿痰，四曰酒痰，五曰食痰。诸痰在于膈上，使头目不能清利，涕唾稠黏，或咳唾喘满，或时发潮热，可用独圣散吐之，次服加减连翘①饮子或搜②风丸间而服之。《内经》曰：所谓流湿润燥之义也。

凡人但冒风邪温病，前三日在表，未入于里，其候头项强痛，身热恶风寒，有汗无汗，腰痛不得俯仰，可用益元散五钱，通圣散五钱，相合服之，名曰双解散。用水一大碗，生姜十余片，连须葱白五七茎，豆豉一撮，煎至三五沸，去滓，先服大半。良久，以钗子探咽喉中，吐出痰涎，不可漱口，次又服少半。投之如未汗出，更用葱醋酸辣汤再投之，衣被盖覆，汗出则愈矣。《气交变大论》云：岁火太过，炎暑流行，火气太剧，肺金受邪，上应荧惑，大而明现。其病热郁，可用辛凉之剂，万举万全。夫扰攘之世，药宜辛凉以解火。治世人民安静，如用升麻葛根汤、败毒散辛温之剂亦无加害，亦可加葱白、盐、豉，上而越之，表而解之。《内经》曰：因其轻而扬之。扬者，发扬也。吐汗之后宜大将息，旬日之后不可犯之，犯之其病复作也。

凡伤寒疫疠，一法若无药之处可用。酸齑汁一大碗，煎三五沸，去菜叶，饮讫，候少时，用钗子咽喉中探吐，如此三次，再煎葱醋汤投之，衣被盖覆，汗出而瘥。《内经》曰：酸苦涌泄为阴。伤寒三日，头痛身热，病在上，宜涌之，涌后以淡粥养之。

又一法：用凤凰台散嗅于鼻内，连嚏二三十次。嗅药时坐于暖室中，嚏罢以浆水粥投之，衣被盖之，汗出而愈。嚏法同吐法用之。

---

① 连翘：原脱，卷四《风痰三十三》凉膈散，无加减饮子。凉膈散又名加减连翘饮子，故补入。
② 搜：原作"疏"，据卷四《风痰三十三》改。

一法导引，若无药处用之。令人盘两足而坐，以两手交十指攀头后风池、风府二穴，此风之门也。向前仰首，数至于地，如此连折，点地一百二十数。急以酸醋白汤投之，汗出即解。

凡男子、妇人、小儿手足麻痹，肌肉不仁者，风寒湿三气相杂至，合为痹。先用黄芩芍药汤吐之，吐讫，次用通解丸，通经而泻之，泻讫，更用辛甘之剂汗之。汗泻之后可用当归清凉饮子，兼乌荆丸、除湿丹和血行经之药则愈矣。

凡人病痰证发者，比前论更多有三证，显证共成五也，一曰风痰，二曰热痰，三曰湿痰，四曰酒痰，五曰食痰。诸痰在膈[①]上，焦[②]毒熏于头者，诸阳之会首也。故令病人头重目涩，涕唾稠黏，或咳嗽喘满，时发寒热，可用赤小豆汤吐之，吐后各随其证而治之。可服消风去热导湿，化痰者可服通圣加半夏导气之剂，岂不妙哉。如新暴风痰者，形寒饮冷；热痰者，火盛制金；湿痰者，停饮不散，可服加减连翘饮子、除湿丹、无忧散。亦有酒痰者，解毒三圣丸主之。五者食痰，可用汉防己丸、丹砂[③]选而用之。若依法服之，决有神效。

论火热二门

凡伤寒、中风、温疫、时气、冒暑，感四时不正之气，若邪毒之气，人或感之，始于巨阳受之，二日阳明受之，三日少阳受之，前三日在于表，阳也；后三日在于里，阴也。《内经·热

---

① 膈：原作"口"，据本卷上文"痰发"一段改。

② 焦：疑当作"热"。

③ 丹砂：应指丹砂丸，宋王衮《博济方》丹砂丸，主治酒食所伤，积滞不化。

论》通谓之伤寒。热病者，言一身之热气也。伤寒者，外感于寒邪也。夫伤寒之寒热者，恶寒为表热里和，故恶寒脉浮大也；发热为里热表和，故发热脉滑实也。可以吐法而解之，用拔雪汤主之。生姜、葱白、豆豉同煎葶苈苦酒汤，上而越之。若病人脉沉实者，或不大便，喘满谵语，不必拘日数，急攻于里，可用通解丸。胃中渴燥者，大承气汤下之。慎不可用银粉、巴豆粉霜、杏仁、芫花热性之药，用之必致危殆。仲景云：调理伤寒者，皆在汗下之理，当明表里，无不愈矣。差之毫厘，失之千里，深可慎之。汗下之后切宜慎口，可服淡粥而养之，不然其病复作。

又论伤寒七八日，潮热腹满，发黄有斑者，何脏使然？《内经》云：手太阴肺经，足太阴脾经，足阳明胃经，手少阴心经，此四经受病也。仲景云：两寸口脉俱浮滑，胸中有痰攻上者，可用瓜蒂散吐之，吐后随证调治①处药。发黄之证，皆因阳明中风，太阳中湿，瘀血与宿谷相搏，令人发黄。煎栀子茵陈蒿汤，调加减五苓散服之，后利小便快者如皂角色汁，此为效矣。发斑者，心经受热，故有此证。详斑轻重用药之理，轻者斑红，可用越桃饮子。重者斑紫，毒气胃中盛也，大青四物汤、元参升麻汤主之。潮②热腹满者，谓邪热在胃中也，可以荡涤邪热，流湿润燥，宜急治之。杂病寸口脉沉实者，亦在胸中有痰③，启玄子注云：上盛不已④者，吐而夺之。此病乃瘵矣。斑黑者，危而难治也。黄病血病，问其小便利与不利也，验。又有头痛

---

① 治：原作"法"，据日正德本、千顷堂本改。
② 潮：原作"渐"，据日正德本、千顷堂本改。
③ 痰：原无，有较本据上下文义补，义较顺，今从之。
④ 上盛不已：原作"上盈不愈"，据卷四《解利伤寒七》改。

数日不止者，此乃六阳受病也。手之三阳，从手走至于头；足之三阳，从上走至于下①，盖六阳之聚会也。久痛不愈者，令人丧目，以胸膈亦有宿痰故也。先以羌活散涌之，以川芎石膏散、白虎汤选而服之，则愈矣。

又一法，治头痛不愈者，可煎连须葱白豆豉汤多服之，后吐为效。吐后可服川芎薄荷汤辛凉之剂，清上之药，疏风丸散之类。仲景云：伤寒头痛，脉寸口急而头痛是也。

凡男子有病，面黄身热，肌瘦，寒热往来如疟状，更加涎嗽不止，或喘满，面目浮肿者，或身体俱热，或有自汗，《内经》云：病名伤寒夹劳之证也。治之奈何？病在上者，其高者因而越之，可用防己散吐之，吐后初用通解丸一服，次服人参黄芪散、当归饮子、加减小柴胡汤，择而用之。《内经》谓男女之证皆同，类用其治法也。依此调治，无不取效矣。

凡人病心胸痞闷，不欲饮食，身体壮热，口燥舌干，大小便不利。有一工治之，说下元虚冷，便投暖药十数服，其病不愈。又一医所论与前亦同，又投暖药五七日，其证转加困弱，请余治之。诊脉而说曰：审问日数、饮食、大小便何似？小便赤色，大便黑色，便言伤寒瘀血之证。初用大黄芍药汤二剂，次服犀角地黄汤二服，后用通经丸一服，换过大便黄色，以为效验。此药服十余服，方可病瘥矣。

凡男子妇人所显证候，皮肤发热，肌肉消瘦，四肢倦怠，兼有头痛颊赤，心忪，唇干舌燥，日晡潮热，夜有盗汗，涕唾稠黏，胸膈不利，或时喘嗽，五心烦热，睡卧不安，饮食减少，多思水浆，经脉不通，病名曰何病？《奇病论》曰：女子不月，

---

① 从上走至于上：原作"从下走至于上"，《灵枢·逆顺肥瘦》："足之三阳，从头走足"据改。

血滞之病也。男子肾虚，精不足也。凡治此证，降心火，益肾水，此之谓也。可先用通解丸泻三二行，次服当归饮子，又用加减五苓散、木香三棱丸、人参黄芪散、犀角散之类，详其虚实，选而用之。若咯脓咯血，大小便血，但亡血者不可宣吐，勿服酸辛热物，姜附之类药，不可不戒慎也。若犯诸亡血之证者，不可发汗，不可温补。脾胃之药若服之，虽进饮食，不生肌肉，此病转加危笃，乃成虚劳之病也。

凡医人不明发表攻里，乱投汤剂，有误性命，更大忌夏月燔灸中脘、脐下、关元、气海、背俞、三里等。燔灸千百壮者全无一效，使病者反受其殃，岂不痛哉？虚劳之疾，私嗜肉食、面、辛酸之物，不可食之，但可食者，谨按神农食疗而与之。菠棱葵菜、冰水清凉之物不可禁也，且图寒凉滑利肠胃，使气血并无壅碍燥涩。经曰：谷入于胃，脉道乃行。水入于经，其血乃成。若不忌慎，致令病人胃口闭涩，则形体渐瘦，此乃死之由也，诸劳皆仿此。但诸人咯脓血、衄血、大小便血者，可服三黄丸、黄连解毒丸、凉膈散加桔梗、当归，大黄芍药、犀角地黄汤大作剂料，时时呷之。《内经》曰：所谓邪热伤于肝心之病，依此调治，万举万全矣。

凡人年四十以上，日久多言，以致虚损，面色黧黑，饮食无味，心胸痞闷，四肢倦怠，肌体余热，大小便不利，治之奈何？《内经》曰：不可热补之。夫男子肾虚，水不足也。凡补虚之剂，多用乌、附、天雄之类，岂知肾恶燥也。女子阴虚，血不足也。凡补虚多以阳剂，是以知阳胜而阴亏也。不可用性热之药补之，空心可服加减八物丸、当归饮子、减桂五苓散。烦渴，加益元，名曰淡渗散。更服通解丸，显仁丸亦可服之，大有神效。

凡人有脏毒下血，何谓也？《生气通天论》曰：邪热伤肝，因而大饱^①，筋脉横解，肠澼^②为痔。故脓血者，血随热行，参差入于肠胃之间，乃成泻血也。若身体壮热则为难治，身凉者，可治也。可先调中消血，荡除积血，泻之三二行。泻后服芍药柏皮丸、黄连解毒汤、五苓散、益元散各停，新汲水调下五七钱。甚者取地黄汁半盏，服之则愈矣。

凡下利脓血，腹痛不止者，何也？诸痛痒皆属于心火也。可用通解丸加减泻之，量其虚实用之。次用消湿散加生姜、大枣、芍药服之。泻讫，又用新水调五苓散服之。又一法，煎灯芯汤调下益元散五七钱。此病大忌油腻腥荤热物。

湿热门

凡吐呕而泻，病名曰何也？《内经·热论》云：此乃转筋霍乱之证也。何气使然？此乃邪气在于中焦，使阴阳二气不能升降。其证心痛而吐，吐则先腹痛而泻，心腹俱痛则吐泻并作，使致挥霍之间自然撩乱。此证喜寒凉之物，可用冰水调五苓、益元则愈矣，大忌热物。转筋之病，治之奈何？经曰：劳者温之。温者，温存之意也。

又一法：生姜汤、益元散、白术散、禹功^③散，加冰沉冷，细细呷之。渴未止者，频频饮之，如无冰，新汲水亦得用之。大忌白粥米汤，桂附种种之燥药不可服之，服之必死。如无药

---

① 大饱：《生气通天论》作"饱食"。

② 澼：原作"癖"，据《生气通天论》改。

③ 功：原作"攻"，据医学大成本及上下文义改。下凡见"禹攻散"，皆改作"禹功散"。

处，可服地浆。地浆者，掘地作坑，注新水于其中搅浑，旋旋取澄清者，饮三五盏立愈。

凡大人、小儿暴注水泻不止，《内经》曰：此名暴速注泻。久而不愈者为涌泄注下。此乃火运太过之病也，火注暴速故也。急宜用新汲水调下甘露饮子、五苓散、天水散，或用井花水煎此药，放冷服之，病即瘥矣。不可用御米壳、干姜、豆蔻、圣散子之类，纵然泻止，肠胃气滞不通，变为腹胀。此法宜分阴阳，利水道，乃为治法之妙也。

《上古天真论》云：一阴一阳之谓道。故男女有阴阳之质不同，则天癸精血之形亦异。阴静而海满血溢，阳动而应合精泄。二者通和，故能有子。《易·系辞》曰：男女媾精，万物化生，人禀天地而成形也。

风门

凡中风[①]，失音闷乱，口眼㖞斜，《内经》曰：风之为病，善行而数变。感则害人，有仓卒之变，故百病皆生于风也。可用三圣散鼻内灌之，吐出涎，口自开也。如不省人事，牙关紧闭，粥药不能下者用此药。如无此证，可三圣散吐之，次服通圣散、凉膈散、人参半夏丸、桂苓甘露散等。切忌鸡猪鱼兔，酒醋荞面动风之物，引痰之食。吐痰之法在方论中。

凡头风眩晕，手足麻痹，胃脘发痛，心腹满闷，按如水声，可用独圣散吐之，吐讫可用清上辛凉之药。仲景曰：此寒痰结在胸中而致然也。

---

① 中风：原作"风中"，据医学大成本改。

凡痫病至于呆证者，用三圣散吐之，于暖室中勿令透风，可以汗下吐三法俱行。次服通圣散，百余日则愈。

凡雷头懒干，俗呼之谬名也。此疾胸中有寒痰，由多沐之所致也。可以茶调散吐讫三二升，次用神芎丸下讫三五行，然后服愈风饼子则愈矣。此雷头者，是头上有赤肿结核，或如酸枣状，可用铍针出血则愈矣。

凡赤目经年不愈，是谓头风所注，更加头痛，可用独圣散吐之，次服洗心散、八正散之类。赤目肿作，是足厥阴肝经有热，用利小便、泻肝经、除风热之寒药则愈矣。

凡风冲泣下，俗呼为冷泪者，谬也。《内经》曰：太阳不能禁固，因风冲于外，火焚于内，风热相搏，由此泣下。《内经》曰：热则五液皆出。热甚则泪出，治之以贝母一枚，白腻者佳，胡椒七枚，不犯铜铁，研细点之，临卧。治法曰：风宜辛散，寒宜甘发。气遇寒则凝，血得热则散。

凡诸痰在于膈上，使头目不能清利，涕唾稠黏，或咳嗽喘满，时发潮热，可用独圣散吐之，次服搜风丸之类。《内经》曰：所谓流湿润燥之义也。

凡冒风、时气、温病、伤寒，三日以里，头痛身热恶寒，可用通圣散、益元散各五七钱，水一大碗，入生姜十余片，连须葱白十余茎，豆豉一撮，同煎三五沸，去滓，先服多半。良久，以钗子探于咽中吐了，不得漱口，次用少半投之，更用酸辛葱醋汤投之，衣被盖覆，汗出则解。

夫扰攘之世，常与《内经》岁火太过同法。岁火太过，炎暑流行，火气大剧，肺金①受邪，上应荧惑，大而明显。若用

---

① 肺金：原作"金肺"，据《素问·气交变大论》乙转。

辛凉之剂解之，万举万全。治世^①人民安静，则便同水化，可以升麻汤、葛根汤、败毒散辛温之剂解之，虽有潮热，亦无加害。亦可加豆豉、葱白，上涌而表汗自出。《内经》曰：因其轻而扬之。扬者，发扬也。吐汗所以发寒热之邪也。吐汗之后，必大将息，旬日之后，其邪不复作也。

凡大人、小儿风湿寒三气合而为痹，及手足麻痹不仁。《内经》曰：荣虚卫实。皮肤不仁，痹而不知痒痛，可用郁金散吐之，次服导水丸轻寒之药泄之。泄讫，次以辛温之剂发散汗出，后常服当归、芍药、乌头、附子行经活血之药则愈矣。

凡风蛀牙疼久不愈者，用针签巴豆一枚，以灯燎之，烟尽存性，于牙根盘上熏之则愈。

凡泄泻米谷不化，日夜无度，腹中雷鸣，下利完谷，可用导水丸、禹功散泄之。或病人老弱气虚，可用无忧散泄之。再观病势强弱，候一二日^②，可服胃风汤以治其风。如不愈者，更服桂枝麻黄汤，汗之则愈。《内经》曰：夫风之中为肠风飧泄。启玄子云：风入胃中，上熏于胃，故食不化而下泄。又云：暮食不化为飧泄。又经云：春伤于风，夏为飧泄。故风宜出汗。肠中鸣者，风以动之，动而有声。慎不可用罂粟、豆蔻、干姜太燥之药。病渐者燥之，去其湿则愈。病甚者攻之，不动反能为害。经曰：其减则渐，其加则甚。可用五苓散去猪苓加人参散。

凡富贵膏粱之家病疟，或间日，或频日发，或热多寒少，或寒多热少，宜大柴胡汤下过三五行，次服白虎汤，或玉露散、桂苓甘露散之类。如不愈者，是积热太甚，以神芎、三花神祐丸、调胃承气汤等大作剂料下之，下后以长流水煎五苓散服之。

---

① 治世：原无，据卷四《解利伤寒七》，及本卷首《风门》补。

② 日，原脱，据卷四《疟利十五》补。

或服小柴胡亦可，或先以常山散吐之，后服凉膈散、白虎之类必愈矣。大忌发热之物，猪鸡鱼兔，五辛之物，犯之则再发也。

凡田野贫寒之家病疟，为饮食粗粝，衣服寒薄，劳力动作，不与膏粱同法。临发日，可用《野夫多效方》中温脾散治之。如不愈，服辰砂丹治之，必愈矣。如吃罢此药，以长流水煎白虎汤服之，不服食热物，为疟疾是伤暑伏热故也。《内经》曰：夏伤于暑，秋必病疟。

凡男子妇人骨蒸热发，皮肤枯干，痰唾稠黏，四肢疼痛，面赤唇焦，盗汗烦燥，睡卧不安，或时喘嗽，饮食无味，困弱无力，虚汗黄瘦等证，《内经》曰：男子因精不足，女子因血不流，而得此证。可以茶调散轻涌讫，次以导水丸、禹功散轻泻三五行，后服柴胡饮子、桂苓甘露散、犀角散之类。大搜风丸、白术丸、调中汤、木香槟榔丸、人参散，量虚实选而用之。或咯血、便血，诸亡血者并不宜吐，不可不知。慎勿服峻热姜附之药，若服之饮食难进，肌肉消减，转加危笃。

五劳之病，今人不明发表攻里，遂误至此。大忌暑月于手腕、足踝上着灸。以其手足者诸阳之表，起于五指之外。《内经》曰：诸阳发四肢。此穴皆是浅薄之处，灸疮最难痊也。及胸次①、中脘、脐下、背俞、三里等穴，或有灸数百壮者，加以燔针，略无寸效，病人反受苦楚，可不思之。劳疾多馋所思之物，但可食者，宜照《食疗本草》而与，菠菜葵羹，冰水凉物慎不可禁，且因水谷入胃，脉道乃行也。若遇禁则胃口闭而形体渐瘦而脉大，乃死之候也。诸劳皆仿此。

凡病人虚劳，多日无力，别无热证者，宜补之，可用无比

---

① 次：原作"穴"，据卷四《骨蒸热劳二十七》改。

山药丸则愈矣。

凡痔漏肿痛，《内经》曰：因而大饱，筋脉横解，肠澼[1]为痔。痔[2]而不愈，变为漏，痔与漏，其治同法。《至真要大论》云：太阳之胜，凝凛且至，非时水冰，痔疟取法[3]。注云：水气太胜，阳火不行，此言阳火畏水，郁而为痔。又少阴之复，痱疹疮疡，痈疽痤痔。注云：火气内蒸，金气外拒，阳热内郁，故为痱疹疮疡，疹甚亦为疮也。热少则外生痱疹，热多则内结痈痤。小肠有热，则中外为痔。其热复之变，皆病于身后及外侧也。又《灵枢》云：太阳经虚则为痔、疟、癫疾。盖水虚则火所乘故也。可先用导水丸、禹功散泻讫，次服枳壳丸、木香槟榔丸，更以葵羹、菠菜通利肠胃，大忌房室、鸡鱼酒醋、辛热之物。

凡富贵之人痰嗽，多是厚味所致，《内经》云：所谓味厚则发热。可服通圣散加半夏以止嗽，更服人参半夏丸以化痰坠涎，止嗽定喘。贫乏之人多感风冷寒湿，《内经》曰：秋伤于湿，冬生咳嗽。可服宁神散、宁肺散加白术之类。若咳极面赤，烦冤半晌者，此火化乘肺也，宜详辨之。

凡大人、小儿病沙石淋，及五种淋涩癃闭，并脐腹痛，益元散主之，以长流水调下。盖因热在膀胱，燥其津液，故俗谓冷淋者，天下之通弊也。五苓散减桂加益元散，名曰淡渗散。

凡两目暴赤痛者，肿不止，睛胀胬肉，结成翳膜，速宜用

---

① 澼：原作"癖"，据《素问·生气通天论》改。

② 痔：原脱，据卷四《痔漏肿痛十九》补。

③ 太阳之胜……痔疟取法：《素问·至真要大论》作"太阳之胜，凝凓且至，非时水冰，羽乃后化。痔疟发，寒厥入胃则内生心痛，阴口乃疡……。"

秆草左右鼻窍内弹之，出血立愈。病甚，人囟^①上百会穴、攒竹、眉间皆可，出血则愈矣。口噙水，紧扣衣领，不可便喷水，候血尽便吐了水。盖暴赤肿痛乃龙火之疾，养成之热也。《难经》曰：目得血而能视。不得已而用之，血化泪，痛而所出。经曰：本病相传，先以治其气。急则治其标，缓则治其本。

又一法：两目赤肿，发痛不止，用长流水煎盐汤吐之，次服神芎丸、四物汤之类。经曰：暴病暴死，皆属于火也。又曰：治病有缓急，急则治其标，缓则治其本。标者，赤肿也。本者，火热也。盐汤咸寒，所以制火。两目赤肿，痛不能开者，以青金散鼻内嗜之、嚏之，真气上涌，邪气自出。

凡大人、小儿口疮唇紧，用酸浆水洗去白痂，临卧贴赴筵散。如不愈，贴铅白霜散必愈矣。

凡妇人、男子喉闭肿痛不能言者，刺两手大拇指爪甲如韭叶，少商井穴也，以铍针浅刺去血立愈。如不愈，以温血汤口中含漱，是以热导热之法也。

凡头肿痛、瘰疬，及胸臆胠胁之间或有疮痂肿核不消，及脓水不止，可用沧盐一二两炒过，以长流水一大碗煎之，放温，作三五次顿服讫。良久，于咽喉中以钗股探引吐之，去冷痰三二升，次服和血通经之药。《内经》曰：咸味涌泄为阴。《铜人》记：少阳起于目锐眦，行耳后，下胁肋，过期门。瘰疬、结核、马刀挟瘿，足少阳胆经多气少血之病也。

凡瘿袋胀闷，《养生论》云：两山挟水，其人多瘿疾。土厚水深，其人多瘿，地势使然也。此可服人参化瘿丹自消。瘿药多用海藻、海带，味属咸寒。

---

① 囟：原脱，据医学大成本补。

　　凡背疮初发，便可用藏用丸、玉烛散大作剂料，下脏腑一二十行。次用铧针于肿娖处，循红晕周匝内密刺三层，出血尽，以温软帛拭去血。甚者百会委中皆出，后用阳起石①散敷之。不可便服十味内托散，其中犯官桂，更用酒煎，男子以背为阳，更以热投热，无乃太热乎？

　　凡便痈者，谬名也，乃男子血疝也，《难》《素》所不载。然而是厥阴肝之经络，是血流行之道路也。冲脉、任脉、督脉亦属肝经之旁络也。《难经》曰：男子七疝。血疝者，乃七疝之一也。治以导水丸、桃仁承气汤，或抵当汤，投之同瘀血法。聚而不散，可以大作剂料，大泻一二十行，次以玉烛散和血通经之类是也。世人多用大黄、牡蛎，间有不愈者，是不知和血通经之道也。

　　凡下疳久不愈者，俗呼曰臊疳。可以导水丸、禹功散先泻肝经讫，以木香散傅之，日上三两度，后服淡粥一二日止。

　　凡一切恶疮久不愈者，以木香槟榔散贴之则愈矣。

　　凡男子、妇人咳逆，俗呼曰吃忒，乃阴阳不和之故。火欲上行，为寒所抑，寒不胜火，故作凝滞之声。伤寒亦有此证，并宜既济散治之。

湿门

　　凡男子、妇人病水湿泻注不止，因服豆蔻、乌梅、姜、附酸热之剂，经曰：阳气耗减于内，阴精损削于外，三焦闭溢，水道不行。水满皮肤，身体痞肿，面黄腹大，小便赤色，两足

---

① 石：原脱，据卷四《背疽四十六》补。

按之陷而不起。《内经》曰：诸湿肿满，皆属脾土。可用独圣散吐之。如时月凉寒，宜于燠室不透风处，用火一盆，藉火力出汗，次以导水、禹功，量病人虚实，泻十余行，湿去肿减则愈矣。是汗下吐三法俱行。三法行毕，脏腑空虚，先宜以淡浆粥养肠胃三两日，次服五苓、益元同煎，或灯心汤调下亦可。如大势未尽，更服神助^①散，可以流湿润燥，分阴阳，利水道。既平之后，宜大将息，慎忌油盐酒果、房室等事三年，则不复作矣。

凡上喘中满，酸心腹胀，时时作声，痞气上下不能宣畅，叔和云：气壅三焦不得昌是也。可用独圣散吐之，次用导水丸、禹功散轻泻三四行，使上下无碍，气血宣通，并无壅滞，后服平胃散、五苓散、益元、甘露散分阴阳、利水道之药则愈矣。

凡老人久病，大便涩滞不通者，可服神功丸、麻仁丸，时时服葵羹、菠菜，自然通利也。

凡三消者，《内经》所谓肺消渴等，可取生藕汁服之则愈。

寒门

经曰：寒疡流水。俗呼为冻疮，因冬月行于冰雪中而得此证。或经年不愈者，用坡野中净土晒干，以大蒜研如泥土，捏作饼子，如大观钱厚薄，量疮口大小贴之，以火艾加于饼上灸之，不计壮数，以泥干为度。去干饼子，再换湿饼灸，不问多少，直至疮痂觉痛痒，是疮活也。然后口含浆水洗渍，用鸡翎一二十茎缚作刷子，于疮上洗刷净，以此洗刷，不致肌肉损伤

---

① 助：原作"功"，据卷四《水泄不止十八》改。

也。以软帛拭干，次用木香槟榔散傅之，如夏月医之更妙。

内伤

凡一切冷食不消，宿食不散，亦类伤寒，身热恶寒，战栗，头痛，腰脊强，不可用双解散，止可导饮丸、木香槟榔丸五六十丸，量虚实加减，利五七行，所伤冷物宿酒推尽，头痛病自愈矣。次以五苓散、生姜枣煎，用长流水煎取五六钱。不可服酒癥丸、进食丸，此药皆犯巴豆，有大毒故也。

凡膏粱之人起居闲逸，奉养过度，酒食所伤，以致中脘留饮，胀①闷，痞膈醋心，可服木香②、导饮丸治之。若田野刍荛之人，食粗③衣薄，动作劳役，若酒食所伤，心腹满闷，醋心，时时吐酸水，可用进食丸以其胜毒也。病甚者，每月泻三五次。

凡一切沉积，或有水不能食，使头目昏眩，不能清利，可茶调散吐之。次服七宣丸、木香槟榔丸。

凡人咳嗽一声，或作悲笑啼泣，抬舁重物，忽然腰痛气刺，不能转侧，或不能出气者，可用不卧散嚏之，汗出痛止。

外伤治法

凡一切刃器所伤，用风化石灰一斤，龙骨四两，二味为细末，先于端四日采下刺蓟菜，于端午日五更合捣，和成团子，

① 胀：原作"恶"，据卷四《酒食所伤二十四》改。
② 木香：后疑脱"槟榔丸"三字。
③ 粗：原作"疏"，据卷四《酒食所伤二十四》改。

247

中间穿眼，悬于背阴处阴干，捣罗为末，于疮上掺贴。亦治^①里外臁疮，并诸杂疮皆效。

凡犬咬蛇伤，不可便贴膏药及生肌散之类，《内经》云：先治内而后治外可也。先当用导水丸、禹功散之类，可泻惊恐不散、毒气，或泻^②十余行，即时痛减肿消，然后可用膏药生肌散之类敷之则愈矣。

凡一切虫兽所伤及背疮肿毒，杖疮焮发，或透入里者，可服木香槟榔丸七八十丸，或至百余丸，生姜汤下五七行，量虚实加减用之。《内经》曰：先治内而后治外是也。

凡落马坠井，因而打扑，便生心恙，是痰涎散于上也。《内经》曰所谓不^③因气动而病生于外，宜三圣散空心吐之。如本人虚弱瘦瘁，可用独圣散吐之，后服安魄之药，如定志丸之类，牛黄、人参、朱砂之属。

妇人风门

凡妇人头风眩运，登车乘船眩运，眼涩，手麻发脱，健忘喜怒，皆胸中宿痰所致，可用瓜蒂散吐之，次以长流水煎五苓散、大人参半夏丸。

凡妇人腰胯痛，两脚麻木，恶寒喜暖，《内经》曰：风寒湿合而为痹。先可服除湿丹七八十丸，量虚实以意加减。次以禹

---

① 治：原作"得"，据卷五《金疮五十四》改。
② 惊恐不散毒气或泻：卷五《蛇虫所伤五十七》无此八字，"内经云"前有"谓毒气不出也"六字，疑前后文舛误。若置"恐不散毒气"于"内经云"前，删"惊""或泻"三字，文义较顺。
③ 不：原脱，据卷五《落马坠井六十》补。

功散投之，泻十余行清冷积水、清黄涎沫为验。后用长流水煎生姜、枣，同五苓散服之，风湿散而气血自和也。

凡妇人乳痈发痛者，亦生于心也，俗呼吹奶是也。吹者，风也。风热结于乳房之间，血脉凝注，久而不散，溃腐为脓。宜用益元散，生姜汤调下，冷服，或新汲水时时呷之勿辍，昼夜可三五十次，自解矣。或煎解毒汤顿服之。

火类门

凡妇人月事沉滞，数月不行，肌肉渐减，《内经》曰：小肠热已满，移热于大肠，则^①伏瘕，为沉。沉者，月事沉滞不行，故云伏瘕。急宜桃仁承气汤加当归，大作剂料煎服，不过三服立愈。后用四物汤补之，更宜服《宣明》中槟榔丸。

凡妇人血崩，或年及四十以上，或悲哀太甚故然。《内经》曰：悲哀太甚则心系急，心系急则肺举而上焦不通，热气在中，故经^②血崩下。心系者，血山也。如久不愈，则面黄，肌热瘦弱，慎不可以热治之，盖血得热而散，故禁之。宜以当归散等药治之。

凡妇人年五十以上经血^③暴下，妇人经血终于七七之数，数外暴下者，此乃《内经》所谓火主暴速，亦因暴喜暴怒，忧愁惊恐致然，慎勿作冷病治之，如下峻热药治之必死。止宜黄连解毒汤以清上，更用莲壳^④、棕毛灰以渗其下，然后用四物

---

① 则：后疑脱"为"字。
② 经：后原衍"云"字，据卷五《血崩六十二》删。
③ 血：原作"脉"，据卷五《经血暴下六十五》改。
④ 莲壳：卷五《经血暴下六十五》作"莲壳灰"。

249

汤、玄胡索散凉血和经之药。

凡妇人月事不来，室女亦同，《内经》曰：谓月事不来，皆是胞脉闭也。胞脉者，属心而络于胞中，令气上迫^①于肺，心不得下通^②，故月事不来也。可用茶调散吐之，次用玉烛散、芎䓖汤、三和汤、桂苓白术散之类，降心火，益肾水，开胃进食，分阴阳、利水道之药皆是也。慎勿服峻热有毒之药，若服之变成肺痿，骨蒸潮热，咳嗽咯脓，呕血喘满，小便不利，寝汗不止，渐至形瘦脉大，虽遇良医，亦成不救。呜呼！人之死者，岂命使之然也。

凡怀孕妇人病疟，可煎白虎汤、小柴胡、柴胡饮子等药。如大便结硬，可用大柴胡汤下，微利过。不可大吐泻，恐伤其孕也。经曰：夏伤于暑，秋必痎疟。

凡双身妇人伤寒时气，瘟疫，头痛身热，可用升麻散一两，水半碗，大作剂料，去滓，分作二服。先一服吐了，后一服勿吐。次以长流水加生姜、枣，煎五苓散热服之，汗尽其痛立止。

凡妇人双身，大小便不利，可用八正散大作剂料，去滑石加葵菜子煎服。经曰：膀胱不利为癃。癃者，小便闭而不通也。如八正散加木香取效更捷，经曰：膀胱气化则能出焉。然后服五苓散，三五服则愈矣。

凡妇人身重九月而喑哑不言者，是胞之络脉不相续也，故不能言，经曰无治也。然有是言，不若煎玉烛散二两，水半碗，同煎至七分，去滓，入蜜，放温^③，时时呷之，令火下降，肺金自清，故声复出也，肺主声音也。

---

① 迫：原作："通"，据《素问·评热病论》改。

② 心气不得下通：原作"心下不通"，据《素问·评热病论》改。

③ 温：卷五《身重喑哑七十八》作"冷"。

凡妇人难产者，皆因燥涩紧敛，故产户不得开通。宜先于降诞之月，自①月之日，用长流水调益元散，日三服，产必易，产后亦无一切虚热气血不和之疾。如未入月则不宜服之，以滑石滑胎故也。

凡妇人大产后，或脐腹腰痛，乃败血恶物之致然也。医者便作虚冷，以燥热药治之，误已久矣。《难经》曰：诸痛为实。实者，热也。可用导水丸、禹功散泻三五行，然后以玉烛散和血通经、降火益水之药治之。独不可便服黑神散燥热之药，当同半产治之。

凡妇人产后心风者，不可便作风治之，宜调胃承气汤二两，加当归半两，细锉，用水三四盏，同煎去滓，分作二服，大下三五行则愈矣。如未愈，以三圣散吐之，盖风狂便属阳。

凡妇人产后一二日，潮②热口干，可用新汲水调玉露③散，或水调甘露散亦妙。勿作虚寒治之。

湿门

凡妇人赤白带下，或出白物如脂，可服导水丸、禹功散，或单用无忧散，量虚实加减。泄泻，服桂苓散、五苓散、葶苈木香散，同治湿法，或用独圣散上涌亦是。室女白带下，可用茶调散吐之，吐讫，可服导水丸、禹功散泻之，次服葶苈木香散、四物汤、白术散之类则愈矣。治白带者，同泻湿法则是也。妇人有浊污水不止，亦同此法也。

---

① 自：后疑脱"入"字。
② 潮：原作"渐"，据卷五《产后潮热七十三》改。
③ 露：原作"烛"，据卷五《产后潮热七十三》改。

寒门

凡妇人年二三十无病而无子，经血如常，或经血不调者，乃阴不升而阳不降，此上下不得交通，有所滞碍，不能为用故也。可用独圣散，吐①讫寒痰二三升，后用导水丸、禹功散泄三五行或十余行，或②用无忧散泄十余行，见寒热虚实用之。次服葱白粥三五日，胃气宣通，肠中得实。可服玉烛散，更助白术散、茯苓之类，降火益水，既济之道，当不数月而有孕。《内经》曰：妇人有癃、闭③、遗溺、嗌干诸证，虽服妙药、针灸亦不能孕。盖冲脉、督脉、任脉有此病，不能孕故也。

半产

凡妇人半产，俗呼曰小产。或三四个月，或五六个月，皆为半产，以男女成形故也。或因忧恐暴怒，悲哀太甚，或因劳力扑打损伤，及触冒暑热。慎勿用黑神散，以其犯热药，恐转生他疾。止宜用玉烛散、和经汤之类。

凡妇人天生无乳者，不治。或因啼泣暴怒郁结，气血闭塞，以致乳脉不通，用精猪肉清汤调和美味，于食后调益元散五七钱，连服三五服，更用木梳梳乳房周回，则乳汁自下也。

又一法：猪蹄④调下益元散，连服之。

---

① 吐：原作"通"，据卷五《妇人无子六十八》改。
② 或：原作"单"，据卷五《妇人无子六十八》改。
③ 闭：原作"痔"，据卷五《妇人无子六十八》改。
④ 猪蹄：按上文义，当作"猪蹄汤"。

又一法：针肩井二穴，良^①验。

小儿风门

凡小儿三五岁，或七八岁，至十余岁，发惊涎潮，抽搦如拽锯，不省人事，目瞪喘急，将欲死者，《内经》曰：此者得之在母胎。胞之所受悸惕惊骇恐惧之气，故令小儿轻者为惊风天吊，重者为痫病风搐，胎中积热者为脐风。以上诸风证，可用吐涎散吐之。吐讫，宜珠、犀、龙、麝，清凉坠痰之药。其食乳子母皆宜服^②安魂定魄之药，定志丸之类是也。故妇人怀孕之月，大忌悲忧惊怖，纵得子必有前疾。小儿风热涎嗽者，可以通圣加半夏同煎，温服。

凡小儿疳涩眼，数日不开，皆风热所致。可服凉膈散，泻肝经风热郁甚，郁结散而自开也。

凡小儿通身浮肿，是风水肿也。小便不通者，宜利小便则愈。《内经》曰：三焦闭塞，水道不行。水满皮肤，身体痞肿，是风^③乘湿^④之故。可用长流水加灯心，煎五苓散，时时呷之，更于不透风处浴之，汗出则肿消。一汗减半，再汗减七八分，三汗消尽，内外俱行也。

二火类

凡小儿疮疱瘾疹，麸疮丹熛等疾，如遇火运胜时，荧惑乱

① 良：原作"长"，据医学大成本改。
② 服：后原衍"之"字，据卷五《发惊潮搐八十九》删。
③ 风：原脱，据卷五《通身浮肿八十八》补。
④ 湿：原脱，据卷五《通身浮肿八十八》补。

行之者，不可便用升麻汤①解之。升麻汤味辛性温，《内经》曰积温而成热是谓重火，止可以辛凉之剂解之。如遇平时，可以辛温，盖平时无事，便同水化。然而更宜审察病机，甚者亦不可以辛温，但发散之后，便以凉膈散加当归，及白虎汤、玉露散煎服之。更甚者解毒汤、调胃散下之。古人云：瘢疹疮疱，首尾俱不可下。皆误矣，岂不闻扬汤止沸，不如抽薪。《内经》曰五寅五申之岁多发此病者，盖明相火之所为也。又曰：少阳客气胜，丹疹外发。又曰：诸痛痒疮疡，皆属心火。王太仆又谓：百端之起，皆自心生。岂可便用辛温发散乎？致热势增剧，渐成脏毒下血，咬牙发搐，大热明矣。如白虎汤加人参，凉膈散加当归、桔梗，勿问秋冬，但见疮疹，用之神良。

凡小儿疮疱瘾疹，麸疮丹熛斑毒之后脏毒下血，《内经》曰：少阳客气胜，则丹熛疮疹发于外也。盖余热不解，故脏毒下血，治以黄连解毒汤、白虎汤、凉膈散，临证选而用之。所谓白虎，旧说秋冬勿用，皆误也，但有此证便用之，盖其证属相火故也，大人亦同。

凡小儿丹瘤，浮肿毒赤，走引遍身者，乃邪热之毒者也②可用磁片撒③出紫血，其病立愈。如不愈者，后用凉膈散加大黄、芒硝，利三五行为妙。次用拔毒散，扫三五度必愈矣。经曰：丹熛赤瘤，火之色也，相火主之。

凡小儿有赤瘤暴肿，可先用牛黄通膈丸泻之，后用阳起石散傅之，则肿毒自消。如不消，可用锑针砭刺，血出而愈矣。

凡小儿甜疮久不愈者，俗呼为香疮是也，多在面部两耳前。

---

① 汤：原作"散"，据下文"升麻汤"，及卷五《疮疱瘾疹一百》改。

② 也：原作"者"，据医学大成本改。

③ 撒：原作"搬"，据卷五《丹瘤八十三》改。

一法，令母口中嚼白米成膏子，临①卧涂之，不过三五②上则愈矣。小儿并母皆忌鸡猪鱼兔，酒醋动风发热之物。如治甜指，亦同此法。

凡小儿面上疮，谓眉炼疮③，耳上疮谓之辙耳，足上疮谓之靴癣。此三者一究其本，皆谬名也。经曰：诸痛疮疡，皆属心火。乃血热剧而致然也。或谓《内经》曰大④概不可使热，以为皆然，此不明造化之道也，慎勿妄信。可用铓针刺之出血，一刺不愈，当复刺之，再刺不愈，则三刺必愈矣。《内经》曰：血实者决之。眉炼不可用药傅之，以其疮多痒，痒则爬矣，药入眼则目必损矣。

凡小儿牙疳齿龋者，是龈腐烂也。下牙属手阳明大肠之经，燥金为主；上牙属足阳明胃经湿土，上下是肠胃二经也。或积热于内，或因服银粉、巴豆大毒之药，入于肠胃，乳食不能胜其毒，毒气循经而至于齿龈、牙缝嫩薄之分，反为害也。可以麝香玉线子治之。乳母临卧常服黄连解毒汤一服，牙疳病则愈矣。

凡小儿身热，吐泻腹满，不进饮食，可急与牛黄通膈丸，下过四五行则自愈矣。盖乳食便属水，甚则成湿，以治湿法治之，用燥热之药非也。

凡小儿水泄不止，可用五苓散与益元散各停，用新汲⑤水调下三二钱，频服，不拘时候。若暴速注下甚者属火，凉膈、

① 临：原脱，据卷五《甜疮九十五》补。

② 五：原脱，据卷五《甜疮九十五》补。

③ 疮：原脱，据日正德本、据千顷堂本补。

④ 大：疑"火"之误。

⑤ 汲：原脱，据《医学大成》本补。

通圣等散治之。用者勿轻，非深于造化者未易此语。

凡小儿大①小便不通，《内经》谓三焦约，约者，不行也。可用长流水煎八正散时时灌之，大小便利则止。若不因热药所攻而致此者易治，或因多服热药而燥剧至此者，非惟难治，不幸夭耳。亦可用蜜水调益元散送通膈丸。

凡小儿久泻不止，至八九月间变为秋深冷痢泄泻者，泄泻清白，时时撮痛，乳瓣②不化，可用养脾丸如黍米大，每服二三十丸，米饮送下，日进三服则愈。益黄散亦可。

凡治小儿之法，不可用极寒极热之药及峻补峻泻之剂，或误用巴豆、杏仁、硫黄、腻粉之药，若用此药，反生他病。小儿易虚易实，肠胃嫩弱，不胜其毒。若治之，用分③阴阳，利水道最为急，用桂苓甘露散之类。

---

① 大：后原衍"人"字，据卷五《大小便不利八十六》删。
② 瓣：原作"癖"，据卷五《久泻不止八十七》改。
③ 分：原作"此"，千顷堂本改。

卷十二

吐剂

三圣散

防风_{三两，去芦}　瓜蒂_{三两，挼净碾破，以纸^①卷定，连纸锉细，去纸，用粗箩子箩过，另放末，将滓炒微黄，次入末，一处同炒黄用}　藜芦_{去苗及心，加减用之，或一两，或半两，或一分}

上各为粗末，每服约半两，以齑汁三茶盏，先用二盏煎三五沸，去齑汁，次入一盏，煎至三沸，却将原二盏同一处熬二沸，去滓澄清，放温，徐徐服之。不必尽剂，以吐为度。

瓜蒂散

瓜蒂_{七十五个}　赤小豆_{七十五粒}　人参_{半两，去芦}　甘草_{半两，或三钱五分}

上为细末，每服一钱，或半钱，或二钱，量虚实加减用之，空心，齑汁调下服之。

---

① 纸：原作"蒂"，据医学大成本改。

稀涎散

猪牙皂角_{不蛀者，去皮①弦，称一两，炙用之}　绿矾二两②　藜芦半两

上为细末，每服半钱，或一二钱，斡开牙关，浆水调下，灌之。

郁金散

郁金　滑石　川芎_{各半两}

上为细末，每服一二钱，量虚实加减，以齑汁调下，空心服之。

茶调散_{亦一名二仙散}

瓜蒂_{不以多少}　好茶_{中停}

上为细末，每服二钱，齑汁调下，空心用之。

独圣散

瓜蒂_{不以多少}

上为细末，每服一钱或二钱，齑汁调下服之。胁痛加全蝎，头痛加郁金。

碧云散　治小儿惊风有涎。

胆矾_{半两}　铜青_{一分}　粉霜_{一钱}　轻粉_{一分}

上研为细末，每服一字，薄荷汤调下用之，如中风，用浆水调服。

常山散

常山_{二两}　甘草二③_{两半}

上为细末，水煎服之，空心。

---

① 皮：原作"支"，据医学大成本改。

② 二两：原脱，据《医方类聚》补。

③ 二：《医方类聚》本作"一"。

青黛散

猪牙皂角二①个　延胡索一②个　青黛少许

上为细末，鼻内灌之，其涎自出。

汗剂

防风通圣散

防风　川芎　当归　芍药　大黄　薄荷　麻黄去根不去节
连翘　芒硝各半两　石膏　黄芩　桔梗各二两　滑石三钱　甘草
二两　荆芥　白术　山栀子各一两

上为粗末，每服五七钱。水一大盏，生姜三片，煎至七分，
去滓热服。如涎嗽，加半夏五钱，生姜制过。

双解散

通圣散与益元散相合，中停，水一钟，生姜、豆豉、葱白
同煎。

浮萍散　治癞风。

浮萍一两　荆芥　川芎　甘草　麻黄去根，以上各一③两，或
加当归、芍药

上为粗末，每服一两。水二盏，煎至七分，去滓温服，汗
出即愈。

升麻汤

升麻去土　葛根　芍药　甘草炒，各一两

---

① 二：原作"乙"，据日正德本、千顷堂本改。
② 一：原作"乙"，据医学大成本改。底本诸方用量"一"往往作"乙"，
皆径改，不再出注。
③ 一：卷十五，"治诸风疥癣及癞"方作"半"。

上为粗末，每服三钱。水一盏半，煎至七分，去滓温服，不计时候。

麻黄汤

麻黄一两，去节①　官桂七钱　甘草三钱干②，炙　杏仁二十二个，去皮尖，麸炒黄色用

上为粗末，每服三钱。水一中盏，煎至七分，去滓温服，汗出自解。

桂苓③汤

桂枝一两　茯苓半两　芍药一两　甘草七钱

上为粗末，每服三钱。水一盏，生姜、枣一同煎，去滓，温服。

下剂

导水丸

大黄二两　黄芩二两　滑石四两　黑牵牛四两，另取头末用

加甘遂一两，去湿热腰痛，泄水湿肿满，久雨④则加。

加白芥子一两，去遍身走注疼痛。

加朴硝一两，退热，散肿毒，止痛，久旱⑤宜加。

加郁李仁一两，散结滞，通关节，润肠胃，行滞气，通血脉。

---

① 节：原作"根"，据《医方类聚》本改。

② 干：疑为"半"字之讹。

③ 苓：原作"枝"，本卷《兼治于外者》有桂苓汤，并云附于汗法中，据改。

④ 雨：原作"病"，据《医方类聚》本改。

⑤ 旱：原作"毒"，据《医方类聚》本改。

加^①樟柳根一两，去腰腿沉重。

上为细末，滴水丸梧桐子大。每服五十丸，或加至百丸，临卧温水下。

禹功散

黑牵牛头末_{四两}　茴香_{一两，炒，或加木香一两}

上为细末，以生姜自然汁调一二钱，临卧服。

通经散

陈皮_{去白}　当归　甘遂_{以面包，不令透水，煮百余沸}^②，取出，用冷水浸过，去面焙干。各一两^③

上为细末，每服三钱，温汤调下，临卧服。

神祐丸

甘遂_{依前制用}　大戟_{醋浸煮，焙干用}^④　芫花_{醋浸煮，各半两}
黑牵牛_{一两}　大黄_{一两}

上为细末，滴水丸小豆大，每服五七十丸，临卧温水下。

琥珀丸

上为前神祐丸加琥珀一两是也。

益胃^⑤散

甘遂_{依前制过用}

上为细末，每服三钱，以猯猪腰子细批破，以盐椒等物淹透烂，切，掺药在内，以荷叶裹，烧熟，温淡酒调服。

---

① 加：原脱，据日正德本、千顷堂本补。
② 沸：原作"翻"，据千顷堂本改。
③ 各一两：原置"当归"后，据《医方类聚》本移至此处。
④ 醋浸煮，焙干用：原作"焙浸煮，醋干用"，据医学大成本改。
⑤ 胃：有校本改作"肾"，义较通。

大承气汤

大黄_{半两}　厚朴_{一两}　枳实_{一枚，麸炒}　芒硝_{半两}

上为粗末，每服三五钱，水一盏，煎至七分，去滓服，以意加减。

小承气汤

大黄　厚朴_{各一两}　枳实_{一枚}

上为粗末，同前煎服。

调胃承气汤

大黄　甘草_炙　朴硝_{各半两}

上为粗末，每服五七钱，水一盏，煎三五沸，去滓温服，食后。

桃仁承气汤

桃仁_{一十二个}　官桂　甘草　芒硝_{各半两}

上锉如麻豆大，每服三五钱，水一大盏，煎至七分，去滓，温服。

玉井散

栝楼根_{二两}　甘遂_{一两，制用}

上为细末，以麝香汤调下三钱，临卧服。

水煮桃红丸

黑牵牛头末_{半两}　瓜蒂末_{二钱}　雄黄_{一钱，水飞过用之}　干胭脂_{少许}

上以黄酒①调面为丸，以水煮令浮熟，取出，冷水拔过，麝香汤水下。

无忧散

黄芪　木通　桑白皮　陈皮_{各一两}　胡椒　白术　木香_各

---

① 酒：原作"水"，据医学大成本改。

半两 牵牛头末四两

上为细末，每服三五钱，以生姜自然汁调下，食后。

泄水丸 又方：藏用丸一料，加芒硝半两，商陆半两。为末，水丸，依前服。

大戟 芫花 甘遂 海带 海藻 郁李仁 续随子各半两 樟柳根一两

上为细末，水煮枣肉为丸，如小豆大，每服五七十丸，水下。

牛黄通膈丸

黑牵牛 大黄 木通各半两，各另取末

上为细末，水丸，如黍粒大。量儿大小，三五十丸，或百丸，水下。

四生丸一名润肠丸

黑牵牛 大黄 朴硝 皂角去皮弦，蜜炙。各等分

上为细末，水丸如梧桐子大，每服七八十丸，食后温水下。

内托散

大黄 牡蛎各半两 甘草三钱 瓜蒌二个

上为末，水一大盏，煎三五沸，去滓，露冷服。

藏用丸

大黄 黄芩各二两 滑石 黑牵牛各四两

上为末，水丸桐子大，每服五七十丸，食后温水下。

神芎丸

藏用丸一料，内加黄连、薄荷、川芎各半两，水丸桐子大，水下。

进食丸

牵牛一两 巴豆三粒，去油、心、膜

上为末，水丸，每服二三十丸，食后随所伤物送下。

牛黄白术丸　治腰脚湿。

黑牵牛末　大黄各二两　白术一两

上为末，滴水丸桐子大。每服三十丸，食前生姜汤下。要利，加至百丸。

玉烛散

以四物汤、承气汤、朴硝各等分，水煎，去滓，食前服。

三和汤

以四物汤、凉膈散、当归各中停，水煎服。

丁香化癖散　治小儿奶①脾。

白丁香　密陀僧　舶上硫黄各一钱　硇砂半钱　轻粉少许

上研细末，每儿一岁服半钱。男病女乳调，女病男乳调，后用通膈泄。

抵当汤

水蛭十个　虻虫十个，去翅足，熬　大黄一两　桃仁七枚，去皮尖，捶

上锉如麻豆，作一服，水二盏，煎至七分，去滓温服。

抵当丸

虻虫五个　桃仁六枚　大黄三分　水蛭五个

上为细末，只作一丸，水一大盏，煮一丸至七分，顿服。

十枣汤

紫芫花醋浸煮　大戟　甘遂制，以上各等分

上为末，每服半钱，水一盏，枣十枚同煎，取半盏服。

---

① 奶：原无。卷五《身瘦肌热八十五》乳癖俗呼奶脾，以本方主治，故疑脱"奶"字，据补。

除湿丹

槟榔　甘遂　威灵仙　赤芍药　泽泻　葶苈以上各二两　乳香另[1]研　没药另研，以上各一两　黑牵牛末半两　大戟三两，炒　陈皮四两，去白

上为细末，面糊和丸，如桐子大，每服三五十丸，水下。

利膈丸

牵牛四两，生　槐角子一两，炒　木香一两　青皮一两　皂角去皮，酥炙　半夏洗，各二两

上为细末，生姜、面糊为丸，桐子大。每服四五十丸，水下。

三一承气汤

大黄　芒硝　厚朴去皮　枳实以上各半两　甘草一两

上锉如麻豆大，每服半两。水一大盏，生姜三片，煎至六分，入硝，去滓热服。

大陷胸汤

大黄一两半　芒硝一两八钱半　甘遂末一字

上以水一盏，煮大黄至八分，去滓，入硝，一沸，下甘遂末，温服。

小陷胸汤

半夏汤洗，一钱五分　黄连一分　瓜蒌实一枚，用四分之一

上锉麻豆大，水二盏，先煮瓜蒌至一盏半，下诸药，取八分，去滓温服。未利再服。

握宣丸

槟榔　肉桂　干姜　附子　甘遂　良姜　韭子　巴豆以上各等分　入硫黄一钱

---

① 另：原作"别"，据日正德本、千顷堂本改。下一"另"字同。

上为细末，软米和丸，桐子大。早晨先椒汤洗手，放温揩干，用生油少许泥手心，男左女右，磨令热，握一丸，宣一二行。

风门

防风通圣散 _{方在汗门中附}

防风天麻散

防风　天麻　川芎　羌活　白芷　草乌头　荆芥　当归　甘草　滑石　白附子 _{以上各半两}

上为末，热酒化蜜少许，调药半钱，加至一钱，少时觉药行微麻为度。如作丸，炼蜜和，弹子大，热酒化下一丸或半丸。

防风汤

防风　麻黄　独活　秦艽 _{去芦}　黄芩　石膏　当归　白术 _{以上各半两}

上为粗末，入半夏片子，令搅匀，每服四钱。水二中盏，入生姜七片，煎至一盏，去滓，取清汁六分，入麝香少许，带热食后服。

祛风丸

川乌炮，_{去皮脐}　草乌炮　天南星　半夏_{姜制}　绿[1]豆粉　甘草　川芎　僵蚕　藿香　零陵香　地龙_{去土}　蝎梢_{炒，以上各一两}　川姜_{半两}

上为细末，药末一两，用绿豆粉一两，以白面二两，滴水和丸，如桐子，阴干。细嚼，茶清下三五丸至五七丸，食后。

----

① 绿：原作"蒸"，据《宣明论方》卷三改。下一"绿"字同。

初服三丸，以渐加之。

排风汤

当归去芦　杏仁去皮尖，麸炒　防风去芦　白藓皮　白术　芍药　官桂去粗皮　川芎　甘草炒，各三两　独活　麻黄去节　茯苓去皮，各三两

上为粗末，每用三钱。水一盏半，入生姜四片，同煎至八分，去滓温服，不计时候。

小续命汤

麻黄去节　人参去芦　黄芩　芍药　川芎　甘草炙　杏仁汤泡，去皮尖，炒　防己　官桂去皮　防风去芦，各一两　附子半两，去皮脐

上除附子、杏仁外合捣为粗末，后入二味搅匀，每服三钱。水一盏半，生姜五片，煎至一盏，去滓，少热服，食后。

消风散

川芎　羌活去芦　人参去芦　白茯苓去皮　白僵蚕炒　蝉壳去土，以上各一两　陈皮去白　厚朴去粗皮，姜制，以上各半两

上为细末，每服二钱，茶清调下。

川芎散

川芎　荆芥　甘菊　薄荷　蝉壳　蔓荆子以上各二两　甘草一两，炙

上为细末，茶酒任下三二钱，食后。

搜风丸单名人参半夏丸

人参　茯苓　南星以上各半两　半夏　干生姜　白矾生　凝水石以上各一两　蛤粉二两　薄荷半两　藿香半两[①]

---

① 半两：原脱，据医学大成本补。

上为细末，与藏用丸末各中停，水丸如豌豆大。每服三十丸，生姜汤送下。

当归川芎散

当归　川芎以上各半两　甘草二两　黄芩四两　薄荷一两　缩砂仁一分

上为细末，温水调下一二钱。

愈风饼子

川乌半两，炮裂　川芎　甘菊　白芷　防风　细辛　天麻　羌活　荆芥　薄荷　甘草炙，以上各一两

上为细末，水浸，蒸饼为剂，捏作饼子。每服三五饼子，细嚼，茶酒送下，不计时候。

疏风丸

通圣散一料，加天麻、羌活、独活、细辛、甘菊、首乌各半两。

上为细末，炼蜜和丸弹子大，朱砂为衣。每服一丸，细嚼，茶酒下。

通顶散

石膏　川芎　瓜蒂以上各等分　藜芦少许

上为细末，鼻内嗅之。

胃风汤

人参去芦　茯苓去皮　川芎　官桂　当归　芍药　白术

上件各等分，为末，每服三钱。水一盏，入陈粟米煎，空心服之。

香芎散

香附子炒　川芎　石膏水飞　白芷　甘草　薄荷各一两　川乌半两，炒，去皮脐

上为细末，每服二钱，温酒茶清调下，无时。

铁弹丸

地龙去土　防风　白胶香　没药　木鳖去皮　草乌头水浸，炮
白芷　五灵脂　当归各一两　细墨三钱　麝香另研　乳香另研　升
麻各二钱

上末，糯粥丸，弹子大。每服一丸，生姜酒下。

暑门疟附

白虎汤

知母一两半，去皮　甘草一两　粳[1]米一合　石膏四两，乱纹
者，另为末

上锉如麻豆大，粳米拌匀，另水一盏，煎至六分，去滓，
温服，无时，日三四服。或眩呕者，加半夏半两，姜制。

桂苓甘露散

官桂半两　人参　藿香各半两　茯苓　白术　甘草　葛根
泽泻　石膏　寒水石各一两　滑石二两　木香一分

上为细末，每服三钱，白汤点下，新水或生姜汤亦可用。

化痰玉壶丸

南星　半夏并生用　天麻各半两　白面三两

上为细末，滴水丸，如桐子大。每服三十丸，用水一大盏，先煎
令沸，下药煮，候浮即熟[2]，漉出放温，别用生姜汤下，不拘时服。

益元散

滑石六两　甘草一两

---

① 粳：原作"糯"，据下文用法改。
② 熟：原作"热"，据医学大成本改。

上为细末，每服三钱，蜜调①，新水调下。

玉露散 治暑。

寒水石　滑石　石膏　栝楼根各四两　甘草二两

上为细末，每服五钱重，新水调下。

石膏散

石膏一两　人参去芦　甘草炙，各半两

上为细末，新水、蜜水调三钱，生姜汤亦可。

辰砂丹 治疟。

信一钱　雄黑豆六十个或二两重

上为细末，朱砂为衣，端午日合，不令鸡犬妇人见。每服一丸，无根水下。

温脾丸

信一钱　甘草二钱　紫河车三钱　豆粉四两

上为末，滴水丸，每服半钱，作十丸，临卧无根水下。

温脾散

紫河车　绿豆各一两　甘草半两　砒一钱，另研

上为细末，后入砒，研匀。每服半钱，新水一②盏调下。如是隔日发，直待临睡服药，如频日发，只夜深服。忌荤酒鱼兔等。

湿门嗽附

五苓散

官桂　泽泻　猪苓去黑皮　茯苓去皮　白术各半两

上为细末，每服二钱，热汤或新水调下。

---

① 调：原作"水"，据医学大成本改。

② 一：原脱，据医学大成本补。

葶苈木香散 [1]

苦葶苈　茯苓_{去皮}　猪苓_{去皮,各一分}　木香_{半钱}　泽泻

木通　甘草_{各半两}　官桂_{一分}　滑石_{三钱}

上为细末，每服三钱，生姜汤调下，食前服。

白术木香散

白术　猪苓　泽泻　赤茯苓_{各半两}　木香　槟榔_{各三钱}　陈

皮_{二两,去白}　官桂_{一钱}　滑石_{三两}

上为细末，每服五钱。水一盏，生姜三片，同煎至六分，

温服，食后。

大橘皮汤

橘皮_{一两半}　木香_{一分}　滑石_{六两}　槟榔_{三钱}　茯苓_{一两}　猪

苓_{去黑皮}　泽泻　白术　官桂_{各半两}　甘草_{二钱}

上为末，每服五钱。水一盏，生姜五片，煎至六分，去滓

温服，食后。

神助散

苦葶苈_{三两,炒}　黑牵牛_{三两半,微炒,取头末用之}　泽泻_{二两}

猪苓_{二两,去皮}　椒目_{半两}

上为细末，每服葱白三茎，浆水一盏，煎至半盏，入酒半

盏，调药三钱，绝早面东服之。

桂苓白术丸

官桂　茯苓　半夏_{各一两}　白术　干生姜_{一分}　橘皮_{去白}

泽泻　黄连_{各半两}　黄柏_{二两}

上为末，面糊为丸，如小豆大。每服三五十丸，姜汤下，

食后。

---

[1] 《宣明论方》本方有白术一分，滑石的量为三两。

桂苓白术散

官桂　茯苓　白术各半两　甘草　泽泻　石膏　寒水石各一两　滑石二两

上为细末，热汤调三钱，新水、生姜汤亦可，食后服。

白术调中汤

白术　茯苓　橘皮去白　泽泻各半两　甘草一两　干姜炒　官桂　缩砂仁　藿香各一分

上为末，白汤化蜜少许，调下二钱，无时。炼蜜每两作十丸，名曰白术调中丸。

宁神散　治嗽。

御米壳二两，蜜炒　人参　苦葶苈各一两

上为末，入乌梅同煎三五沸，去滓，稍热服，食后。

宁肺散

御米蜜炒，去瓢　甘草　干姜　当归　白矾　陈皮各一两

上为末，煎齑汁，调三钱。

人参补肺散

人参　麻黄去节　白术　防己　防风各等分　桑白皮倍加

上锉，咬咀，以浆水一碗，煎至半，去滓，温服，每用半两，各称过。

白术汤

白术　甘草　当归　陈皮　桔梗　枳壳各等分

上为粗末，水煎，去滓，温服三五钱。

薏苡仁汤

桔梗一两　甘草二两　薏苡仁三两

上锉如麻豆大，每服五钱。水煎，入糯米为引，米软为度，食后。

益黄散 治小儿痢。

陈皮一两 青皮 诃子肉 甘草各半两 丁香二钱

上为细末，每服二钱，水煎，食前服。

香连丸

木香 诃子肉面炒 黄连炒，各半两 龙骨二钱

上为细末，饭丸如黍米大。每服二十丸，米饮汤下。

火门

凉膈散

大黄一两 连翘四两 甘草 黄芩 薄荷 朴硝 山栀各一两

上粗末，每服三五钱。水一盏，入蜜、竹叶，煎三五沸，去滓温服，无时。

黄连解毒汤

黄连 黄柏 黄芩 大栀子各等分

上锉为麻豆大，每服五钱，水二盏，煎至八分，去滓，温服。

泻心汤

大黄 甘草炙 当归 芍药 麻黄 荆芥各一两半 白术二钱半

上为细末，每服二钱。水一盏，生姜、薄荷少许，同煎至七分，去滓，温服。

八正散

大黄 瞿麦 木通 萹蓄 车前子 甘草 山栀子各一两 滑石二两，加木香一两尤佳

上为粗末，每服三五钱，水一盏，入灯心，煎至七分，去

滓，温服。

调胃散 治伤寒吐逆，四肢厥冷。

水银　舶上硫黄各半两

上二味，先研硫黄极细，次入水银，同研至深黑。每服一钱，病重者二钱，温米饮调服，不拘时。

三黄丸

大黄　黄芩　黄柏各等分

上为末，水丸，每服三十丸，水下。

又方　去黄芩，用黄连。

芍药柏皮丸

芍药白者　黄柏去皮，各一两　当归　黄连各半两

上为末，水丸桐子大，每服三十丸，水下，食前。

大金花丸

黄连　黄柏　黄芩　大黄各等分

上为末，水丸，新水下三十丸。加栀子，减大黄，名栀子金花丸。

清凉饮子

大黄蒸　赤芍药　当归　甘草炒，以上各等分

上为末，每服一二钱，水一盏，煎至七分，去滓温服，食后，以意加减。

黄连清心汤

凉膈散加黄连半两是也。

犀角散

黄连　大黄　芍药　犀角　甘草各等分

上为粗末，每服五钱，水一盏，煎至七分，去滓温服，无时。

黄连木通丸 治心经畜热，夏至则甚。

黄连二两　木通半两

上为末，生姜汁打面糊和丸。每服三十丸，食后灯心汤下，日三服。

燥门

神功丸

大黄面裹，蒸　诃子皮各四两[1]　麻子仁另捣　人参去芦，各一两

上为细末，入麻子仁捣，研匀，炼蜜丸如桐子大。每服二十丸，温水下，或酒、或米饮下，食后，临卧。如大便不通，加服。

脾约丸

麻仁一两二钱半　枳实麸炒　厚朴去粗皮　芍药各二两　大黄四两，蒸　杏仁去皮尖，炒黄，一两二钱

上为细末，炼蜜为丸，桐子大。每服二十丸，临卧温水下。

麻仁丸

郁李仁去皮，另捣　火麻子仁另捣，二味各二[2]两　大黄二两[3]，半生半蒸　槟榔半两　干山药　防风去芦　枳壳炒，去瓤，各[4]七钱半　羌活　木香各五钱半

---

① 各四两：原脱，据《医方类聚》本补。

② 二：《医方类聚》本作"六"。

③ 二两：《医方类聚》本作"二两半"。

④ 各：原脱，据《医方类聚》本补。

上为细末，入另捣者二^①味搅匀，炼蜜丸如桐子大。每服二十丸至三十丸，温水下，食后。加^②牵牛，滑石亦妙^③。

润体丸

郁李仁　大黄　桂心　黑牵牛　当归　黄柏_{并生用，各半两}
轻粉_{少许}

上为细末，滴水丸如桐子大。每服三十丸至四十丸，温水或生姜汤下。

寒门

姜附汤

干姜_{二两，另为粗末}　附子_{一两，生用，去皮脐，细切}

上二味搅匀，每服三钱，水一盏半，煎至一盏，去滓温服，食前。

四逆汤

甘草_{三两}　干姜_{半两}　附子_{半两，生用，去皮脐，切作片子}

上为粗末，每服三五钱，水一盏半，煎至一盏，去滓温服，无时。

二姜汤^④

良姜　干姜_{炮，二味各三两}

上为细末，酒煮糊为丸，桐子大。每服三十丸，空心米饮汤下。

---

① 二：原作"三"，据上药物制法改。
② 加：原脱，据《医方类聚》本补。
③ 妙：原作"少"，据《医方类聚》本改。
④ 汤：按本方制法，当作"丸"。

术附汤

黑附子_{重一两}　白术_{一两半}　甘草_{七钱半，炙}

上为细末，每服三五钱，水一盏半，生姜五片，枣二枚劈破，同煎至一盏，去滓温服，食后。

大已寒丸

附子_{炮，去皮脐}　川乌头_{炮，去皮脐，锉作豆大，再炒黄}　干姜_{炮制}　良姜_炒　官桂_{去粗皮}　吴茱萸_{各一两}

上为细末，醋糊为丸，桐子大。每服五七十丸，米饮下，食前。

理中丸

人参_{去芦}　白术　干姜　甘草_炙　附子_{炮，去皮脐，各一两}

上为细末，炼蜜为丸，每两作十丸，弹子大。每服一丸，以水一盏化破，煎至七分，稍热服，空心。

平胃散

厚朴_{姜制}　陈皮_{二味各三两}　苍术_{五两，泔浸}　甘草_{三两，炒}

上为末，每服二钱，水一盏，生姜三片，枣二枚，煎至七分，去滓，食前温服。

养脾丸

干姜_炮　缩砂_{各二两}　茯苓_{去皮}　人参_{去芦}　麦蘖_{炒，各一两}　白术_{半两}　甘草_{炒，一两半}

上为细末，炼蜜和丸，每两作八丸。每服一丸，细嚼，生姜汤下。

兼治于内者

大柴胡汤

柴胡四两　黄芩　赤芍药各一两半　半夏一两二钱半　枳实二钱半　大黄一两

上为粗末，入半夏片子。每服三钱，水一盏半，入生姜五片，枣一枚，煎至一中盏，滤去滓，温服，食后。

小柴胡汤

柴胡四两，去芦　黄芩　人参　半夏汤洗七次，切片　甘草各一两半

上为粗末，每服三钱。水一盏半，生姜五片，枣一枚，劈破，同煎至七分，去滓温服，不计时候。

柴胡饮子

柴胡　人参　黄芩　甘草　大黄　当归　芍药各半两

上为粗末，每服三钱，水一盏，生姜三片，煎至七分，去滓温服。

防风当归饮子

柴胡　人参　黄芩　防风　甘草　芍药　大黄　当归　滑石以上各一两

上为粗末，每服三五钱，生姜三片，水一盏，煎至七分，去滓温服，不拘时候。

白术汤　治孕妇痢、呕、吐血。

白术　黄芩　当归各等分

上为末，每服二三钱，水煎，食前服。

兼治于外者

桂苓汤　麻黄汤　升麻汤以上三方在前汗法中附

五积散[①]

苍术二两四钱　桔梗一两四钱　枳壳麸炒　陈皮二味各六钱　白芷　川芎　当归　甘草炙　官桂去粗皮　半夏汤浸　茯苓各三钱　麻黄一钱，去节　厚朴　干姜各四钱

上除官桂、枳壳别为末外，以慢火炒令黄色，为末，与官桂等搅匀，每服三钱。水一盏半，入生姜五片，葱白三寸，盐、豉七粒，同煎至七分。去滓温服，无时。

青衿散　治咽喉。

益元散加薄荷、青黛，生蜜丸如弹子大，噙化。

独治于内者

陷胸汤

大黄二两半　芒硝一两八钱半　甘遂一字，另为末

上以水三盏，先煮大黄至一盏，去滓，下芒硝令沸，次下甘遂末，放温服之。

大黄丸

大黄　黑牵牛　枳壳　木通各一两

上为末，滴水丸如桐子大。每服三十丸，食后，以生姜汤下。

---

① 《医方类聚》本有芍药三钱。

备急丸

巴豆去皮油　大黄　干姜炮，各一两

上为细末，炼蜜丸，桐子大。每服三丸，温水下，不拘时服。

枳壳丸

商枳壳一两，麸炒　牵牛头末四两

上为细末，水丸如桐子大。每服三十丸，食前温酒或生姜汤下。

莲壳散　治血崩。

棕皮烧灰　莲壳烧灰存性，二味各半两　香附子三两，炒

上为末，米饮调下三四钱，食前。

木香槟榔丸

木香　槟榔　青皮　陈皮　莪术烧　黄连　枳壳①麸炒，各一两　黄柏　大黄各三两　香附子炒　牵牛各四两

上为细末，水丸如小豆大。每服三十丸，食后生姜汤下。

导饮丸

青皮　陈皮　京三棱炮　莪术炮　黄连　枳壳麸炒，各一两　大黄　黄柏各三两　香附子炒　黑牵牛各四两

上为细末，桐子大，用水丸。每服三五十丸，食后生姜汤下。

五香连翘散

丁香　青木香　沉香　熏陆香　麝香　木通　连翘　桑寄生　独活　升麻　大黄各等分

上为粗末，以竹沥煎五七钱。未利，加大黄。去滓，稍热，

---

① 枳壳：原脱，据《医方类聚》本补。

以利为度。

四物汤

川芎　当归　熟地黄　芍药_{各等分}

上为粗末，每服三四钱，水一盏，煎三五沸，去滓，温服，空心。加草龙胆、防己，名一醉散，治目暴发；加蒲黄，治娠妇漏血。

当归散　治血崩。

当归_{一两}　龙骨_{二两，炒赤}　香附子_{三钱，炒}　棕毛灰_{五钱}

上为末，米饮调三四钱，空心服。

又一方　当归　白芍药　香附_{炒，各等分}

为末，米饮汤调下，食前服。

又当归散　行经。

当归　杜蒺藜_{各等分}

上为末，饮汤调服，食前。

葛根散　解酒毒。

甘草　干葛花　葛根　缩砂仁　贯众_{各等分}

上为粗末，水煎三五钱，去滓服。

定志丸

柏子仁　人参　茯苓　远志_{去心}　茯神　酸枣仁

上为末，酒糊丸，小豆大。每服五七十丸，生姜汤下。

槟榔丸

槟榔_{一钱半}　陈皮_{一两}　木香_{二钱半}　牵牛_{半两}

上为末，醋糊丸，桐子大。每服三十丸，生姜汤下。

小槟榔丸

枳壳　陈皮　牵牛_{各等分}

上为细末，水丸。食后，生姜汤下三四十丸。

瞿麦散 治酒积。

甘遂半两，制 瞿麦 葛根 麦蘖各一两

上为末，每服二钱，酒调服。

治气积方

香附子为末，生姜汤调下三二钱。

独治于外者

青金散

芒硝半钱 青黛半钱 乳香 没药各少许

上为细末，鼻内嗜。

拔毒散

寒水石不以多少，烧令赤

上研为末，以新水调，鸡翎扫痛处。

水澄膏

雄黄水飞，三钱 黄连半两 郁金二钱 黄柏半两 大黄半两

黄丹半两，水飞

上为细末，量所肿处用药多少。新汲水半盏，抄①药在内，须臾药沉，慢去其澄者，水尽。然后用槐柳枝搅药数百余转，如面糊相似匀，以小纸花子摊药涂肿处，更以鸡翎撩凉水不住扫之。

鱼胆丸

草龙胆 青盐 脑子各半两 黄连一两，去须 硇砂 南硼砂 麝香 鲤鱼胆各二钱

---

① 抄：原作"炒"，据文义改。

上除草龙胆、鲤鱼胆外同为细末。先将草龙胆同微研破，以河水三升浸，春秋二宿，夏一宿，冬三宿。将浸者摩①揉极烂，用绢袋滤去滓，于石器内慢火熬成膏子。点于水内不散，用指头捏开有丝，乃膏子成。然后入鱼胆拌匀，将膏和上件药末作剂，丸如粟米，徐徐点，可视之。

金丝膏

黄丹　代赭石　玄精石各半两　炉甘石一两，烧　脑子半钱　黄连　蕤仁去皮、油，二味各三钱　白丁香　南硼砂二味各一钱

上除硼砂、脑子外同为细末。以河水一升，白砂蜜三两，同熬三五沸，然后入药末，再熬至半茶盏。以上用绵子滤过，去滓，次入硼砂、脑末，搅匀定，磁器内放。徐徐点眼，大有神效。

生肌散

黄连三钱　密陀僧半两　干胭脂二钱　雄黄一钱　绿豆粉二钱　轻粉一钱

上为细末，以温浆水洗过，用无垢软帛搵净，药贴之。

赴筵散

五倍子　密陀僧各等分

上为细末，先入浆水漱过，干贴。

麝香玉线子

豆粉半两　信一钱　枯白矾一钱半

上三件同研，入麝香半钱，再研为细末，滴水和于手背上，撚作线。如用时，先以浆水漱了口，用毛翎撩②缝中净，临卧干贴。或为线子，住于缝中。

---

① 摩：原作"痛"，据邵辅本改。

② 撩：原作"了"，据医学大成本改。

化[1] **瘿丹** 治瘿。

海带　海藻　海蛤　昆布_{四味皆焙}　泽泻_炒　连翘_{以上并各}
_{等分}　猪靥　羊靥_{各十枚}

上为细末，蜜丸如鸡头大，临卧嚼化一二丸。

通气丸 同上所治。

海藻　海带　昆布　木通　甘草_{各一两}　诃子　薄荷_{各半两}
杏仁_{少许，煮浸}

上为细末，炼蜜和丸。每夜嚼化一丸，忌油腻物。

又方　海藻　海带　昆布　泽泻　木通　猪靥　羊靥_{各五枚}
海蛤　连翘

上为细末，研靥为丸，如鸡头大。每服一丸，临卧嚼化。

消毒散 治喉肿。

当归　荆芥　甘草_{各等分}

上为末，水煎三五钱，去滓，热漱。

煮肝散 治雀目。

青蛤粉　夜明砂　谷精草_{各等分}

上为细末，每服五七钱。猪肝内煮熟，细嚼，茶清下。

枯瘤方

硇砂　粉霜　雄黄_{各二钱}　轻粉　没药　乳香_{各一钱}　土
黄[2]_{三钱}　麝香_{少许}

上为细末，以津调涂瘤顶，外边歇一韭叶，先花纸贴之，
上以小黄膏贴之。

---

① 化：前原衍"人参"二字，据医学大成本删。
② 土黄：《卫生宝鉴》卷十三记载有作"土黄法"，用砒黄、巴豆、硇砂
为末，与木鳖子、石脑油和成一块，油纸裹，埋于坑内四十九日，取出，
劈作小块，收于磁器内。

小黄膏

黄柏　黄芩　大黄各等分

上为细末，以水调为糊，比前药大一遭，三日一易，至八九上，不取，直候可取。

刀箭[①]药

石灰一斤，陈年者　龙骨四两　刺蓟一小束

上为末，杵作泥，为饼子，或为散贴，端午日合。

木香槟榔散

木香　槟榔　黄连　乳香　轻粉　密陀僧各等分

上为细末，干掺之，先以口嚼，浆水洗。

又方　加黄柏、麝香。

阳起石散

阳起石烧

上研末，新水调涂肿痛处。

铅白霜散

铅白霜　干胭脂　寒水石各等分　脑子　轻粉各少许

上为末，掺之。

雄黄散

雄黄　乳香　没药　麝香少许

上为末，量疮大小干贴。

化斑汤

紫草　升麻　甘草炙，各半两

上锉麻豆大，水一盏，糯米二十粒，煎至一盏，去滓，温服。

---

① 刀箭：原作"剪刀"，据医学大成本改。

调治

无比山药丸

干山药二两　肉苁蓉四两，锉，酒浸，焙　五味子六两，拣净　菟丝子三两，酒浸　杜仲三两，去粗皮，炒　牛膝一两，酒浸　泽泻一两　熟地黄干，一两　山茱萸一两　茯苓去皮，一两　巴戟一两，去心　赤石脂一两

上为细末，炼蜜和丸，桐子大。每服二三十丸，食前温酒下，米饮亦可。

当归丸

当归　香附子炒　杜蒺藜　芍药各等分

上为末，酒糊为丸，如小豆大。每服三五十丸，米饮下。

香薷汤

香薷五钱，去土　厚朴五钱，姜制　白扁豆二钱半，生炒

上为末，每服三钱，水一盏，入酒煎，去滓，温服。

石韦散

石韦去毛　木通各①二两　当归　甘草　王不留行各一两　滑石　白术　瞿麦　葵子　芍药各三两

上为细末，每服二钱，煎小麦汤调下。

妙功丸

京三棱一两，炮　川乌四两②，生，去皮　大黄一两

以上同为细末，好醋半升熬膏，不破坚③积，不须熬膏，

---

① 各：此后原衍"分"字，据医学大成本删。
② 两：原作"钱"，据《宣明论方》卷七开结妙功丸改。
③ 坚：原脱，据《宣明论方》卷七开结妙功丸补。下"不须熬膏"四字同。

水丸。

神曲 麦蘖各一两 干姜二钱，炒裂用 巴豆两个，去皮油心
半夏半两 茴香一两，炒香 官桂二钱① 牵牛三两，拣净

上为细末，用膏丸小豆大，生姜汤下十丸、十五丸，温凉
水亦可。以意加减，以利为度。

人参散

石膏 甘草各一两 滑石四两 寒水石二两 人参半两

上为末，每服二钱，温水调下，食后。

茴香丸

茴香八两，炒 川楝子炒 川乌炮，去皮 威灵仙洗，去土
防风去芦 陈皮各三两 地龙一两，去土，微炒 乌药五两 赤小
豆八两

上为末，酒糊为丸。每服三五丸，茶酒下。

七宣丸

大黄湿纸裹煨 枳实麸炒 木香 柴胡去芦 诃子皮各五两
桃仁六两，炒，去皮尖 甘草四两，炒

上为末，炼蜜和丸，如桐子大。每服三十丸，酒下。

人参调中汤

沉香二两 木香 白豆蔻一两，用仁 甘草一分 脑子一钱
麝香半钱 人参半两

上为细末，每服半钱，用沸汤点服。或入生姜、盐少许，
食后服。

乌金散

当归一两 自然铜金色者，煅为末，醋熬，一两 乌金石铁炭是

---

① 二钱：原脱，据《宣明论方》卷七开结妙功丸补。

也^①，三两　大黄一两，童子小便浸用

上为末，每服二钱，红花酒半盏，童子小便半盏，同调下，食前，日二服。

沉香降气丸^②

沉香　木香　缩砂仁　白豆蔻仁　青皮去白　陈皮去白　莪术煨　枳实麸炒，以上各一两　萝卜子另末，一两　黑牵牛末，二两　大黄二两，炒

上为末，生姜汁浸，蒸饼为丸，如桐子大。每服三十丸，橘皮汤下。

枳术丸　治气不下降，胸膈满闷。

枳实麸炒　白术各半两

上为细末，烧饭为丸，如桐子大。每服五十丸，诸饮送下。

---

① 也：原脱，据日正德本、千顷堂本补。

② 丸：原作"汤"，据医学大成本改。

卷十三

刘河间先生三消论因在前此书未传于世，恐为沉没，故刊而行之

《易》言天地，自太虚至黄泉有六位。《内经》言人之身，自头至足亦有六位。今余又言人胸腹之间，自肺至肾又有六位。人与天地造化五行同一炉鞴，知彼则知此矣。故立天之气曰金与火，立地之气曰土与水，立人之气曰风与火。故金与火合则热而清，水土合则湿而寒，风火合则温而炎。人胸腹之间亦犹是也。肺最在上，为燥金主清①；心次之，为君火主热；肝又次之，为风木主温；胆又次之，为相火主极热；脾又次之，为湿土主凉；肾又次之，黄泉为寒水主寒。故心肺象天，脾肾象地，肝胆象人。不知此者，不可与论人之病矣。夫土为万物之本，水为万物之元，水土合德，以阴居阴，同处乎下，以立地为气，万物根于地，是故水土湿寒。若燥热阳实，则地之气不立，万物之根索泽而枝叶枯矣。

《五常政大论》曰：根于中者，命曰神机。是为动物根本在于中也。根本者，脾胃肾也。食入胃，则脾为布化气味，荣养

---

① 燥金主清：原作"金主燥"，据医学大成本改。

五脏百骸，故酸入肝而养筋膜，苦入心而养血脉，甘入脾而养肌肉，辛入肺而养皮毛，咸入肾而养骨髓。五气亦然，故清养肺，热养心，温养肝，湿养脾，寒养肾也。凡此五味五气，太过则病，不及亦病，惟平则常安矣。故《六节脏象论》曰：五味入口，藏于肠胃。味有所藏，以养五气，气和而生，津液相成，神乃自生。是其理也。

又《太阴阳明论》云：脾病而四肢不用者，何也？岐伯曰：四肢皆禀气于胃，而不得至经，必因于脾胃乃禀也。今脾病不能为胃行其津液，不得禀水谷气，脾日以衰^①，脉道不利，筋骨肌肉皆无气以生，故不用焉。帝曰：脾不主时，何也？岐伯曰：脾者，土也，治中央，常以四时长四脏，各十八日寄治，不得独主于时也。脾脏者，常著^②胃土之精也。土者，生万物而法天地，故上下至头足，不得独主于时也。

帝曰：脾与胃以膜^③相连尔，而能行其津液，何也？岐伯曰：足太阴者，三阴也，其脉贯胃属脾络嗌，故太阴为之行气于三阴。足阳明者，表也，五脏六腑之海也，亦为之行气于三阳。脏腑各因其经而受气于^④阳明，故为胃行其津液。四肢不得禀水谷，气日以衰，脉^⑤道不利，筋骨肌肉皆无气以生，故不用焉。不用者，谓不能为之运用也。由是观之，则五脏六腑四肢百骸皆禀受于脾胃，行其津液，相与濡润滋养矣。后之医

---

① 脾日以衰：《素问·太阴阳明论》作"气日以衰"。

② 著：原作"着"，据《太阴阳明论》改。

③ 膜：原作"道"，据日正德本、千顷堂本改。

④ 于：原作"以益"，据《太阴阳明论》改。

⑤ 脉：原作"阴"，据《太阴阳明论》改。

者，欲以燥热之剂以养脾胃湿①土之气，不亦舛②乎？况消渴之病者，本湿寒之阴气极衰，燥热之阳气太甚，更服燥热之药则脾胃之气竭矣。叔世不分五运六气之虚实，而一概言热为实而虚为寒，彼但知心火阳热一气之虚实，而非脏腑六气之虚实也。盖肺本清，虚则温；心本热，虚则寒；肝本温，虚则清；脾本湿，虚则燥；肾本寒，虚则热。假若胃冷为虚者，乃胃中阴水寒气实甚，而阳火热气衰虚也，非胃土湿气之本衰，故当温补胃中阳火之衰，退其阴水寒气之甚。又如胃热为实者，乃胃中阳火实而阴水虚也，故当以寒药泻胃中之实火，而养其虚水。然此皆补泻胃中虚热，水火所乘之邪，非胃为湿者之本。其余例同法。夫补泻脾胃湿土之水气者，润其湿者是补湿，燥其湿者是泻湿，土本湿故也。

凡脏腑诸气，不必肾水独当寒，心火独当热，要知每脏每腑，诸气和同，宣而平之可也。故余尝谓五常之道，阴中有阳，阳中有阴，孤阴不长，独阳不成。但有一物皆备，五行递相济养是谓和平，交互克伐是谓衰兴，变乱失常，患害由行。故水少火多，为阳实阴虚而病热也；水多火少，为阴实阳虚而病寒也。其为治者，泻实补虚，以平为期而已矣。故治消渴者，补肾水阴寒之虚，而泻心火阳热之实，除肠胃燥热之甚，济一③身津液之衰，使道路散而不结，津液生而不枯，气血利而不涩，则病日已矣。况消渴者，本因饮食服饵失宜，肠胃干涸，而气液不得宣平；或耗乱精神，过违其度；或因大病，阴气损而血液衰虚，阳气悍而燥热郁甚之所成也。故《济众》云：三消渴

---

① 湿：原作"滋"，据《医方类聚》本改。
② 舛：原作"外"，据《医方类聚》本改。
③ 一：原脱，据刘完素《三消论》改。

者，皆由久嗜咸物，恣食炙煿，饮酒过度；亦有年少服金石丸散，积久石热结于胸中，下焦虚热，血气不能制石热，燥甚于胃，故渴而引饮。若饮水多而小便多者，名曰消渴；若饮食多而不甚渴①，小便数而渐瘦者，名曰消中；若渴而饮水不绝，腿消瘦而小便有脂液者，名曰肾消。如此三消者，其燥热一也，但有微甚耳。

余闻世之方，多一方而通治三消渴者，以其善消水谷而喜渴也。然叔世论消渴者多不知本。其言消渴者上实热而下虚冷，上热故烦渴多饮，下寒故小便多出。本因下部肾水虚而不能制其上焦心火，故上实热而下虚冷。又曰：水数一，为物之本，五行之先。故肾水者，人之本，命之元，不可使之衰弱，根本不坚则枝叶不茂，元气不固则形体不荣。消渴病者，下部肾水极冷，若更服寒药，则元气转虚，而下部肾水转衰，则上焦心火亢甚而难治也。但以暖药补养元气，若下部肾水得实而胜退上焦火，则自然渴止，小便如常而病愈也。若此之言正与仲景相反，所以巧言似是，于理实违者也。非徒今日之误，误已久哉。

又如蒋氏《药证病原》中论消渴、消中、消肾病，曰：三焦五脏俱虚热，惟有膀胱冷似冰。又曰：腰肾虚冷日增重。又曰：膀胱肾脏冷如泉。始言三焦五脏俱虚热，惟有膀胱冷似冰，复言五脏亦冷，且肾脏水冷言为虚，其余热者又皆言其虚。夫阴阳兴衰，安有此理？且其言自不相副，其失犹小，至于寒热差殊，用药相反，过莫大焉。

或又谓肾与膀胱属水，虚则不能制火。虚既不能制火，故

---

① 渴：日正德本、千顷堂本作"饥"。

小便多者，愈失之远矣。彼谓水气实者必能制火，虚者不能制火，故阳实阴虚而热燥其液，小便淋而常少；阴实阳虚不能制水，小便利而常多。岂知消渴小便多者，非谓此也。何哉？盖燥热太甚，而三焦肠胃之腠理怫郁结滞，致密壅塞，而水液不能渗泄浸润于外，荣养百骸。故肠胃之外燥热太甚，虽复多饮于中，终不能浸润于外，故渴不止。小便多出者，如其多饮，不能渗泄于肠胃之外，故数溲也。

故余尽言《原病式》曰：皮肤之汗孔者，谓泄汗之孔窍也。一名气门者，谓泄气之门户也。一名腠理者，谓气液之隧道纹理也。一名鬼门者，谓幽冥之门也。一名玄府者，谓玄微之府也。然玄府者无物不有，人之脏腑皮毛，肌肉筋膜，骨髓爪牙，至于万物，悉皆有之，乃①出入升降道路门户也。故经曰：出入废则神机化灭，升降息则气立孤危。故非出入，则无以生长壮老已②；非升降，则无以生长化收藏。是知出入升降，无器不有，故知人之眼耳鼻舌身意神识，能为用者，皆由升降出入之通利也，有所闭塞则不能为③用也。若目无所见，耳无所闻，鼻不闻香，舌不知味，筋痿骨痹，爪退齿腐，毛发堕落，皮肤不仁，肠胃不能渗泄者，悉由热气怫郁，玄府闭塞，而致津液血脉、荣卫清气不能升降出入故也，各随郁结微甚而有病之大小焉。病在表则怫郁，腠理闭密，阳气不能散越，故燥而无汗，而气液不能出矣。叔世不知其然，故见消渴数溲，妄言为下部寒尔，岂知肠胃燥热怫郁使之然也。予之所以举此，世为消渴之证，乃肠胃之外燥热，痞闭其渗泄之道路，水虽入肠胃之内，

---

① 乃：《素问玄机原病式·六气为病》后有"气"字。

② 已：原脱，据《三消论》补。

③ 为：原脱，据《医方类聚》本补。

不能渗泄于外，故小便数出而复渴。此数句足以尽其理也。

试取《内经》凡言渴者尽明之矣。有言心肺气厥而渴者，有言肝痹而渴者，有言脾热而渴者，有言肾热而渴者，有言胃与大肠热结而渴者，有言脾痹而渴者，有言小肠瘅热而渴者，有因病疟而渴者，有因肥甘石药而渴者，有因醉饱入房而渴者，有因远行劳倦遇大热而渴者，有因伤寒①胃干而渴者，有因病②热而渴者，有因病风而渴者。虽五脏之部分不同，而病之所遇各异，其归③燥热一也。

所谓心肺气厥而渴者，《厥论》曰：心移热于肺，传为膈消。注曰：心热入肺，久而传化，内为膈热消渴多饮也。所谓肝痹而渴者，《痹论》曰：肝痹者，夜卧则惊，多饮，数小便。如脾热而渴者，《痿论》曰：脾气热则胃干而渴，肌肉不仁，发为肉痿。所谓肾热而渴者，《刺热论》曰：肾热病者，先腰痛胻酸，苦渴数饮，身热。《热论》曰：少阴脉贯肾，络于肺，系舌本，故口燥舌干而渴。叔世惟言肾虚不能制心火，为上实热而下虚冷，以热药温补肾水，欲令胜退心火者，未明阴阳虚实之道也。夫肾水属阴而本寒，虚则为热；心火属阳而本热，虚则为寒。若肾水阴虚则心火阳实，是谓阳实阴虚，而上下俱热明矣。故《气厥论》曰：肾气衰，阳气独胜。《宣明五气论》曰：肾恶燥，由燥肾枯水涸。《脏气法④时论》曰：肾苦燥，急食辛以润之。夫寒物属阴，能养水而泻心；热物属阳，能养火而耗水。今肾水既不胜心火，则上下俱热，奈何以热药养肾水，欲令胜心火，

---

① 寒：原作"害"，据《三消论》改。

② 病：原作"肾"，据《三消论》改。

③ 归：原作"功"，据《三消论》改。

④ 法：原作"发"，据《素问》篇名改。

岂不谬哉。

又如胃与大肠热结而渴者,《阴阳别论》:二阳结为之消。注曰:二①阳结,胃及大肠俱热结也。肠胃藏热,善消水谷。又《气厥论》曰:大肠移热于胃,善食而瘦。《脉要精微论》曰:瘅成为消中,善食而瘦。如脾痹而渴者,数饮而不得中,气喘而争,时发飧泄。夫数饮而不得中,其大便必不停留。然则消渴数饮而小便多者,止是三焦燥热怫郁,而气衰也明矣,岂可以燥热毒药助其强阳以伐衰阴乎?此真实实虚虚之罪也。夫消渴者,多变聋盲、疮癣痤痱之类,皆肠胃燥热怫郁,水液不能浸润于周身故也。或热甚而膀胱怫郁,不能渗泄,水液妄行而面上肿也。如小肠瘅热而渴者,《举痛论》曰:热气留于小肠,肠中痛,瘅热焦渴,则便坚不得出矣。注曰:热渗津液而大②便坚矣。

如言病疟而渴者,《疟论》曰:阳实则外热,阴虚则内热,内外皆热则喘而渴,故欲饮冷也。然阳实阴虚而为病热,法当用寒药养阴泻阳,是谓泻实补衰之道也。如因肥甘石药而渴者,《奇病论》曰:有口甘者,病名为何?岐伯曰:此五气之所溢也,病名脾瘅。瘅为热也,脾热则四脏不禀,故五气上溢也。先因脾热,故曰脾瘅。又经曰:五味入口,藏于胃,脾为之行其精气,津液在脾,故令人口甘也。此肥美之所发也,此人必数食甘美而多肥也。肥者令人内热,甘者令人中满,故其气上溢,转而为消渴。《通评③虚实论》曰:消瘅仆击,偏枯痿厥,气满发逆,肥贵之人,膏粱之疾也。或言人惟胃气为本,脾胃

---

① 二:原脱,据《三消论》改。

② 大:原作"小",据《三消论》改。

③ 评:原作"乎",据《素问》篇名改。

合为表里，脾胃中州当受温补以调饮食。今消渴者脾胃极虚，益宜温补，若服寒药耗损脾胃，本气虚乏而难治也。此言乃不明阴阳寒热虚实补泻之道，故妄言而无畏也。岂知《腹中论》云：帝曰：夫子数言热中、消中不可服膏粱①芳草石药，石药发癫，芳草发狂。注言：多饮数溲，谓之热中；多食数溲，谓之消中。多喜曰癫，多怒曰狂。芳，美味也。石，谓英乳，乃发热之药也。经又曰：热中、消中，皆富贵人也。今禁膏粱，是不合其心；禁芳草石药，是病不愈，愿闻其说。岐伯曰：芳草之气②美，石药之气悍，二者之气急疾坚劲，故非缓心和人不可服此二者。帝曰：何以然？岐伯曰：夫热气慓悍，药气亦然。所谓饮一溲二者，当肺气从水而出也，其水谷之海竭矣。凡见消渴便用热药，误人多矣。

故《内经》应言渴者皆如是，岂不昭晰欤，然而犹有惑者。诸气过极反胜也者，是以人多误也，如阳极反似阴者是也。若不明标本，认似为是，始终乖矣。故凡见下部觉冷，两膝如冰，此皆心火不降，状类寒水，宜加寒药下之三五次，则火降水升，寒化自退。然而举世皆同执迷，至如《易经》《素问》二书，弃如朽坏，良可悲夫！故处其方必明病之标本，达药之所能，通气之所宜，而无加害者，可以制其方也已。所谓标本者，先病而为本，后病而为标，此为病之本末也。标本相传，先当救其急也。又云：六气为本，三阴三阳为标。盖为病，脏病最急也。又云：六气为胃之本。假若胃热者，胃为标，热为本也。处其方者，当除胃中之热，是治其本也。故六气乃以甚者为邪，衰者为正，法当泻甚补衰，以平为期。养正除邪，乃天之道也，

① 膏粱：原脱，据《素问·腹中论》补。
② 气：原作"味"，据《素问·腹中论》改。

为政之理，捕贼①之义也。

大凡治病，明知标本，按法治之，何必谋于众。《阴阳别论》曰：谨熟阴阳，无与众谋。《标本病传论》：知标知本，万举万当。不知标本，是谓妄行。《至真大要论》曰：知标知本，用之不殆。明知逆顺，正行无问。不知是者，不足以言诊，适足以乱经。故《大要》曰：粗工嘻嘻，以为可知，言热未已，寒病复起，同气异形，迷诊乱经，此之谓也。夫标本之道，要而博，小而大，可以言一而知百。言标与本，易而弗损。察本与标，气可令调。明知胜复，为万民式，天之道毕矣。《天元纪大论》曰：至数极而道不惑。可谓明矣。所谓药之功②能者，温凉不同，寒热相反，燥湿本异云云，前已言之矣。斯言气也，至于味之功能，如酸能收，甘能缓，辛能散，苦能坚，咸能软。酸属木也，燥金主于散落而木反之，土湿主于缓而木③胜之，故能然也。若能燥湿而坚火者，苦也。《易》曰：燥万物者，莫熯乎火。凡物燥则坚也。甘能缓苦急而散结。甘者，土也。燥能急结，故缓则急散也。辛能散抑、散结、润燥，辛者，金也。金主散落，金生水故也。况抑结散，则气液宣行而津液生也。《脏气法时论》曰：肾苦燥，急食辛以润之。开腠理，致津液，通气也。咸能软坚，咸者，水也。水润而柔，故胜火之坚矣。此五脏之味也。其为五味之本者④，淡也。淡，胃土之味也。胃土者，地也。地为万物之本，胃为一身之本。《天元纪大论》曰：在地为化，化生五味。故五味之本淡也，以配胃土，淡能渗泄利窍。夫燥能

---

① 捕贼：原作"补贱"，据《医方类聚》本改。

② 功：原作"巧"，据《三消论》改。下一"功"字同。

③ 木：原作"水"，据《医方类聚》本改。

④ 者：原作"也"，据《医方类聚》本改。

急结，而甘能缓之，淡为刚土，极能润燥，缓其急结，令气通行而致津液渗泄也。故消渴之人，其药与食皆宜淡剂。《至真要大论》曰：辛甘发散为阳，酸苦涌泄为阴。咸味涌泄为阴，淡味渗泄为阳。六者或散或收，或缓或急，或燥或润，或坚或软，所以利而行之，调其气也。

《本草》云药有三品，上品为君，主养命，小毒，以应天；中品为臣，主养性，常毒，以应人；下品为佐使，主治病，大毒，以应地。不在三品者，气毒之物也。凡此君臣佐使者，所以明药之善恶也。处方之道，主治病者为君，佐君者为臣，应臣之用者为佐使。适其病之所根，有君臣佐使奇偶小大之制；明其岁政、君臣、脉位，而有逆顺反正主疗之方，随病所宜以施用。其治法多端，能备所用者，良工也。寒者热之，热者寒之，温者清之，清者温之，结者散之，散者收之，微者逆而制之，甚者从而去之，燥者润之，湿者燥之，坚者软之，软者坚之，急者缓之，客者除之，留者却之，劳者温之，逸者行之，惊者平之，衰者补之，甚者泻之。吐之①下之，摩之浴②之，薄之劫之，开之发之，灸之制之，适足为用，各安其气，必清必净，而病气衰去，脏腑和平，归其所宗，此治之大体也。《阴阳应象论》曰：治不法天之纪，不明地之理，则灾害至矣。又《六节脏象论》曰：不知年之所加，气之盛③衰，不可以为工④也。今集诸经验方附于篇末。

神白散　治真阴素被损虚，多服金石等药，或嗜炙煿咸物，

---

① 之：原作"者"，据《三消论》改。

② 浴：原作"益"，据《三消论》改。

③ 盛：原作"所"，据《三消论》改。

④ 工：原作"功"，据《三消论》改。

遂成消渴。

桂府滑石_{六两}　甘草_{一两，生用}

上为细末，每服三钱，温水调下。或大渴欲饮冷者，新汲水尤妙。

猪肚丸　治消渴、消中。

猪肚_{一枚}　黄连_{五两}　瓜蒌_{四两}　麦门冬_{四两，去心}　知母_{四两，如无，以茯苓代之}

上四味为末，纳猪肚中，线缝，安置甑中，蒸极烂熟，就热于木臼中捣，可丸，如硬，少加蜜，丸如桐子大。每服三十丸，渐加至四五十丸，渴则服之。如无木臼，于^①沙盆中用木杵研亦可，以烂为妙矣。

葛根丸　治消渴，消肾。

葛根_{三两}　瓜蒌_{三两}　铅丹_{二两}　附子_{一两者，炮，去皮脐}

上四味，捣罗为细末，炼蜜为丸，如梧桐子大，每服十丸，日进三服，治日饮硕水^②者。春夏去附子。

胡粉散　治大渴，百方疗不瘥者，亦治消肾。

铅丹　胡粉_{各半两}　瓜蒌_{一两半}　甘草_{二两半，炙}　泽泻　石膏　赤石脂　白石脂_{各半两}

上八味为细末，水服方寸匕，日二服，壮者一匕半。一年病，一日愈；二年病，二日愈。渴甚者二服，腹痛者减之。如丸服亦妙，每服十丸，多则腹痛也。

三黄丸　主治男子妇人五劳七伤，消渴不生肌肉，妇人带下，手足发寒热者。

---

① 于：原作"以"，据医学大成本改。

② 硕水：《千金翼方》卷十九葛根丸，主治消渴，日饮一石水者。

春三月：黄芩四两　大黄二两① 黄连四两

夏三月：黄芩六两　大黄二两　黄连四两②

秋三月：黄芩六两　大黄二两　黄连三两

冬三月：黄芩三两　大黄五两　黄连二两

上三味随时加减，捣为细末，炼蜜和丸如大豆大。每服五丸，日三服，不去者加七丸。服一月病愈，尝试有验矣。

人参白术散　治胃膈瘅热，烦满不欲食；或瘅成为消中，善食而瘦；或燥热③郁甚而消渴，多饮而数小便；或热病，或恣酒色，误服热药者，致脾胃真阴血液损虚。肝心相搏，风热燥甚，三焦肠胃燥热怫郁而水液不能宣行，则周身不得润湿，故瘦瘁黄黑而燥热消渴，虽多饮而水液终不能浸润于肠胃之外，渴不止而便注为小便多也。叔世流俗不明乎此，妄为下焦虚冷，误死多矣。又如周身风热燥郁，或为目瘅、痈疽疮疡，上为喘嗽，下为痿痹，或停积而湿热内甚，不能传化者，变水肿腹胀也。

凡多饮数溲为消渴，多食数溲为消中，肌肉消瘦，小便有脂液者为消肾，此世之所传三消病也。虽古④所不载，以《内经》考之，但燥热之微甚者也。此药兼疗一切阳实阴虚，风热燥郁，头目昏眩，风中偏枯，酒过积毒，一切肠胃涩滞壅塞，疮癣痿痹，并伤寒杂病烦渴，气液不得宣通，并宜服之。

人参　白术　当归　芍药　大黄　山栀子⑤ 泽泻各半两

---

① 二两：《千金翼方》作"三两"。

② 四两：《千金翼方》作"七两"。

③ 热：原脱，据《宣明论方》补。

④ 古：原作"无"，据《三消论》改。

⑤ 山栀子：《宣明论方》后有荆芥穗、薄荷、芥梗、知母。

连翘 栝楼根 干葛 茯苓各一两 官桂 青木香[1] 藿香各一分
寒水石二两 甘草二两 石膏四两 滑石半斤[2] 盆硝各半两[3]

上为粗末，每服五钱，水一盏，生姜三片，同煎至半盏，
绞汁，入蜜少许，温服。渐加十余钱，无时，日三服。或得脏
腑疏利亦不妨，取效更妙。后却常服之，或兼服消痞丸。以散[4]
肠胃结滞，或湿热内甚。自利者去大黄、芒硝。

人参散 治身热头痛，或积热黄瘦，或发热恶寒，畜热寒
战，或膈热[5]呕吐，燥[6]热烦渴，或湿热[7]泻痢，或目疾口疮，
或咽喉肿痛，或中风昏眩，或蒸热虚汗，肺痿劳嗽，一切邪热
变化，真阴损虚，并宜服之。

石膏一两 寒水石二两 滑石四两 甘草二两 人参半两

上为细末，每服二钱，温水调下，或冷水亦得。

三消之论，刘河间之所作也。因麻征君寓汴梁，暇日访
先生后裔，或举教医学者，即其人矣。征君亲诣其家，求先生
平昔所著遗书。乃出《三消论》《气宜》《病机》三书未传于世
者。文多不全，止取《三消论》，于卷首增写六位脏象二图，其
余未遑润色，即付友人穆子昭。子昭乃河间门人穆大黄之后
也，时觅官于京师，方且告困，征君欲因是而惠之。由是余从
子昭授得一本，后惧兵火，遂失其传。偶于乡人霍司承君祥处

---

① 青木香：原作"木香"，据《宣明论方》改。

② 半斤：原脱，据《宣明论方》补。

③ 《宣明论方》无"盆硝各半两"五字，下文用法"水一盏"后有"入
盆硝半两"五字，疑传写之误。

④ 以散：原作"似觉"，据《宣明论方》改。

⑤ 热：原作"痰"，据《宣明论方》改。

⑥ 燥：原作"烦"，据《宣明论方》改。

⑦ 湿热：原作"燥湿"，据《宣明论方》改。

复见其文，然传写甚误，但依仿而录之，以待后之学者详为刊正云。

时甲辰年冬至日绵溪野老书

续方　柏亭东久亭寺僧悟大师传经验方

治饮水百杯尚犹未足，小便如油，或如杏色。服此药三五日，小便大出，毒归于下，十日永除根本。此方令子和辨过，云是重剂可用，悟公师亲验。

水银四钱　锡二钱，用水银研成砂子　牡蛎一两　密陀僧一两知母一两　紫花苦参一两　贝母一两　黄丹半两　栝楼根半斤①

上为细末，男子用不生儿猪肚一个，内药，妇人用豶猪肚一个，麻线缝之，新瓦一合，绳系一两遭，米一升，更用栝楼根末半斤，却于新水煮熟，取出放冷，用砂盆内研烂，就和为丸，如猪肚丸法用之。

---

① 半斤：《三消论》作"半两"。

卷十四

扁鹊华佗察声色定死生诀要

病人五脏已夺，神明不守，声嘶者死。

病人循衣缝，谵语者，不可治。

病人阴阳俱绝，掣衣撮空，妄言者死。

病人妄语错乱，及不能言者不治，热病者可治。

病人阴阳俱绝，失音不能言者，三日半死。

病人两目眦有黄色起者，其病方愈。

病人面黄目青者，至期而死。<small>重出在下文。</small>

病人面黄目赤不死，赤如衃血者死。

病人面黄目白者不死，白如枯骨者死。

病人面黄目黑者不死，黑如炲^①，死。

病人面黑目青者不死。

病人面目俱黄者不死。

病人面青目白者死。

病人面黑目白者不死。

病人面赤目青者六日死。

---

① 炲：原作"苔"，据日正德本、千顷堂本改。

病人面黄目青者，九日必死，是谓乱经。饮酒当风，邪入胃经，胆气妄泄，目则为青，虽天救亦不可生。

病人面赤目白者，十日死；忧恚思虑①，心气内索，面色反好，急求②棺椁。

病人面白目黑者死，此谓荣华已去，血脉空索。

病人面黑目白，八日死。肾气内伤，病因留损。

病人面青目黄③，五日死。病人着床，心痛短气，脾气内竭，后百日复愈。能起徬徨，因坐于地，其立④倚床，能治此者也⑤。

病人耳目鼻口，有黑色起入于口者，必死。

病人目无精光，若土色，不受饮食者，四日死。

病人目无⑥精光，及牙齿黑色者不治。

病人耳目及颧颊赤者，死在五日中。

病人黑色出于额上发际，直下⑦鼻脊两颧上者，亦死在五日中。

病人黑色出天中，下至年⑧上、颧上者死。

病人及健人黑色，若白色起，入目及鼻口，死在三日中。

病人及健人面忽如马肝色，望之如青，近之如黑者死。

病人面黑，直视恶风者死。

---

① 虑：原脱，据《脉经·扁鹊华佗察声色要决》补。

② 求：原脱，据《脉经·扁鹊华佗察声色要决》补。

③ 黄：原作"白"，据《脉经·扁鹊华佗察声色要决》改。

④ 立：原作"上"，据《脉经·扁鹊华佗察声色要决》补。

⑤ 能治此者也：《脉经》作"能治此者，可谓神良"。

⑥ 无：原脱，据《脉经》补。

⑦ 下：原脱，据《脉经》补。

⑧ 年：原脱，据《脉经》补。年上，《千金翼》云："年上在鼻上两目间"。

病人面黑唇青者死。

病人面青唇黑者死。

病人面黑，两胁下满，不能自转反者死。

病人目不回①，直视者，一日死。

病人头目久痛，卒视无所见者死。

病人阴结阳绝，目精②脱，恍惚者死。

病人阴阳竭绝，目眶陷者死。

病人眉系倾者七日死。

病人口如鱼口，不能复闭，而气出多不反者死。

病人卧，遗屎③不觉者死。

病人尸臭者不可治。

肝病皮白④，肺之日庚辛死。

心病目黑，肾之日壬癸死。

脾病唇青，肝之日甲乙死。

肺病颊赤目肿，心之日丙丁死。

肾病面肿唇黄，脾之日戊己死。

青欲如苍璧之泽，不欲如蓝。

赤欲如帛裹朱，不欲如赭。

白欲如鹅羽，不欲如枯骨⑤。

黑欲如黑漆，不欲如炭。

黄欲如罗裹雄黄，不欲如黄⑥土。

---

① 不回：《脉经》作"回回"，"直视"后有"肩息"二字。

② 精：原作"睛"，据《脉经》改。

③ 屎：原作"尿"据《脉经》改。

④ 白：原作"黑"，据《脉经》改。

⑤ 枯骨：《脉经》作"盐"。

⑥ 黄：原无，据《脉经》补。

目赤色者病在心，白在肺，黑在肾，黄在脾，青在肝。黄色不可名者，病在胸中。

诊目病，赤脉从上下者，太阳病也；从下上者，阳明病也；从外入内者，少阳病也。

诊寒热瘰疬，目中有赤脉，从上下至瞳子，见一脉，一岁死；见一脉半，一岁半死；见二脉，二岁死；见二脉半，二岁半死；见三脉，三岁死。

诊牙[①]齿痛，按其阳明之脉来太[②]过者，独热在右，右热；热在左，左热；热在上，上热；热在下，下热。

诊血脉者，多赤多热，多青多痛，多黑为久[③]痹。多赤、多黑、多青皆见者，寒热身痛，面色微黄，齿垢黄，爪甲上黄[④]，黄疸也。安卧少黄赤，脉小而涩者，不嗜食。

诊百病死生诀第七

诊伤寒热盛，脉浮大者生，沉小者死。

伤寒已得汗，脉沉小者生，浮大者死。

温病三四日以下不得汗，脉大疾者生，脉细小难得者死不治。

温病穰穰大热，其脉细小者死。《千金》穰穰作时[⑤]行。

温病下利，腹中痛甚者死不治。

---

① 牙：《脉经》作"龋"。

② 太：《脉经》作"有"。

③ 为久：原作"多黄多"，据《脉经》改。

④ 黄：原脱，据《脉经》补。

⑤ 时：原作"特"，据《脉经·诊自病死生诀》改。

温病汗不出，出不至足者死。厥逆汗出，脉坚强急者生，虚缓者死。

温病二三日，身体热，腹满头痛，食如故，脉直而疾者，八日死。四五日，头痛腹痛而吐，脉来细强，十二日死。八九日，头不疼，身不痛，目不赤^①，色不变而反利，脉来喋喋，按之不弹手，时大^②，心下坚，十七日死。

热病七八日，脉不软－作喘不散－作数者，当有^③瘔，瘔后三日，温汗不出者死。

热病七八日，其脉微细，小便不利，加暴口燥，脉代，舌焦干黑者死。

热病未得汗，脉盛躁疾，得汗者生，不得汗者难瘥。

热病已得汗，脉静安者生，脉躁者难治。

热病已得汗，大热不去者亦死。

热病已得汗，热未去，脉微躁者，慎不得刺治。

热病发热，热甚者，其脉阴阳皆竭，慎勿刺，不汗出，必下利。

诊人被风，不仁，痿躄，其脉虚者生，坚急疾者死。

诊癫病，虚则可治，实则死。

诊癫病，脉实坚者生，脉沉细小^④者死。

又癫疾，脉搏^⑤大滑者久而自已，其脉沉小急实，不可疗。小坚急者，亦不可疗也。

---

① 赤：原作"变"，据《脉经》改。
② 大：原作"时"，据《脉经》改。
③ 有：《脉经》无，疑衍。
④ 小：原脱，据《脉经》补。
⑤ 搏：原作"得"，据《脉经》改。

诊头痛目痛，久视无所见者死。

诊人心腹积聚，其脉坚强急者生，虚弱者死。又实强者生，沉者死。其脉大，腹大胀，四肢逆冷，其人脉形长者死。腹胀满，便血，脉大时绝，极下血，小①疾者死。

肠澼便血，身热则死，寒则生。

肠澼下白沫，脉沉则生，浮则死。

肠澼下脓血，脉悬绝则死，滑大则生。

肠澼之属，身热，脉不悬绝，滑大者生，悬涩者死，以脏期之。

肠澼下脓血，脉沉小流②连者生，数疾且大，有热者死。

肠澼筋挛，其脉小细安静者生，浮大紧者死。

洞泄食不化，不得留，下脓血，脉微小连者③，紧急者死。

泄注，脉缓，时小结者生，浮大数者死。

蜃④蚀阴痓⑤，其脉虚小者生，紧急者死。

咳嗽，脉沉紧者死，浮直者、浮软者生，小沉伏匿者死。

咳嗽羸瘦，脉形坚大者死。

咳，脱形发热，脉小坚急者死。肌瘦下脱，形热不去者死。

咳而呕，腹胀且泄，其脉弦急欲绝者死。

吐血、衄血，脉滑小弱者生，实大者死。

汗出⑥若衄，其脉小滑者生，大躁者死。

---

① 小：此前《脉经》有"脉"字。

② 流：原作"留"，据《脉经》改。

③ 脉微小连者：《脉经》作"脉微小迟者生"。

④ 蜃：原作"蚕"，据《脉经》改。

⑤ 痓：原作"注"，据《脉经》改。

⑥ 出：原脱，据《脉经》补。

吐血脉紧强者死，滑者生。

吐血而咳，上气，其脉数，有热，不得卧者死。

上气脉数者死，谓损形故也。

上气喘息低昂，其脉滑，手足温者生，脉涩，四肢寒者必死。

上气面浮肿，肩息，其脉大，不可治，加利必死。

上气注液，其脉虚，宁①宁伏匿者生，坚强者死。

寒气上攻，脉实而顺滑者生，实而逆涩②者死。《太素》云：寒气暴③上，脉满实何如？曰：实而滑则生，实而逆则死矣。其形尽满何如？曰：举形尽满者，脉急大坚，尺满而不应。如④是者，顺则生，逆则死。何谓顺则生逆则死？所谓顺者，手足温也。逆者，手足寒也。

痛⑤瘅，脉实大，病久可治；脉悬⑥小坚急，病久不可治。

消渴，脉数大者生，细小浮短者死。

消渴，脉沉小者生，实坚大者死。

水病，脉洪大者可治，微细不可治。

水病胀闭，其脉浮大软者生，沉细虚小者死。

水病腹大如鼓，脉实者生，虚者死。

卒中恶，吐⑦血数升，脉沉数细者死，浮大疾快者生。

卒中恶，腹大四肢满，脉大而缓者生，紧大而浮者死；紧细而微亦生。

---

① 宁：原脱，据《脉经》补。

② 涩：原作"滑"，据《脉经》改。

③ 暴：原作"在"，据《脉经》改。

④ 如：原作"知"，据《脉经》改。

⑤ 痛：原作"病"，据《脉经》改。

⑥ 悬：原作"弦"，据《脉经》改。

⑦ 吐：原作"咯"，据《脉经》改。

病①疮，腰脊强急，瘛疭，皆不可治。

寒热瘛疭，其脉代绝者死。

金疮血出太多，其脉虚细者生，数实大者死。

金疮出血，脉沉小者生，浮大者死。

斫疮出血一二石②，脉来大，二十日死。

斫刺俱有，病多少血出不自止断③者，其脉止④，脉来大者七日死，滑细者生。

从高⑤顿仆，内有血，腹胀满，其脉坚强者生，小弱者死。

人为百药所中伤，脉浮⑥涩而疾者生，微细者死，洪大而迟者生。《千金》迟作速。

人病甚而脉不调者难治，脉洪大者易瘥。

人内外俱虚，身体冷而汗出，微呕而烦扰，手足厥逆，体不得安静者死。脉实满，手足寒，头热，春秋生，冬夏必死矣。

老人脉微，阳羸阴强者生，脉焱⑦大而加息⑧者死。阴弱阳强，脉至而代，期⑨月而死。

尺脉涩而坚，为血实气虚也。其发病，腹痛逆满，气上行。此为妇人胞中绝伤，有恶血久成结瘕，得病以冬时，黍穄⑩赤而死。

———————————

① 病：原脱，据《脉经》补。

② 石：原作"升"，据《脉经》改。

③ 断：原脱，据《脉经》补。

④ 脉止：原脱，据《脉经》补。

⑤ 高：原作"头"，据《脉经》改。

⑥ 浮：原脱，据《脉经》补。

⑦ 焱：原脱，据《脉经》补。

⑧ 息：原作"加"，据《脉经》改。

⑨ 期：《脉经》作"奇"。

⑩ 穄：原作"当"，据《脉经》改。

尺脉细而微者，血气俱不足，细而来有力者，是谷气不充。病得节辄动，枣叶生而死。此病秋时得之。

左手寸口脉偏动，乍大乍小不齐，从寸至关，关至尺，三部之位，其脉动[1]各异不同，其人病仲夏得之，此脉桃花落而死。

右手寸口脉偏沉伏，乍小乍大，朝浮大而暮沉伏。浮大即太过，上出鱼际，沉伏即下，不至[2]关中。往来无常，时复来者，榆华枯落而死。

右手尺部脉三十动一止，有须臾还，二十动一[3]止，乍动乍疏，连连相因，因[4]不与息数相应，其人虽食谷犹不愈，繁草生而死。

右手尺部脉四十动而一止，止而复来，来逆如循直木，[5]如循张弓弦，緅緅然如两人共引[6]一索，至立冬死。

病机

诸风掉眩，皆属于肝。甲乙木也，木郁达之。

诸寒收引，皆属于肾。壬癸水也，水郁折[7]之。

诸气膹郁，皆属于肺。庚辛金也，金郁泄[8]之。

诸湿肿满，皆属于脾。戊己土也，土郁夺之。

---

① 其脉动：《脉经》作"处处动摇"。

② 至：原作"止"，据《脉经》改。

③ 一：原脱，据《脉经》补。

④ 因：《脉经》无，疑衍。

⑤ 如循直木：原脱，据《脉经》补。

⑥ 引：原脱，据《脉经》补。

⑦ 折：原作"泄"，据《素问·六元正纪大论》改。

⑧ 泄：原作"折"，据《六元正纪大论》改。

诸痛痒疮疡，皆属于心。丙丁火也，火郁发之。

诸热瞀瘛，皆属于火。

诸厥固泄，皆属于[①]下。下，谓下焦肝肾气也。夫守司于下，肾之气也。门户束要，肝之气也。故厥、固、泄皆属下也。厥，谓气逆也。固，谓禁固也。诸有[②]气逆上行，及[③]固不禁。出入无度，燥湿不恒，皆由下焦主守也。

诸痿喘呕，皆属于上。上，谓上焦心肺气也。炎热薄烁，承热分化，肺之气也。热郁化上，故病属上焦。

诸禁鼓栗，如丧神守，皆属于火。热之内作。

诸痉[④]项强，皆属于湿。太阳伤湿。

诸逆冲上，皆属于火。炎上之性用也。

诸胀腹大，皆属于热。热郁于内，肺胀所生。

诸躁狂越，皆属于火。热盛于胃及四末也。

诸暴强直，皆属于风。阳内郁而阴行于外。

诸病有声，鼓之如鼓，皆属于热。

诸病[⑤]胕肿，疼酸惊骇，皆属于火。

诸转反戾，水液浑浊，皆属于热。反戾，筋转也。水液，小便也。

诸病水液，澄彻清冷，皆属于寒。上下所出，及吐出、溺出也。

诸呕吐酸，暴注下迫，皆属于热。

---

① 于：原脱，据《至真要大论》补。
② 诸有：原作"满"，据《至真要大论》王冰注改。
③ 及：原作"反谓"，据《至真要大论》王冰注改。
④ 痉：原作"颈"，据《至真要大论》改。
⑤ 病：原作"热"，据《至真要大论》改。

故《大要》曰：谨守病机，各司其属。有者求之，无者求之。盛者责之，虚者责之。必先五胜，疏其血气，令其条①达而致和平，此之谓也。五胜，谓五行更胜也。

标本运气歌

少阳从本为相火，太阴从本湿土坐；
厥阴从中火是家，阳明从中湿是我；
太阳少阴标本从，阴阳二气相包裹；
风从火断汗之宜，燥与湿兼下之可。
万病能将火湿分，彻开轩岐无缝锁。

辨十二经水火分治法

胆与三焦寻火治，肝和包络都无异。
脾肺常将湿处求，胃与大肠同湿治。
恶寒表热小膀温，恶热表寒心肾炽。
十二经，最端的，四经属火四经湿。
四经有热有寒时，攻里解表细消息。
湿同寒，火同热，寒热到头无两说。
六分分来半分寒，寒热中停真浪舌。
休治风，休治燥，治得火时风燥了。
当解表时莫攻里，当攻里时莫解表。
表里如或两可攻，后先内外分多少。

---

① 条：原作"调"，据《至真要大论》改。

敢谢轩岐万世恩，争奈醯鸡笑天小。

治病

不读本草，焉知药性。专泥药性，决不识病。假饶识病，未必得法。识病得法，工中之甲。

六陈

药有六味，陈久为良，狼、茱、半、橘、枳实、麻黄。

十八反

本草名言十八反，半蒌贝蔹芨攻乌，
藻戟遂芫俱战草，诸参辛芍叛藜芦。

运气歌

病如不是当年气，看与何年运气同。
只向某年求治法，方知都在《至真》中。

五不及

坎一丁三土五中，乙[1]七癸九是灾宫，

---

[1] 乙：原作"一"，据《医方类聚》本改。

胜复都来十一位，谁知脏腑与宫同。

断病人生死

《灵枢》云：人有两死而无两生。阳气前绝，阴气后竭，其人死，身色必青。阴气前绝，阳气后竭，其人死，身色必赤。故阳竭则身青而冷，阴竭则身赤而温。

四因

夫病生之类，其有四焉。一者，始因气动而内有所成。二者，不[①]因气动而外有所成。三者，始[②]因气动而病生于内。四者，不因气动而病生于外。

因气动而内成者，谓积聚癥瘕、瘤气瘿气[③]、结核癫[④]痫之类是也。不因气动而病生于内者，谓流饮澼食、饥饱劳损、宿食霍乱、悲恐喜怒、思慕忧结之类。不因气动而病生于外者，谓瘴气贼魅、虫蛇蛊毒、蜚尸[⑤]鬼击、冲薄坠堕、风寒暑湿、矻射刺割挞朴之类也。如此四类，有独治内而愈者，有兼治内而愈者，有独治外而愈者，有兼治外而愈者，有先治内后治外而愈者，有先治外后治内而愈者，有须齐[⑥]毒而攻击者，有须无毒而调引者。凡此之类，方法所施，或重或轻，或缓或急，

---

① 不：原作"始"，据《至真要大论》王冰注改。
② 始：原作"不"，据《至真要大论》王冰注改。
③ 气：原作"起"，据《至真要大论》王冰注改。
④ 癫：原作"癫"，据《至真要大论》王冰注改。
⑤ 尸：原作"食"，据《至真要大论》王冰注改。
⑥ 齐：原作"解"，据《至真要大论》王冰注改。

或收或散，或润或燥，或软或坚。方士之用，见解不同，各擅己心，好丹非素，故复问之。

五苦六辛

五苦六辛，从来无解，盖史家阙其疑也。一日，麻征君以此质疑于张先生，先生亦无所应。行十五里，忽然有所悟，欣然回告于麻征君。以为五苦者，五脏为里属阴，宜用苦剂，谓酸^①苦涌泄为阴；六辛者，六腑为表属阳，宜用辛剂，谓辛甘发散为阳，此其义也。征君大服其识鉴深远，凿昔人不传之妙。故曰：知其要者，一言而终，不知其要者，流散无穷。

---

① 酸：原脱，据《医方类聚》本补。

卷十五

疮疡痈肿第一

治蝼蛄疮

良姜　白及　沥青以上各等分

上为细末，嚼芝麻、水同熬为膏，入冷水共定，用绯绢一①片、火熨斗作膏药，贴疮上。

又方　千年石灰　茜根烧灰

上为细末，用水调，鸡翎涂上。

水沉金丝膏　贴一切恶疮。

沥青　白胶各一两，春秋宜用油蜡三钱②，夏宜油蜡二钱半，冬宜用油蜡四钱

上件熔开油蜡，下沥青、白胶，用槐枝搅匀，绵子滤过，入冷水中扯一千余遍。如疮透了，吃数丸，作剂于疮口填者亦妙。摊纸上贴，勿令火炙。

乳香散　治下疳。

乳香　没药　轻粉　黄丹　龙骨　乌鱼骨　黄连　黄芩

---

① 一：原脱，据《医方类聚》本补。

② 蜡三钱：原脱，据《卫生易简方》补。

铜绿_{各等分}　麝香_{少许}

上为细末，先以温浆水洗过，贴痈疮上。

治蛇疮^① 方

上用蒲公英棵^②根作泥贴于伤处，用白面膏药贴之。

紫金丹　治疔疮。

白矾_{四两}　黄丹_{二两}

上用银石器，内熔矾作汁，下丹，使银钗子搅之，令紫色，成也。用文武火，无令太过不及。如有疮，先以周围挑破上药，用唾津涂上数度，着无令疮干。其疮溃动，取疔出也，兼疮颜色红赤为效。如药未成就，再杵碎，炒令紫色。

治疔疮

生蜜与隔年葱，一处研成膏。

上先将疮周回用竹针刺破，然后用疮药于疮上摊之，用绯绢盖覆，如人行二十里，觉疔出，然后以热醋汤洗之。

千金托里散　治一切发背疔疮。

连翘_{一两二钱}　黄芪_{一两半}　厚朴_{二两}　川芎_{一两}　防风_{二两}
桔梗_{二两}　白芷_{一两}　芍药_{一两}　官桂_{一两}　木香_{三钱}　乳香_{三钱半}
当归_{半两}　没药_{三钱}　甘草_{一两}　人参_{半两}

上为细末，每服三钱，用酒一碗，煎^③三沸，和滓温服，膏子贴之。

二圣散　治诸疮肿。

黄丹_{二两}　白矾_{二两，飞}

---

① 疮：原作"伤"，本方与本篇另一"治蛇疮方"用药同，并据本篇名改。

② 棵：原作"科"，据医学大成本改。下"治蛇疮方""棵"字同。

③ 煎：前原衍"盛"字，据《医方类聚》本删。

上为细末，每用^①干掺疮口上，后用保生锭子捏作饼子贴之。

保生锭子

巴豆四十九个，另研，文武火烧热　金脚信二钱　雄黄三钱
轻粉半匣　硇砂二钱　麝香二钱

上件为末，用黄蜡一两半化开，将药和成锭子，冷水浸，少时取出，旋捏作饼子如钱眼大。将疮头拨破，每用贴一饼子，次用神圣膏药封贴，然后服托里散。若疮气透里，危者服破棺散^②，用神圣膏。

神圣膏药　贴治一切恶疮。

当归半两　没药三钱　白及二钱半　乳香三钱　藁本半两　琥珀二钱半　黄丹四两　木鳖子五个，去皮　胆矾一钱　粉霜一钱
黄蜡二两　白胶三两　巴豆二十五个，去皮　槐柳枝一百二十条，各长一把　清油一斤

上件一处，先将槐柳枝下油内，煮焦取出，次后下其余药物，煮得极焦，亦捞出。却将油澄清，再^③熬成膏子，用绯绢上摊贴之。

破棺丹

大黄一两半　甘草二两　荆三棱一两半　山栀子二两半　牵牛末二两

上为细末，炼蜜为丸如弹子大。每服半丸，食后，酒半盏研化服之，忌冷水。

三圣散　治臁疮、疔疮、搭手背疽等疮。

---

① 用：原作"服"，据《医方类聚》改。
② 散：按本方后第二方"破棺丹"，当作"丹"。
③ 再：《卫生宝鉴》此字后有"下黄丹"三字。

葱白一斤　马齿苋一斤　石灰一斤

上三味湿捣为团，阴干，为细末，贴疮。如有死肉者，宜先用溃死肉药。

溃死肉药方

炊饭尖半两，各三等，一等半两，入巴豆二个；一等半两，入巴豆三个；一等半两，入巴豆五个，各撚作白锭子。

上先用二巴豆纳疮，如不溃，再用纳三巴豆，又不溃，用五巴豆者。更用丹砂炒红色，掺疮口，追出清水，其恶肉未尽至，追出赤水，是恶肉尽。更用三圣散贴之，用膏药傅之。

治臁疮久不愈者

用川乌头、黄柏各等分为末，用唾津调涂纸上贴之。

治一切恶疮方

以天茄叶贴之。或为细末贴之亦妙。

又方　用腊月人中白烧灰，油调，涂疮疥上。

又方　以瓦松不拘①多少，阴干为末，先用槐枝葱白汤洗之过，掺之立效。灸疮久不敛者更妙。

又方　以蒲公英捣之，贴一切恶疮诸刺。

替针丸　治一切恶疮。

川乌二钱　草乌二钱　五灵脂二钱　轻粉一分　粉霜一分

又方加斑蝥二十个，去足翅用，巴豆二十个，去皮用。

上将三件为末，研令匀，次入轻粉、粉霜研匀，又入斑蝥、巴豆，以水调糊为锭子。如作散，是谓针头散。

悬蒌散　治发背恶疮。

悬蒌一个　大黄一两　金银花一两　当归半两　皂角刺一两

---

① 拘：原作"以"，据日正德本、千顷堂本改。

上锉碎，用酒一碗，煎至七分，去滓温服。如有头者，加黍粘子。

治附骨痛及一切恶疮

当归半两　甘草一两　山栀子十二个　木鳖子一个，去皮[1]

上为细末，每服三五钱，冷酒调服之。

治诸恶疮

白僵蚕直者　大黄各等分

上为细末，生姜自然汁与蜜同和为剂，丸如弹子大。每服一丸，细嚼。

治恶疮死肉铤子

巴豆一钱，去皮油　五灵脂半两　黄丹二钱，飞　加枯白矾一钱

上为细末，以糊和，丸铤子，入疮内用之。

当归活血散　治疮疡未发出，内痛不可忍，及妇人产前后腹痛。

当归二钱　没药一钱半　乳香半钱　白芍药三钱

疮疡者加人参、木香，妇人加赤芍药。

上为细末，每服一钱。水一中盏，煎至七分，和滓温服，日二服。妇人酒煎，疮既发，不须用。

熏恶疮方

紫花地丁一名米布袋[2]

上取根晒干，用四个半头砖垒成炉子，烧着地丁，用络垤砖[3]一枚盖了，使令砖眼内烟出，熏恶疮，出黄水自愈。

---

① 去皮：原无，据《医方类聚》本补。
② 袋后原衍"收"字，据《医方类聚》本删。
③ 络垤砖：《卫生易简方》作"络垛砖"。垤，土丘。

治蛇疮

用蒲公英棵根作泥。贴于伤处，用白膏药封之。

接骨散 并治恶疮。

金头蜈蚣一个 金色自然铜半两，烧红，醋淬①，研为细末用之
乳香二钱，为细末用之 铜钱重半两者取三文或五文，烧红，醋淬，
研细 金丝水蛭一钱半，每个作三截，瓦上焙去气道为度 没药三钱，
研细

上为细末，如疮肿处，津调半钱涂，立止痛。如见得出脓，
先用粗药末少许，小油少半匙同打匀，再入少半匙，再打匀。
又入前药接骨散半钱，再都用银钗子打成膏子，用鸡翎扫在疮
肿处，立止痛，天明一宿自破便效。如打折骨头并损伤，可用
前项接骨散半钱，加马兜铃末半钱，同好酒一大盏热调，连淬
温服。如骨折损，立接定不疼。如不折了，吃了药，立便止住
疼痛。此方屡经效验，不可具述。服药觑可以食前服，食后服。

又外用接骨药

陈烂麻根两把 羊耳朵一对 乱丝一握，多者更妙

上取肥松节劈碎，约量多少，先放三两根于新瓦上，都于
上外三味，在上烧着存性，就研为末。如生，再烧研为度。后
入五灵脂或半两，如疼，入好乳香少许，和药如茶褐色为度。
用布条子约缠一遭，先摊小黄米粥匀，上撒药末匀，缠定折处，
上又用软帛三五重，上又竹算子缠，勒得紧慢得中。初，三日
换上一次，再后，五日换一次，又七日再换上一次，无有不
接者。

赤龙散 消散一切肿毒。

---

① 淬：原作"碎"。醋淬为自然铜常规炮制法，据改。下铜钱"淬"字同。

野葡桃根红者，去粗皮为末，新水调涂肿上，频扫新水。

便痈方本名血疝

牡蛎　大黄　甘草各半两　悬葵一个

上酒浸，露一宿，服之，以利为度。

又方　冬葵子为末，酒调下三两服。

又方　皂角不蛀者，烧过，阴干为末，酒调服，立效。皂角子七个，水调服之，亦效。

又方　胡桃七个，烧过阴干，研为末，酒调服之，不过三服。

又方　生蜜，米粉调服，休吃饭，利小便为度。

治疮无头者

蛇蜕皮于肿处贴之。

又方　皂角刺，烧灰阴干。

上为末，每服三钱，酒调，嚼葵菜子三五个，前药送下，大效。

生肌敛疮药

白蔹　定粉①各等分　黄丹少许

上同为细末。洗净疮口，干贴之。

治诸疮水度肿者

生白矾末，水调涂之，自消。

接骨药

铜钱半两，醋浸淬，焦烧②，研为末　木香一钱　自然铜一钱　麝香少许

上为极细末。如在上，食后每服三匙头，嚼丁香一枚，乳

---

① 定粉：即铅粉，又称官粉，古人化妆用的白粉。

② 醋浸淬，焦烧：原作"醋烧焦"，据日正德本、千顷堂本改。

香一粒，无灰酒一小盏；在下，食前。如不折，其药反出。服罢，其痛不可当，勿疑。待一日，如骨未接，再服如前。老者十余日，少者不过五七日。

万圣神应丹 出箭头。

莨菪棵[①]一名天仙子，取着中一棵，根、本、枝、叶、花、实全者好

上于端午日前一日，持不语，寻见莨菪棵，言道：先生你却在这里。那道罢，用柴灰自东南为头围了，用木楔子撅取了根周回土。次日端午，日未出时，依前持不语，用钁口一钁，取出土，用净水洗了，不令鸡犬妇人见，于净室中以石臼捣为泥，丸如弹子大，黄丹为衣，以纸袋封了，悬于高处阴干。如有人着箭不能出者，用绯绢盛此药讫，放脐中，用绵裹肚系了，先用象牙末于疮口上贴之，后用前药。如疮口生合，用刀子利开贴之。

治冻疮

腊月雀脑子烧灰研细，小油调，涂冻疮口上。

又方 以正黄柏为细末，用乳汁调，涂疮口上。

又方 以山药少许，生，于新瓦上磨为泥，涂疮口上。

治手足裂

白及不以多少，为末，水调涂裂处。

治面上疮

用鏊子底黑煤，于小油中以匙打成膏子，摊在纸上，疮上贴之。

治金疮血不止

用白薇末贴之立止。

---

① 棵：原作"科"，据医学大成本改，后二"棵"字同。

善应膏药

黄丹二斤　南乳香别研　没药别研　当归　木鳖子生用　白
蔹生用　白矾生用　官桂三寸　杏仁生　白芷以上各一两　新柳
枝各长一寸[①]，一斤[②]

上除黄丹、乳、没等外，八件用芝麻油五斤浸一宿，用铁
锅内煎令黄色，药不用。次入黄丹锅内，柳条搅令黄色，方可
掇下。用柳枝搅出大烟，入乳、没匀，令冷，倾在磁盆内，候
药硬，用刀子切作块，油纸封裹。

接骨丹

五灵脂一两　茴香一钱

上二味为细末，另研乳香为细末，于极痛处掺上，用小黄
米粥涂了，后用二味药末掺于上，再用帛子裹了，用木片子缠
了。少壮人二日效，老者五六日效。

治癣如圣丸

黄柏　黄芩　黄连　防风各半两　白僵蚕一两　全蝎三分　轻粉
半钱

上为细末，羊蹄根汁浸，蒸饼为丸，如梧桐子大。每服
二三十丸，嚼羊蹄根汁送下。随病人上下，分食前后。又羊蹄
汁涂癣。

治小儿癣杂疮

白胶香　黄柏　轻粉

上为细末，羊骨髓调涂癣上。

治瘰疬方

斑蝥去头翅足　赤小豆　白僵蚕　苦丁香　白丁香　磨刀泥

---

① 寸：医学大成本作"尺"。

② 一斤：原无，据邵辅本补。

上各等分，为细末，十岁以上服一钱，二十以上服二钱，五更用新汲水一盏调下，比至辰时见效。女人小便见赤白色三两次，男子于大便中见赤色、白色为效。当日服白粘粥，不得吃别物，大忌油腻。患三四年者只一服，七八年者再一服。

玉饼子　治瘰疬，一切恶疮软疖。

上用白胶一两，磁器内熔开，去滓，再于熔[①]开后，以草麻子六十四个作泥，入胶内搅匀，入小油半匙，头柱点水中，试硬软添减胶、油。如得所，量疮大小，以绯帛摊膏药贴之。一膏药可治三五疖。

又方　治瘰疬。

小龙肚肠一条，炮干　鳖壳裙襕炮　川楝子五个　牡蛎　大黄　牛蒡子烧存性　皂角子五十个

上为细末，蒸饼为丸，如绿豆大。每服十五丸，食后艾汤下，日三服。

又方　将腊月猫粪用新瓦两个合在内，外用盐泥固济，烧成灰，以小油调涂疮口上。

又方　取小左盘龙，不以多少为末，陈米饭搜和得所，丸如梧桐子大。每服三五十丸，却用陈米汤送下。

治眉炼头疮

小麦不以多少，烧令[②]黑色，存性为末，以小油调涂疮上。

治小儿秃疮

羊粪熬汤，洗去痂，用屋悬煤炒，罗为末，以小油涂疮上。

圣灵丹　治打扑胁损，痛不可忍者。

乳香三钱，另研　乌梅五个，去核细切，焙干为末　白莴苣子二

---

① 熔：原作"磁"，据医学大成本改。

② 令：原作"冷"，据《医方类聚》本改。

两八钱，炒黄，捣为末　白米一捻，别研细末

上再入乳钵内，研数百下，炼蜜为丸如粟大。细嚼，热汤下。病在上，食后；在下，食前。

出靥方

上用荞麦秸一担不烂者，烧灰存性，入石灰半斤，同灰一齐过，令火灭，然后以热水霖灰窝，淋下灰水，用铁器内煮，以漆匙①搅成膏子，于靥上点自出。或先以草茎刺破亦可。

又方　桑柴灰、石灰，淋汁熬成膏，草茎刺破点，以新水沃之。忌油腻等物。

烧烫②火方

多年庙上蚓③与走兽为末，小油调涂烧汤火疮，立效。

又方　生地黄汁，入小油、蜡，同熬成膏，磁器内盛，用鸡翎扫烫处。

又方　墙④上青苔烧灰，小油调涂烧烫处。

治烧烫方

生地黄旋取新者，烂捣取自然汁，入小油、黄蜡少许，银石器中熬成膏子，用鸡翎扫疮上。

又方　血余灰，用腊猪脂调涂。

又方　寒水石，烧过为细末，水调涂之。

枯瘤方

砒　硇砂　黄丹　雄黄　粉霜　轻粉各一钱　斑蝥二十个，生用　朱砂一钱　乳香三钱　没药一钱

---

① 漆匙：原作"撩起"，据《医方类聚》本改。

② 烫：原作"汤"，据医学大成本改。

③ 蚓：原脱，据医学大成本改。

④ 墙：原作"培"，据《医方类聚》本改。

同研为末，粥糊为丸，捏作棋子样，曝[①]干。先灸破瘤顶，三炷为则，上以疮药饼盖上，用黄柏末以水调贴之，数日自然干枯落下。

又方　以铜绿为末，草刺破瘤，掺在上，以膏药涂之。

治头面生瘤子

用蛛丝勒瘤子根，三二日自然退落。

乳香散　贴杖疮肿痛。

大黄　黄连　黄柏　黄芩各三钱　乳香另研　没药另研，各一钱　脑子少许

上四味为末，后入三味，冷水调匀，摊于绯绢上，贴杖疮上。

治痛疮

马明退[②]烧灰，三钱　轻粉少许　乳香少许

上研为细末，先以温浆水洗净，干掺之。

治痛疮久不愈者

海浮石烧红，醋淬数次　金银花

上海石二停，金银花一停，同为细末，每服二钱半，如签茶一般，日用二服。疮在上，食后；在下，食前服。如病一年，服药半年则愈。

泻肺汤　治肺痈喘急，坐卧不安。

桑白皮锉，烧　甜葶苈隔纸焙，各一两

上二味为粗末，每服三钱。水一盏，煎至六分，去滓，食后温服，以利为度。

桔梗汤　治肺痈吐脓。

---

① 曝：原作"爆"，据《外科正宗》枯瘤方改。

② 马明退：即蚕蜕。

桔梗锉，炒，一两半　甘草炙，锉，半两

上为粗末，每服六七钱，水二盏，煎至半盏，去滓，空心服。须臾吐脓，立愈。

黄柏散　治鹏窠徼腰等疮。

黄柏　白及　白蔹各等分　黄丹少许

上为细末，凉水调涂。

口齿咽喉第二

地龙散　治牙痛。

地龙去土　玄胡索　荜茇各等分

上为细末，每用一字，用绵子裹，随左右痛，于耳内塞之。

牙宣药

荜茇　胡椒　良姜　乳香别研　麝香　细辛　青盐　雄黄各等分

上为细末，先以温浆水刷净，后用药末于痛处擦，追出顽涎，休吐了，漱数十次，痛立止。忌油腻一二日。

仙人散　刷牙

地骨皮二两，酒浸一宿　青盐一两　黍粘子一两半，炒　细辛一两，酒浸

上为细末，入麝香少许，每用一字，临卧擦牙，茶酒嗽，良久吐出。

又方　石膏　细辛　柳椹各等分

上为末，擦之。

治牙疳

米二停　盐一停　盆碱　麝香少许　白矾

上相合，水拌匀，纸包裹，烧黑焦为末，贴疮上立止。

治牙痛

口噙冰水一口，用大黄末纸捻，随左右痛处，鼻内嗌之，立止。

又方　韶脑二钱　好朱砂一钱

上为末，每用少许，擦痛处。

又方　好红豆二钱　花碱少许

上为末，随牙痛处，左右鼻内嗌之。

又方　华细辛去苗　白茯苓去皮　川升麻　荜茇　青盐　明石膏　川芎　不蛀皂角去皮弦，酥炙黄色，以上各等分

上为细末，早晚刷牙，温水漱之，牙痛处更上少许。

又方　以巴豆去皮，用针刺于灯焰上，炙令烟出，熏牙痛处，熏三五个止①。

又方　高良姜一块　全蝎一只

上为细末，先用酸浆水漱牙，次用药末擦之，流下涎水即愈。

又方　治牙疼。花碱填牙坑，痛立止。

又方　枯白矾热水漱之。

治走马喉②痹

上用巴豆去皮以绵子微裹，随左右塞于鼻中，立透。如左右俱有者，用二枚。

又方　用生白矾研细，涂于绵针上，按于喉中立破。绵针，用榆条上用棉缠作枣大是也。

又一法　如左右喉痹，于顶上分左右头发，用手挽拔之，

---

① 个止：原作"上"，据《卫生易简方》改。

② 喉：原作"咽"，据下文方之义改。

剥然有声立效。此法年幼时常见郑六嫂救人甚多，不得其诀，近与子正话及，方得其传。

又^①一法　以马勃吹咽喉中，立止。

治喉痹

大黄　朴硝　白僵蚕

上件同为细末，水煎，量虚实用，以利为度。

口疮方

白矾一两，飞至半两　黄丹一两，炒红色放下，再炒紫色为度

上二味为细末，掺疮上立愈。

目疾证第三

治倒睫拳毛

将穿山甲以竹箅子刮去肉，用羊腰窝脂去皮膜，仍将穿山甲于炭上炙令黄色，用脂擦在^②山甲上，如此数遍，令酥为末，随左右眼噙水，鼻内嗞一字，一月余见效。

又方　木鳖子三个，干炒　木贼一百二十节　地龙二条，去土　赤龙爪^③一百二十个，倒^④勾刺针也

上为细末，摘去倒睫，每日以纸捻蘸药嗞之，一日三五次。

又方　穿山甲炮　地龙去土^⑤　蝉壳　五倍子以上各等分

上为细末，如用药时先将拳毛摘尽，后用药一字，随左右

---

① 又：原作"右"，据日正德本、千顷堂本改。
② 在：原作"去"，据《普济方》改。
③ 赤龙爪：白棘的别名。
④ 倒：原作"则"，据《医方类聚》本改。
⑤ 土：原作"皮"，据《卫生易简方》改。

鼻内嗗之，次日目下如线样微肿是验也。

贴赤眼

取青泥中蛆，淘净晒干为末。赤眼上干贴之，甚妙。

贴赤瞎

炉甘石二两　密陀僧一两　黄连　朴硝

上方先将黄连用水熬成汁，入童子小便再同熬，后下硝，又熬少时，用火煅炉甘石红，黄连汁内淬七次，与密陀僧末同为末，临卧贴之。

贴赤眼

铜绿　轻粉　牙硝　脑子少许　麝香

上为细末，干贴之。

截赤眼方

黄连　绿矾　杏子　甘草　铜绿各等分

上为粗末，水煎洗，甚效。

碧霞丹　治赤眼暴发，并治赤瞎。

铜绿　白土　芒硝

上件各等①分为细②末，丸如皂子大。每用白汤研化一丸，洗之立效。

汾州郭助教家神圣眼药

蕤仁一两　金精石二两　银精石二两　炉甘石四两，烧　赤石脂一两　滑石二两　密陀僧二两　高良姜三两　秦皮一两　黄丹一两，飞过　铜绿三钱　硇砂三钱　硼砂一钱半　乳香三钱　盆硝少用　青盐　脑子　麝香以上并少用之

上用东流水三升，先入蕤仁，次下余味等，白沙蜜一斤，

---

① 等：原脱，据《医方类聚》本补。

② 细：原脱，据《医方类聚》本补。

熬至二升，以线绢细滤过澄清，入前药搅之匀，点。

视星膏

白沙蜜一斤，拣去蜜滓，可秤十四两　密陀僧一两，金色者，研极细，水淘可得六七钱　新柳算子四两，去皮心，半干半炒

上用腊雪水五升，与蜜熔，调入药，与柳算子同贮于磁瓶中，以柳木塞瓶口，油绢封勒，于黑豆锅中熬，从朝至暮，仍用柳棒阁瓶，防倾侧。用文武火，另添一锅，豆水滚，旋[①]于另锅中取水添之，熬成，用重绵滤净，却入瓶中，用井水浸三两日，埋在雪中更妙。频点为上。

复明膏　治外障。

白丁香腊月收者尤佳，水飞，秤八钱　拣黄连一两　防风去芦，锉一指许，一两　新柳枝方一寸者，三片

上好四味，用新水一升半，雪水更妙，春秋两三时，冬月一宿，以银石器内熬至六分，滤去滓，另用蜜一斤，密陀僧研极细末，三字，入蜜搅匀另熬，以无漆匙撩点，下蜜中急搅，候沸汤定，一人搅蜜，一人旋旋搅药汁，都下在内搅匀，再熬三两沸，色稍变，用新绵三两重，滤去滓，盛器内，点眼如常。本方每药半合，用片脑一麦粒大，不用亦可。

锭子眼药

黄丹一两，飞　黄柏半两，去皮　黄连半两，去须　枯白矾半两　炉甘石半两，用黄连制　铜绿半两　硇砂三钱　川乌三钱，炮　干姜二钱　蝎梢一钱　信半钱，火烧　乳香少许　没药少许

上为细末，入豆粉四两，浇蜜和就，如大麦许锭子。于眼大眦头，待药化泪出为效。

---

① 旋：原作"下"，据《医方类聚》本改。

治冷泪目昏

密蒙花　甘菊花　杜蒺藜　石决明　木贼去节　白芍药
甘草

上件各等分为细末，茶清调下一钱，服半月后加至二钱。

又方　干姜肥者为末，每用一字，浸①汤点洗。

又方　贝母一枚，腻白者，胡椒七粒，为末点之。

单治目昏

荆芥穗　地骨皮　楮实各等分

上为细末，炼蜜为丸桐子大。每服二十丸，米汤下②。

治一切目昏

川椒一斤，微炒，捣取椒红，约取四两　甘菊花四两，末之　生
地黄一斤，取新者杵作泥，极烂

上将地黄泥与前药末同和作饼子，透风处阴干，再为末，
以蜜为丸，如梧桐子大。每服三十丸，食后茶清送下。

洗眼黄连散

当归　赤芍药　黄连　黄柏各等分

上细锉，以雪水或甜水浓煎汁热洗，能治一切风毒赤目。

诸物入眼中

好墨清水研，倾入眼中，良久即出。

点攀睛瘀肉

黄丹一两二钱，水飞过，候干　白矾一两，银器内化成汁

上将白矾于银器内化成汁，入黄丹末在内，以银匙儿搅匀。
更入乳香、没药各一钱，慢火不住手搅，令枯干为粉，候冷研

---

① 浸：原作"洗"，据日正德本、千顷堂本改。

② 米汤下：原作"米饮汤"，据医学大成本改。

极细，熟绢罗过。后入鹰条①一钱半，血竭二分，麝香少许，轻粉三分，粉霜二分，共研极匀如粉，再以熟绢罗过。细末点之，大有神效。

青金散

芒硝一两　螺青　没药　乳香各少许

上为细末。每用少许，鼻内嗜之。

治雀目

真正蛤粉炒黄色，为细末

上油腊就热和为丸如皂子，纳于猪腰子中，麻缠，蒸熟食之，可配米粥。

头面风疾第四

治䵟䵢风刺方

苦参一斤　红芍药　冬瓜子②各四两　玄参一两

上为末，每用一字，用手洗面上。

猪蹄膏　洗面上䵟药。

上用猪蹄一副，刮去黑皮，切作细片，用慢火熬如膏粘，用罗子滤过，再入锅内，用蜜半盏。又用：

白芷　黑豆去皮　瓜蒌一个　白及　白蔹　零陵香　藿香各一两　鹅梨二个，细切

上将七味药为末，同梨入药一处再熬，滴水不散方成。以绢滤过，临卧涂面，次日用浆水洗面。

---

① 鹰条：鹰粪。

② 子：原脱，据《医方类聚》本补。

治面风

益母草灰，面汤和，烧七遍，洗面用之。

治面野黑斑点方

白附子一两　白及　白蔹　密陀僧　胡粉①　白茯苓各等分

上为细末，洗净，临卧以乳汁调一钱，涂面，旦②洗光净。
牛乳亦可。

治头风

苦丁香　川芎　藜芦各等分

上为细末，噙水鼻内嗜之。

芎黄汤　治头目眩晕。

大黄　荆芥穗　贯芎　防风各等分

上为粗末，大作剂料，水煎，去滓服之，以利为度。

耳聋方

蓖麻子五十个，去皮

上与熟枣一枚同捣丸如枣子大，更入小儿乳汁就和。每用
一丸，绵裹，纳于聋耳内，觉热为度，一日一易。如药难丸，
日中曝干。

又方　口噙甘草一枚，耳中塞二块，用绵裹，立通。

脑宣方

皂角不蛀者，去皮弦子，蜜炙，锤碎，水中揉成浓汁，熬
成膏子，鼻内嗜之。口中咬箸，良久涎出为度。

治耳底方

以枯白矾为末，填于耳中立效。

---

① 胡粉：原脱，据日正德本、千顷堂本补。胡粉即铅粉。

② 旦：原作"但"，据《医方类聚》本改。

治鼻中肉蝼蛄

赤龙爪　苦丁香各三十个　苦葫芦子不以多少　麝香少许

上为末，用纸撚子点药末用之。

腋①臭方

乌鱼骨三钱　枯白矾三钱　密陀僧一钱

上为末，先浆水洗臭处，后用药末擦之。

又方　密陀僧不以多少研细，先以浆水洗臭处，干擦。

乌头药

细针沙炒　荞面炒，各一盏，大麦面②亦同③　酽醋半升，与
前二味打糊

凡用，先使皂角水热洗净时，前二味糊稀稠得所，于髭鬓
上涂之均匀，先用荷叶包，次用皮帽裹之。三五时辰，用温浆
水洗了，却收取元针沙，其髭发净后，用黑药涂之。

黑药方

没食子　石榴皮　干荷叶另捣，各一两　五倍子　诃子
皮　百药煎　金丝矾　绿矾另研，旋点诸药

上将七味为细末，炒熟面五六匙，入好醋打面糊，和药末
再涂髭发。又用荷叶封裹，后用皮帽裹之，三五时间洗净，甚
黑。若更要黑光，用猪胆浆水泽洗，如鸦翎。

又方　酸石榴　五倍子　芝麻叶

上同杵碎，用绢袋盛之，于铁器内水浸，掠发自黑。

治大头病兼治喉痹方

歌曰：人间治疫有仙方，一两僵蚕二大黄，姜汁为丸如弹

---

① 腋：原作"肷"，据《卫生易简方》改。

② 面：原脱，据《医方类聚》本补。

③ 同：疑当作"可"。

大，井花调蜜便清凉。

又法　以砭针刺肿处，出血立效。

治时气

马牙硝　寒水石　黍粘子　鬼臼　川大黄　鬼箭草各等分
脑子少许

上六味为细末，用新井花水一盏，药末一二钱，入脑子，吃。外一半留用，新水调^①得稠，鸡翎扫在肿处，有风凉处坐。

解利伤寒第五

双解丸

巴豆六个，去皮油　天麻二钱半　胭脂少许

上将巴豆、天麻为末，滴水丸如秫米大，胭脂为衣。一日一丸，二日二丸，三日三丸。已外不解，先吃冷水一口，后用热水下。如人行十里，以热汤投之。

又一法　无药处可用两手指相交，紧扣脑后风府穴，向前礼百余拜，汗出自解。

又一法　适于无药处，初觉伤寒、伤食、伤酒、伤风，便服太和汤、百沸汤是。避风处先饮半碗，或以菱汁亦妙。以手揉肚，觉恍惚，更服半碗，又用手揉至恍惚，更服，以至厌饫，心无所容，探吐汗出则已。

不卧散

川芎一两半　石膏七钱半　藜芦半两，去土　甘草二钱半，生
上为细末，口噙水，鼻内各嗜之。少时吃白汤半碗，汗出解。

---

① 调：原脱，据《医方类聚》本补。

川芎汤 解利一切伤寒。

川芎　藁本　苍术

上三味为细末，沸汤点三钱。须臾觉呕逆①便解。如不解，再服。

诸腰脚疼痛第六

皂角膏

上用醇酒二大碗，皂角一斤，去皮弦，捣碎，熬至一半，滤②去滓，再用前汁入银石器熬为膏子，随痛处贴之。

治腰脚疼痛方

天麻　细辛　半夏各二两

上用绢袋二个，各盛药三两，煮熟，交互熨痛处，汗出则愈。

牛黄白术丸 治腰脚湿。

黑牵牛　大黄各二两　白术一两

上为细末，滴水丸桐子大。每服三十丸，食前生姜汤下。如要快利，加至百丸。

妇人病证第七

如圣丹 治妇人赤白带下，月经不来。

枯白矾　蛇床子各等分

上为末，醋面糊丸，如弹子大，以胭脂为衣，绵子裹，纳

---

① 逆：原作"道"，据医学大成本改。

② 滤：原作"沸"，据《医方类聚》本改。

于阴户。如热极再换。

诜诜丸　疗妇人无子。

当归　熟地黄各二两　延胡索　泽兰各一两半　川芎　赤芍
药　白薇　人参　石斛　牡丹皮各一两

上为末，醋糊为丸。每服五十丸，桐子大，空心酒下。

当归散　治月经欲来，前后腹中痛。

当归以米醋微炒　延胡索生用　没药另研　红花生用，等分[①]

上为末，温酒调下二钱服之。

治产妇横生

蓖麻子三十个，研烂。

妇人顶上剃去发少许，以上药涂之。须臾，觉腹中提正，
便刮去药，却于脚心涂之，自然顺生也。

治血崩

蚕砂不以多少

上为末，每服三五钱，热酒调下服。

又方　贯众去须锉碎，或用酒、醋煎三钱，煎至七分，去
滓温服，一服立止。

当归散　治血崩。

当归一两　龙骨一两，烧赤　香附子三钱，炒　棕毛灰半两

上为细末，空心米饮调下三四钱。忌油腻、鸡猪鱼兔等物。

莲壳散

干莲蓬烧灰存性　棕榈皮及毛各烧灰，以上各半两　香附子
三[②]钱，炒

上为细末，每服三四钱，空心米饮汤调下服之。

---

① 等分：原脱，据《卫生易简方》补。

② 三：日正德本、千顷堂本作"二"。

治妇人血枯

川大黄

上为末，醋熬成膏，就成鸡子大，作饼儿，酒磨化之。

三分散　治产后虚劳，不进饮食，或大崩后。

白术　茯苓　黄芪　川芎　芍药　当归　熟干地黄各一两　柴胡　人参各一两六钱　黄芩　半夏洗切　甘草炙，各六钱

上为粗末，每服一两，水一大盏，煎至半盏，去滓温服，日二服。

治产后恶物上潮，痞结，大小便不通

芒硝　蒲黄　细墨各等分

上为末，用童子小便半盏，水半盏，调下服之。

治妇人产后虚弱，和血通经

当归一两，焙　芍药二两　香附子三两，炒

上为细末，每服一二钱，米饮调下，服之无时。

治妇人产后恶物不出，上攻心痛

赤伏龙肝灶底焦土，研细。

用酒调三五钱，泻出恶物立止。

治娠妇下痢脓血及咳嗽

白术　黄芩　当归各等分

上为末，每服三五钱，水煎，去滓，食前。加桑白皮止嗽。

百花散　治妇人产中咳嗽。

黄柏　桑白皮用蜜涂，慢火炙黄色为度，二味各等分

上为细末，每服一二钱，水一盏，入糯米二十粒，同煎至六分，以款冬花烧灰六钱，搅在药内同调，温服之。

治妇人吹奶

以桦皮烧灰存性，热酒调下三钱，食后服之。

又方　以马明退烧灰，五钱　轻粉三钱　麝香少许

上为细末，每服二钱，热酒调下服之。

又方　以皂角烧灰，蛤粉和，热酒将来调数字，下得喉咙笑呵呵。

又方　以淘米木杓上砂子七个，酒下。以吹①帚枝透乳孔。

咳嗽痰涎第八

九仙散
九尖蓖麻子叶三钱　飞过白矾二钱

上用猪肉四两，薄批，棋盘利开②，掺药，二味荷叶裹，文武火煨热。细嚼，白汤送下后用干食压之。

止嗽散
半夏一两半，汤洗七次　枯白矾四两

上二味为末，生姜打面糊和丸，桐子大。每服三二十丸，空心温酒送下。

八仙散
款冬花　佛耳草　甘草　钟乳　鹅管石　白矾　官桂　井泉石各等分

上为细末，每服三钱，水煎服之。又一方，掺咽喉中。

三才丸　治嗽。
人参　天门冬去心　熟干地黄各等分

上为细末，炼蜜为丸如樱桃大，含化服之。

---

① 吹：疑当作"炊"。

② 棋盘利开：《普济方》引此方作"瓷盘摊开"。

三分茶

茶二钱　蜜二两　荞麦面四两

上以新水一大碗，约打千余数，连饮之，饮毕良久，下气不可停，人喘自止。

石膏汤　治热嗽。

石膏乱文者，二[①]两　人参半两，去芦　甘草半两，炙

上为末，每服三钱，新水或生姜汁、蜜调下亦可。

三生丸　治嗽。

胡桃仁一两　生姜一两，去皮细切　杏仁一两

上三[②]味同研为泥，就和作剂，可得十三四丸。临卧烂嚼一丸，可数服即止。

化痰延寿丹

天麻半两　枸杞子二两半　白矾一两半，半生半熟　半夏一两半，汤洗七次用　干生姜一两半　人参一两

上为细末，好糯酒拌匀如砂糖，用蒸饼剂蒸熟，去皮，杵臼捣四五十杵，便丸。如干，入酒三点，丸如小豆大。每服三五十丸，生姜汤下。

半夏汤　治哕欲死者。

半夏一两，洗　生姜二两

上二味细切，水二盏，煎至八分，去滓，作二服，食后。

治肺痿喘嗽

汉防己

上为细末，每服三钱，浆水一盏，同煎至七分，和滓温服。

---

① 二：日正德本、千顷堂本作"一"。

② 三：原作"二"，据《医方类聚》本改。

治年高上气喘促，睡卧难禁

上萝卜子捣罗为末，白汤浸调五六钱，食后服之。或炒，或用糖蜜作剂，为丸服之。

麻黄汤　治因风寒，衣服单薄致嗽。

麻黄不去节　甘草生用　杏仁生用

上为粗末，每服三二钱，水煎，温服。

心气疼痛第九

失笑散　治急心痛，并男子小肠气。

五灵脂半两　蒲黄半两，炒

上为末，每服三钱。醋半盏，煎二沸，再入水半盏，再煎二沸。空心食前，和滓温服之。

又方　醋一盏，加生白矾一小块，如皂子大，同煎至七分，温服，立愈。

又方　高良姜半两　山栀子半两　郁金半两。

又方　以新嫩槐枝一握，切去两头，水二盏，煎至一盏，去滓，分作二服，热服。

又方　没药　乳香　姜黄　延胡索各等分

上为末，每服三钱，水煎，食后服之。

小肠疝气第十

抽刀散

川楝子一两，破四分，巴豆三个，同炒黄色，去巴豆用之　茴香一两，盐炒黄色，去盐用之上为细末，每服三钱，葱白酒调下，空心服之。

治阴痛不可忍

吴茱萸二两，洗七遍，焙干微炒　槟榔一两　茴香一两

上为细末，醋糊为丸，热酒送下十丸，食前服之。

治偏肿

茴香　甘遂

上二味各等分为末，酒调二钱，食前服。

又方　巴戟去心　川楝炒　茴香炒

各等分为末，温酒调二钱，服之。

治小儿疝气肿硬

地龙不去土

为末，唾津调涂病处。

治小肠气痛

全蝎一两　茴香一两，炒黄

上为细末，醋糊和丸，如梧桐子大。如发时，每服五七十丸，温酒送下，食前。

治小便浑浊如精之状

没药　木香　当归各等分

上为末，以刺棘心自然汁为丸，如梧桐子大。每服五七丸，食前，盐汤下。

治小便频，滑数不禁

知母　黄柏各等分

上锉碎，酒浸透，炒微黄为末，水丸，梧桐子大。如服药，前一日休吃夜饭，来日空心立服，米饮汤下一百丸。只服一服，效，后吃淡白粥一顿。

荡疝丹

川楝子炒　茴香炒　破故纸炒，以上各半两　黑牵牛二钱　青皮　陈皮各三钱　莪术四钱　木香四钱

上八味为细末，用好酒打面糊为丸，如梧桐子大。空心食前温酒下三十丸。

灸疝法

放疝边竖纹左右交弦^①，灸七壮。

肠风下血第十一

神应散　治肠风痔漏。

牛头角腮一只，酽中者　猪牙皂角七锭^②　穿山甲四十九片，或圆取，或四方取，或一字取之　猬皮一两　蛇蜕皮一条

上五味锤碎，盛在小口磁器内，盐泥固定，日中曝干，瓶口微露出烟，用文武火烧红，赤烟微少，取出放冷为细末。如服药日，先一日临卧，细嚼胡桃仁半个如糊，用温醇糯酒一盏送下，不语便睡，至次日交五更服药，验病年月远近，或秤三钱，五七钱，用水半大碗，醇糯酒半大盏，相合，热，和药服之，至辰时再服。又一服，再依前服药，不须用胡桃仁。久病不过七服，忌油腻、鱼鳖鸡兔猪犬等物，大有神效。

温白丸　治脏毒下血。

椿根白皮北^③引者，去粗皮，酒浸，晒干用^④。

---

① 《针灸逢原》疝气，关元旁三寸青脉上灸七壮，"左患灸右，右患灸左"，故"弦"疑当作"互"。

② 锭：原作"定"，据医学大成本改。

③ 北：原作"凡"，据《医方类聚》本改。

④ 用：原作"服"，据《医方类聚》本改。

上为末，枣肉为丸如梧桐子大。每服三五十丸，淡酒送，或酒糊丸。

治脱肛痔瘘

胡荽子一升　乳香少许　粟糠半升或一升

上先泥成炉子，止留一小眼，可抵肛门大小，不令透烟火，熏。

治脱肛

蔓陀罗花子　莲壳[①]一对　橡碗十六个

上捣碎，水煎三五沸，入朴硝热洗，其肛自上。

治痔漏下血不止

紫皮蒜十个，独棵者妙　大椒六十个　豆豉四两

上捣烂为泥丸弹，子大，空心细嚼一丸，盐汤下，日进三服。

治痔漏

白牵牛头末四两　没药一钱

上同为细末，如欲服药，先一日不食晚饭，明日空心，将猭猪精肉四两，烧令香熟，薄批，掺药末在内裹之，渐渐细嚼食尽，然后用宿蒸饼压之，取下脓血为效。量病大小虚实加减服之，忌油腻湿面酒色，三日外不忌，一服必效。或用淡水煮肉熟，用上法亦可。又云，服前一日不食午饭并夜饭，明日空心用之。

又方　黑白牵牛一合，炒黄为末，猪肉四两，切碎炒熟，与药末搅匀，只作一服，用新白米饭三二匙压之，取下白虫为效。

---

① 莲壳：原作"蝉壳"，据日正德本、千顷堂本改。

又坐药　黑鲤鱼鳞二三甲，以薄编茧裹，如枣核样，纳之，痛即止。

净固丸　治痔漏下血、痒痛。

槐花炒　枳壳去瓤各一两

上为细末，醋糊为丸如梧桐子大。每服二十丸，米饮汤下，空心，食前，十服见效。

黄连贯众散　治肠风下血。

黄连　鸡冠花　贯众　大黄　乌梅各一两　甘草三钱，炙枳壳炮　荆芥以上各一两

上为细末，每服二三①钱，温米饮调服，食前。

槐荆丸　治痔漏。

荆芥　槐花等分

为末，水煎一大碗，服丸亦可。

又方　豆豉炒　槐子炒，各等分

上为末，每服一两，水煎，空心下。

熏渫药

凤眼草　赤皮葱　椒

三味捣粗，同浆水滚过，坐盆，令热气熏痔，但通手渫之。如此不过三次愈矣。

小儿病证第十二

治小儿脾疳

芦荟　使君子以上各等分

---

① 三：原作"大"，据日正德本、千顷堂本改。

上为细末，米饮调下一二钱服之。

玉箸散　治小儿马脾风。

甘草一寸，煎水　甘遂末一字

上同油、蜜、生姜，银钗儿搅调。下后，用冷水半盏，调夺命散。

夺命散　治小儿胸膈喘满。

槟榔　大黄　黑牵牛　白牵牛各等分，皆当各半生熟用之

上为细末，蜜水调服。

治小儿斑疮入眼

麸炒蒺藜炙甘草，羌活防风等分捣，每服二钱浆水下，拨云见日直到老。

治疮疹黑陷

铁脚威灵仙一钱，炒末　脑子一分

上为末，用温水调下服之，取下疮痂为效。

治小儿黄瘦腹胀

干鸡粪一两　丁香末一两

上为末，蒸饼为丸如小豆大，每服二十丸，米饮汤送下。

黄连散　治小儿头疮。

川黄连　黄柏去粗皮　草决明　轻粉各等分

上为细末，用生小油调药，于疮上涂之立愈。

治斑疮倒靥① 方

胡桃一个，烧灰存性　干胭脂三钱

上为末，用胡荽煎，酒调下一钱服之。

又方　人牙烧灰存性，研入麝香少许，每服三钱，温酒调

---

① 靥：原作"压"，据医学大成本改。

下少许服之，无时。

又方　小猪儿尾尖取血三五点，研入脑子少许，新水调下，食后与服之。

又方　人中白，腊月者最佳。通风处以火煅成煤，水调三五钱，陷者自出。

消毒散　治疮疹已出、未出，咽喉肿痛。

牛蒡子二两，炒　甘草半两，锉，炒　荆芥一分

上为粗末，每服三钱。水一盏半，煎至七分，去滓温服，无时。

治小儿斑疮入眼

猪悬蹄甲二两，干锅内盐泥固涂，烧焦为末用　蝉壳二两，去土，取末一两　羚羊角镑为细末，研之用①

上二味为末，研入羚羊角细末一分，拌匀，每用一字。百日外儿服半钱，三岁以上服三钱。新水或温水调下，日三四服，夜一二服。一年以外则难治之。

又方　透耳药

朱砂一钱　粉霜八分

上研为细末，水调少许，用匙杓头倾一两点于耳内中。后用：

白菊花　绿豆皮　谷精草　夜明砂

上四味为末，用米泔半碗熬成去滓，入干柿十余个再同熬。每日吃三两个，仍饮煮干柿汤。

又方　治小儿斑疮入眼。

朱砂　脑子　水银　麝香各等分

---

① 研之用：原作"用研之"，据日正德本、千顷堂本乙正。

上四味研为细末，用水银调，滴入耳中。

发斑药

珠子七个，研碎，用新水调匀服之。

破伤风邪第十三_{阴毒伤寒亦附于此}

辰砂夺命丹

凤凰台　川乌头生，以上各二钱　麝香少许　朱砂少许

上为细末，枣肉和为丸如弹子大，朱砂为衣，鳔酒送下。量病人年甲虚实加减用之，小儿半丸，以吐为度，不止，以葱白汤解之。

治破伤风

病人耳塞并爪甲上刮末，唾津调，涂疮口上，立效。无疮口者难用。

治破伤风

乌梢尾一个　两头尖四个　全蝎四个

上三味为细末，另用石灰五升，柴灰五升，沸汤五升，淋灰水澄清，下药熬之，铁锅器内搅成膏子。如稠，用唾津调。先用温浆水洗净疮口，后涂药。即时药行，吐黄水一日，以新水漱口即愈。

又方　天南星半生半熟　防风去芦，二味各等分

上为末，清油调涂疮上，追去黄水为验。

又方　白芷生用　草乌头尖生用，去皮，二味各等分

上为末，每用半钱，冷酒一盏，入葱白少许同煎，服之。如人行十里，以葱白热粥投之，汗出立愈，甚者不过二服。

又方　蜈蚣散

蜈蚣头　乌头尖　附子底　蝎梢四味各等分

上为细末，每用一字或半字，热酒调下。如禁了牙关，用此药斡开灌之。

治阴毒、伤寒、破伤风

草乌头七个，文武火烧熟，去牙头　麝香半钱　朱砂一钱

上为细末，每服一字，以热酒调下，食前服之，汗出为度。忌猪兔鱼鳖、粘①殺肉。

治阴毒伤寒

用芥末以新水调膏药，贴脐上，汗出为效。

又方　以牡蛎、干姜末新水调涂手心，握外肾，汗出为效。

诸风疾证第十四

不老丹　治一切诸风，常服乌髭驻②颜，明目延年。

苍术四斤，米泔浸软，竹刀子刮去皮，切作片子。内一斤，用椒三两去白③，炒黄去椒；一斤，盐三两炒黄，去盐；一斤，好醋一升煮汁尽；一斤，好酒一升，煮令汁尽　何首乌二斤，米泔水浸软，竹刀子刮去皮，切作片子，用瓦甑蒸，先铺黑豆三升，干枣二升，上放何首乌，上更铺枣二升，黑豆三升，用炊单复著，上用盆合定。候豆枣香熟取出，不用枣豆　地骨皮去粗皮，秤二斤

上件于石臼内捣为细末，候有椹汁搜和如软面剂相似，磁盆内按平，上更用椹汁，药上高三指，用纱绵帛覆护之，昼取太阳，夜取太阴，使干再捣，罗为细末，炼蜜和丸，如梧桐子

---

① 粘：原脱，据医学大成本改。

② 驻：原作"注"，据千顷堂本改。

③ 白：疑当作"目"。

大。空心温酒下六十丸，忌五辛之物。

四仙丹

春甲乙采杞叶，夏丙丁采花，秋庚辛采子，冬壬癸采根皮。

上为末，以桑椹汁为丸。每服五十丸，茶清、酒任下。

起死神应丹　治瘫痪、四肢不举、风痹等疾。

麻黄去根节，河水五升，熬去滓，可成膏子五斤　白芷二两　桑白皮二两　苍术二两，去皮　甘松二两，去土　川芎三两　苦参三两半　浮萍二两

以上各为细末，用膏子和丸，如弹子大。每服一丸，温酒一盏化下，临卧服之。微汗出，勿虑，如未安，隔三二日再服，手足即时轻快。及治卒中风邪，涎潮不利，小儿惊风，服之立效。

愈风丹

芍药　川芎　白僵蚕炒　桔梗　细辛去叶　羌活各半两　麻黄去节　防风去芦　白芷　天麻　全蝎炙各一两　甘草三钱　南星半两，生姜制　朱砂半两，为衣

上为细末，炼蜜为丸如弹子大。每服一丸，细嚼，茶酒吞下。

香芎散　治偏正头风。

贯芎　香附子炒　石膏乱纹者良，水飞　白芷　甘草　薄荷各一两

一方　川乌头半两，炮去脐皮用之。

上为细末，每服二钱，温酒或茶清调下服之。

妙功十一丸　治痫。

丁香　木香　沉香　乳香　麝香　荆三棱炮　莪术炮　黑牵牛微炒　黄连　雷丸炒　鹤虱炒　胡黄连　黄芩　大黄焙

陈皮　青皮　雄黄　熊胆　甘草炙，各二钱半　赤小豆三百六十

粒，煮　白丁香直尖者，三百六十个　轻粉四钱　巴豆七粒

上二十三味为细末，赤小豆烂煮研泥，同荞面打糊，和作十一丸，朱砂为衣，阴干。服时水浸一宿，化一丸，大便出，随病各有形状，取出为验。或作化一番，不可再服。曾经火灸者不治，远年愈效。

朱砂滚涎散　治五痫。

朱砂水飞　白矾生用　赤石脂　硝石以上各等分

上同为细末，研蒜膏如丸绿豆大。每服三十丸，食后，荆芥汤下。

又方　朱砂不以多少，水飞，研为细末

上用猪心血浸，蒸饼为丸，如绿豆大。每服二十丸，空心，金银汤下之。

治诸风疥癣及癫

浮萍一两　荆芥　川芎　甘草　麻黄以上各半两，或加芍药　当归。

上为粗末，每服一两，水一碗，入葱白根、豆豉，同煎至一半，无时服，汗出为度。

治癫涂眉法

半夏生用　羊粪烧，以上各等分

上为末，生姜自然汁调涂。

五九散　治癫。

地龙去土　蝉壳　白僵蚕　凌霄　全蝎以上各等九个

上同为末，只作一服。热酒调下，浴室中汗出黏臭气为效。

苦参散　治疠风。

苦参取头末秤二两　猪肚一个，去脂

上以苦参末掺猪肚内，用线缝合，隔宿煮软，取出洗去元药。先不吃饭五顿，至第二日，先饮新水一盏，后将猪肚食之。如吐了再食之，食罢待一二时，用肉汤调无忧散五七钱，取出小虫一二万为效。后用皂角一斤不蛀者，去皮弦及子，捶碎，用水四碗，煮至一碗，用生绢滤去滓，再入苦参末搅，熟稀面糊膏子相似，取出放冷，后入余药相和。药附于后：

何首乌二两　防风一两半　芍药五钱　人参三钱　当归一两，焙

上为细末，入皂角膏子为丸，如桐子大。每服三五十丸，温酒或茶清送下，不计时候，日进三服。后用苦参、荆芥、麻黄煎汤洗浴[①]。

水肿黄疸第十五

治通身黄肿

瓜蒂焙干，三四钱

上为细末，每用半字，于鼻内吹上，日一度，并吹三日。如不愈，后用黄芩末之，煎汤五钱下。

治蛊气

取环肠草不以多少，晒干，水煎，利小便为度。

治黄疸面目遍身如金色

瓜蒂一十四个　母丁香一个　黍米四十九粒

上先捣瓜蒂为末，次入二味，同为细末，每用半字。夜卧，令病人先噙水一口，两鼻内各半字，吐了水，令病人便睡。至

① 浴：原作冷，据《卫生易简方》改。

夜或明日取下黄水，旋用熟帛搵了，直候取水定，便服黄连散。病轻者五日，重半月。

黄连散 治黄疸，大小便秘涩壅热。

黄连三两　川大黄二两，锉碎，醋拌，炒过用之　黄芩　甘草炙，各一两

上为细末，每服二钱，食后温水调下，一日三服。治水肿不利小便，非其法也，故《内经》云：湿气在上，以苦吐之，湿气在下，以苦泻之。吐泻后长服益元散加海金沙，煎以长流水服之则愈矣。大忌脚膝上针刺出水，取一时之效，后必死矣。尤忌房室、湿面、酒醋盐味，犯之必死。

木通散 治水肿。

海金沙　舶上茴香　巴戟　大戟　甘遂　芫花　木通　滑石　通草各等分

上为细末，每服三钱，以大麦面和作饼子，如当二钱大。烂嚼，生姜汤送下。

下痢泄泻第十六

治痢

紫菀　桔梗　赤芍药　白术各等分

上为细末，每服三五钱。细切羊肝拌之，作面角儿烧服之，后用白汤送下，食前。

治痢

杜蒺藜炒，碾为末，酒调下三两服。

蒜豉丸 治痢。

蒜为泥　豉为末

上二味相和作丸，如梧桐子大。米饮汤下五七十丸，食前。

治大人小儿吐泻腹胀，胸膈痞闭

五灵脂　青皮　陈皮　硫黄　芒硝各等分

上将硝、黄于铫子内以文武火熔开，用匙刮聚，自然结成砂子，取出研碎，与前三药同末，面糊为丸如绿豆大，小儿麻子、黄米大，每服二十丸。量虚实加减，米饮汤送下，无时。

又方　治泻。

车前子不以多少

上为细末，每服二钱，米饮汤调下服之。水谷分，吐泻止。

诸杂方药第十七

治消渴

拣黄连二两，八九节者

上锉如咬咀，以水一碗，煎至半碗，去滓顿服之，立止。

百日还丹

佛茄子　樟柳根以上各等分

上为末，枸杞汁和丸，如鸡头大。每服十丸，新水送下。

酒癥丸

巴豆十六个　全蝎十五个　雄黄一块　白面五两

上为末，研匀，滴水丸，如豌豆大，每服一丸。如痛饮者，二丸。

立应丸　治脏腑泄痢，脓血不止，腹中疼痛。

干姜一两，炮，另末　百草霜一两　连皮巴豆一两，炒用　杏仁一两，同巴豆和皮炒黑色，杵为泥，后入霜研用上用黄蜡四两，熔开蜡，次入前四味，用铁器搅匀，旋丸桐子大。每服三五丸，甘草汤下。白痢，用干姜汤下，食前。若水泻，温水下。

反胃

黄柏末，热酒调三五钱，食后服之。

治小便多_{滑数不禁}

金刚骨^①为末，以好酒调下三钱服之。

又方　白茯苓_{去黑皮}　干山药_{去皮，白矾水内湛过，慢火焙干用}

上二味各等分，为细末，稀米饮调下服之。

治卒淋痛

芫花_{三钱}　茴香_{二钱，微炒黄色}

上为细末，水煎服之。

治趼^②方

以水调白面，稀稠得所，糊趼上，以纸封之，明日便干。如不曾破者，剥去面便行。

治大便秘

生麻子不以多少，研烂，水调服之。

坐剂　治大便久秘，攻之不透者用之。

又用蜜不计多少，慢火熬令作剂，稀则黏手，硬则脆，稀稠得所，堪作剂，搓作剂样，如枣核大，粗如筋，长一寸许。蘸小油，内于肛门中，坐良久自透。有加盐少许，以《素问》咸以软之。

交加饮子　治久疟不已，山岚瘴气。

---

① 金刚骨：即菝葜。

② 趼（jiǎn）：手足因摩擦而生的硬皮。

肉豆蔻①十一个，面裹烧一个　草豆蔻二个，同上法用　厚朴二寸，一半生用，一半熟用，姜汁制过用之　甘草二寸半②，一半生用，一半炙用　生姜③二块，如枣，纸裹煨过，半生半熟

上为末，每服分一半，水一碗，银石器内煎至一大盏，去滓，温服。发日空心，未愈则再服。

天真丸　补虚损。

佛袈裟④男用女，女用男，以新水四担，洗尽血水，以酒煮烂为泥　威灵仙一两　当归半两　缩砂一两　莲子肉三两，炒熟　干地黄一两，酒浸　莪术半两　甘草二两　牡丹皮一两　牛膝一两，酒浸　木香半两　白术一两　白茯苓一两

上为细末，与君主同捣，罗为细末，酒浸，蒸饼为丸，梧桐子大。每服三五十丸，日三服。

取雕青

水蛭，取阴干为末。先以白马汗擦青处，后用白马汗调药涂之。

治蚰蜒入耳中

上用猫尿灌耳中，立出。取猫尿，用盆盛猫，以生姜擦牙。

又方　黑驴乳灌耳中，亦出。

又方　以湿生虫研烂涂于耳边，自出。

---

① 《卫生宝鉴》交加双解饮子，肉豆蔻"二个，一个生，一个用面裹煨赤色，去面。"

② 甘草《卫生宝鉴》用量为"二两"。

③ 生姜：《卫生宝鉴》作"枣大二块，生一块，湿纸裹煨一块"。

④ 佛袈裟：紫河东的别名。

辟谷绝食第十八

辟谷方[①]

大豆五升，洗净，蒸三遍，去皮为细末　大麻子五升，汤浸一宿，漉出，蒸三遍，令口开，去皮为细末　糯米五升，淘净，共白茯苓一处蒸熟　白茯苓五两，去皮，同上糯米一处蒸熟为用

上将麻仁末一处捣烂如泥，渐入豆黄末，同和匀，便团如拳大，再入甑蒸，从初更着火至半后夜住火，至寅时出甑，午时晒干，捣为末。服之，以饱为度。不得吃一切物，用麻子汁下。第一顿一月不饥，第二顿四十日不饥，第三顿一千日不饥，第四顿永不饥。颜色日增，气力加倍。如渴，饮麻仁汁，转更不渴，滋润五脏。若待吃食时分，用葵菜子三合为末，煎汤放冷服之。取其药如后，初间吃三五日白米稀粥汤，少少吃之，三日后诸般食饮无避忌。此药大忌欲事。

又方　茯[②]苓饼子

白茯苓四两，为末　头白面一二两

上同调成[③]煎饼面稀调，以黄蜡代油煿成煎饼，蜡可用三两。饱食一顿便绝食，至三日觉难受，三日后气力渐生，熟果芝麻汤、米饮凉水微用些，小润肠胃，无令涸竭。开食时，用葵菜汤并米饮稀粥，少少服之。

又方　保命丹

人参五两　麻子仁二两，炒，去皮　干地黄　瓜蒌子炒　菟丝

---

① 辟谷方：原脱，据日正德本、千顷堂本补。

② 茯：原作"于"，据日正德本、千顷堂本改。

③ 成：原作"水"，据《医方类聚》本改。

子_{酒浸，以上各二两}　生地黄　干大枣_{各三两}　大豆黄_{一升，煮，去}_沫　黑附子_{一两生用，一两炮去皮}　白茯苓　茯神　地骨皮_{去粗皮}蔓荆子_{煮熟}　杏仁_{去皮尖，炒}　麦门冬_{炒，去心用}　地肤子_{蒸七遍}黍米_{作粉}　粳米_{作粉}　白糯米_{作粉}　天门冬_{去心}　车前子_蒸　侧柏叶_{煮三遍，以上各二两半}

　　上同为细末，各拣选精粹者，腊月内合者妙，他时不可合，日月交蚀不可合。如合时，须拣好日，净室焚香，志心修合，勿令鸡犬妇人见。又将药末用蜡一斤半，滤去滓，白蜜一斤，共二斤半，一处溶开，和匀，入白杵二千下，微入酥油，丸如梧桐子大。每服十丸，服至五日。如来日服药，隔宿先吃糯米一顿，粳米白面皆可，次日空心用糯米粥饮送下。如路行人服，遇如好食吃不妨，要止便止。如吃些小蒸饼，烂嚼咽，或干果子以助药力，不吃更妙。忌盐醋。日后退下药来，于长流水中洗净，再服，可百年不饥。

索 引

（按笔画排序）

序言

中医理论博大精深，经验丰富，医技多彩，且与时偕进，孙真人云：上医治国，中医治人，下医治病，医护精诚必须三者统一，医药不可分，医护更不可分，中医护理为中医伟大宝库重要组成部分。

《中医护理实用手册（中英文对照）》出版，集全国中医院护理同志在国际医学护理交流中，继承发扬总结中医特色护理理论与经验技能，可造福于全球生灵！

薛伯寿

2018 年 10 月

让中医护理特色走向世界

为人类康宁服务！

薛博华

2018.9.26

目 录

1

Chapter 1　Symptom Care

第一章　症状护理

Section1   High Fever and Gua Sha（Scraping Therapy）

（Tom is admitted with a high fever. At 8:00 pm, his temperature was 38.7 degrees centigrade. In accordance with the doctor's advice, Tom would receive scraping treatment to lower his temperature.）

Sarah: Hello, Tom. I am Sarah. Your temperature is currently at 38.7 degrees centigrade. I will administer a scraping therapy to lower your temperature.

Tom: Hello! Before you begin, can you tell me what is scraping therapy?

Sarah: Sure. Scraping therapy is a technique used in Traditional Chinese Medicine（TCM）and refers to the repeated scraping of specific skin regions correlating channels, collaterals or acupoints with a scraping plate. After a couple minutes, red dots（petechiae）will appear on your skin to indicate that it's working. Scraping therapy induces to detoxify toxins and clear heat from the body.

Tom: Will it hurt?

Sarah: You may feel some mild heat and discomfort, but overall the sensation is highly tolerable.

Tom: Okay, I'll try it.

Sarah: Don't worry if you notice patches of red dots on your skin after receiving scraping therapy. They'll disappear within 3~5 days. I'm going to focus the treatment on your neck and back. Let me first check your skin before starting the therapy.（The skin is analyzed as being in good condition.）

Sarah: Tom, this treatment will last for 15~20 minutes. Please lie on your abdomen and hold the pillow with your hands.

Tom: Like this?

第一节 高热与刮痧

（10床汤姆，因发热收入院。20点体温38.7℃，遵医嘱予以刮痧治疗。）

莎拉：您好，汤姆。我是护士莎拉。您现在体温是38.7℃，为了退热，准备为您实施刮痧治疗。

汤姆：您好！能告诉我什么是刮痧治疗吗？

莎拉：刮痧是一种中医治疗方法，就是用刮痧板在您身体经络或穴位上反复刮动，使局部皮肤出现红色的瘀斑，从而达到治疗疾病的目的。这种疗法具有清热解毒的作用。

汤姆：会很痛吗？

莎拉：会有轻度的疼痛和轻微的发热感，是可以忍受的。

汤姆：好吧，我可以试试。

莎拉：刮痧后会出现红色的瘀斑，一般3~5天会消退。我准备给您刮颈部和背部，我先看一下您颈部和背部的皮肤好吗？（皮肤完好。）

莎拉：好的，汤姆，这个治疗需要15~20分钟，请趴在床上，两手抱住枕头。

汤姆：这样可以吗？

Sarah： Yes! Please let me know immediately if you feel any dizziness, palpitations, or cold-sweat during the process.

Tom： Okay.

Sarah： Great! I'm going to begin now.

(The nurse is scraping the Dazhui point softly on the patient's neck by using a scrapping plate with oil.)

Sarah： Is it Okay?

Tom： Yeah, it just feels warm and hurts a little.

Sarah： That is completely normal.

(Five minutes later, the petechiae appear on the skin around the targeted Dazhui point. Then the nurse scrapes the skin on Tom's back along the bladder channel.)

Sarah： How do you feel? Any discomfort?

Tom： No, I'm fine.

(Around ten minutes later, a large area of petechiae appear on the patient's back along the bladder channel. This round of therapy is finished. The nurse helps the patient to put on his shirt and covers him with a quilt, and pours him a cup of warm water.)

Sarah： Please keep warm and drink warm water. Don't shower in 30 minutes.

Tom： Okay. My body feels more relaxed.

Sarah： Great. Please eat digestive foods and light diet , more vegetables and fruits instead of fried and greasy foods.

Tom： Okay, I see.

Sarah： Also, please have a good rest. I'll come back to check your temperature in half an hour.

Tom： Okay, thank you. See you then.

莎拉：好的，在治疗过程中，如果您感觉头晕，心慌，出冷汗等不舒服的症状，请您一定及时告诉我。

汤姆：好的。

莎拉：我开始刮了。

（护士用刮痧板蘸刮痧油轻刮患者颈部大椎穴。）

莎拉：您觉得这样可以吗？

汤姆：还好，有一点点疼，还有点热。

莎拉：这是正常现象。

（大约治疗 5 分钟，大椎穴附近的皮肤出现痧痕。护士开始沿膀胱经刮患者背部。）

莎拉：您感觉怎样？有什么不舒服吗？

汤姆：还好。

（10 分钟左右，患者背部沿着膀胱经出现大片痧痕，治疗结束。护士协助患者穿好上衣，盖好被子，并给患者倒好热水。）

莎拉：请您注意保暖，30 分钟内不要洗澡，多喝点热水。

汤姆：好的，我感觉身体轻松多了。

莎拉：太好了。您需要吃清淡，易消化的食物，多吃蔬菜、水果，忌食煎炸、油腻的食物。

汤姆：好的，我会的。

莎拉：您好好休息，半小时后我会再来为您测体温。

汤姆：好，谢谢。

Appendix: Introduction to Gua Sha (Scraping Therapy)

I. Concept

Gua Sha (scraping therapy) is a technique that is guided by the channel and acupoints in terms of TCM theory. A smooth-edged instrument is used, such as a buffalo horn, bian stone, or spoon, etc. The tool and the skin to be scrapped are lubricated with scraping oil, water or some lubricants before the process.The therapy entails repeatedly scraping the skin until petechiae appear. In this way the therapy loosens striae and interstitial space, expels pathogens, dredges channels and collaterals, regulates nutrient and defence aspects, and harmonizes zang-fu organs so as to prevent and treat diseases.

II. Tools

Currently, buffalo horn and bian stone are the most commonly-used scraping instruments in the therapy.

III. Methods

Lubricate the scraping plate with scraping oil, then gently rub the selected skin areas with proper pressure with downward or outward strokes until reddish or purple petechiae appear on the skin.

IV. Matters Need Attention

1. Before administering the scraping therapy, the patient's condition should be evaluated. It shouldn't be applied to those with severe heart diseases, liver and kidney dysfunction, bleeding tendencies, infectious diseases, severe fatigue, skin furuncle or lumps or skin allergies.

2. The therapy shouldn't be performed on the patients with full or empty stomach.

3. The therapy shouldn't be performed on the patients with acute sprains, skin ulcers, or swelling.

附：刮痧技术介绍

一、概念

刮痧技术是在中医经络腧穴理论指导下，应用边缘钝滑的器具，如水牛角、砭石等刮板或勺，粘上刮痧油、水或润滑剂等介质，在体表一定部位皮肤反复刮动，使局部出现痧斑，通过其疏通腠理，驱邪外出，疏通经络，通调营卫，和谐脏腑功能，达到防治疾病的一种中医外治技术。

二、工具

目前最常用的刮痧工具是刮痧板，有水牛角刮痧板和砭石刮痧板。

三、方法

刮痧板蘸刮痧油，在选定的部位，从上到下，由内而外朝单一方向施刮，用力均匀，力度适中，一般刮至局部皮下出现红色或紫红色痧斑为宜。

四、注意事项

1. 操作前应了解病情，特别注意下列疾病不宜进行刮痧：严重心脏病，肝肾功能不全，出血倾向的疾病，感染性疾病，极度虚弱，皮肤疖肿包块，皮肤过敏者。

2. 空腹及饱食后不宜刮痧。

3. 扭挫伤，皮肤出现肿胀破溃者不宜刮痧。

4. It shouldn't be performed on the patients who are suffering from schizophrenia or convulsions.

5. It shouldn't be performed on the abdomen or lumbosacral region of pregnant women.

6. If the patient presents the symptoms of dizziness, palpitations, nausea, or fainting during the process, stop the therapy immediately, lie flat the patient and inform the doctor to cope with the emergency at once.

Key words

scraping therapy (Gua Sha)   scraping plate

degree centigrade   lower temperature

taking body temperature

Useful sentences

1. Follow the doctor's advice to perform scraping therapy.

2. Scraping therapy is a technique used in TCM and refers to the repeated scraping of specfic skin regions correlating channels, collaterals or acupoints with a scrapping plate. After a couple minutes, red dots (petechiae) will appear on your skin to indicate that it's working. Scraping therapy induces to detoxify toxins and clear heat from the body.

3. Please let me know immediately if you feel any dizziness, palpitations, or cold-sweats during the process.

4. Please eat digestive foods and light diet more vegetables and fruits instead of fried and greasy foods.

Section 2   Cough and Cupping Therapy

(One afternoon, a treatment room in a TCM hospital, Tom comes to

4. 精神分裂症和抽搐患者不宜刮痧。

5. 孕妇腹部、腰骶部不宜刮痧。

6. 刮痧过程中出现头晕，目眩，心慌，出冷汗，面色苍白，恶心欲吐，应立即停止刮痧，取平卧位，立即通知医生，配合处理。

.

关键词汇

刮痧	刮痧板
摄氏度	退烧
测体温	

有用的句子

1. 遵医嘱予以刮痧治疗。

2. 刮痧是一种中医治疗方法，就是用刮痧板在您身体经络或穴位上反复刮动，使局部皮肤出现红色的瘀斑，从而达到治疗疾病的目的。这种疗法具有清热解毒的作用。

3. 在治疗过程中，如果您感觉头晕，心慌，出冷汗等不舒服的症状，请您一定及时告诉我。

4. 宜食用吃清淡、易消化的食物，多吃蔬菜、水果，忌食煎炸、油腻的食物。

第二节　咳嗽与拔罐

（一天下午，某中医院中医特色治疗室。汤姆因咳嗽3天就

see the doctor of respiratory clinic because he has coughed for 3 days. He is diagnosised with cough, with the symptom pattern of wind–cold attacking lung in terms of TCM theory. The doctor's order is to do cupping therapy on back-shu point, once every two days, for 3 times. Tom comes to the treatment room.)

Lucy: Good afternoon, sir. Please give me the doctor's order sheet.

Tom: Here you go.

Lucy: Tom, the doctor's order is cupping therapy. Have you ever received it before?

Tom: No, never.

Lucy: Then I'll give you a brief introduction. Cupping is a TCM therapy that use a jar to attach to the skin surface, especially the skin around some acupoints, which is done by creating negative pressure, in order to treat diseases.

Tom: Does it really work?

Lucy: Yes, your cough is caused by wind–cold, which affects the function of the lungs. Cupping therapy can dispel pathological factors invading your lungs. Therefore, it will definitely help.

Tom: Wow, TCM is really wonderful!

Lucy: The therapy will last for 10 to 15 minutes. It is normal for your skin to have cupping spots called ecchymosis after the therapy. The bruises will disappear in 3~5 days, don't worry about it.

Tom: I see.

Lucy: Then here we go. Please take off your T–shirt, lie face down, and put your arms up to hold the pillow.

(The nurse helps the patient to take prone position.)

Lucy: Please let me know if you feel uncomfortable of palpitations, chest stuffiness, or cold–sweats during this process.

(The nurse does successive flash cupping therapy along both sides of the

诊于呼吸科门诊，医生诊断为咳嗽，证型为风寒袭肺，医嘱为其拔罐，取穴背腧穴，隔日一次，3 次为一个疗程。汤姆来到中医治疗室。）

露西：下午好，先生，请把治疗单给我。

汤姆：给您。

露西：汤姆，医生给您开的拔罐治疗，请问您以前拔过罐吗?

汤姆：从来没有。

露西：那我给您简单介绍一下。拔罐是一种中医疗法，就是利用负压，将罐吸附到您特定的部位及穴位的皮肤上，从而达到治疗疾病的目的。

汤姆：拔罐真能治疗咳嗽吗?

露西：是的，您的咳嗽是因为病邪影响了肺部的功能而引起的。拔罐可以有助于祛除致病因素，帮助肺功能的恢复，从而缓解和治疗咳嗽。

汤姆：哦，是吗，中医真奇妙啊!

露西：这项治疗需要 10~15 分钟，治疗后您背上会留下罐口大小的瘀斑，这是正常现象，3~5 天后它会自然消退。

汤姆：好的。

露西：那咱们准备治疗吧，现在请脱下上衣，趴在床上，两手向上抱着枕头。

（护士协助患者取俯卧位躺在治疗床上。）

露西：治疗过程中，您如果感到拔罐部位疼痛或者出现心慌、胸闷、出汗等情况，请您一定及时告诉我。

（护士沿脊柱两侧及定喘穴，肺俞及灵台进行闪罐，随后沿

11

spine, at the acupoints of Dingchuan, Feishu and Lingtai, then does moving cupping along both sides of the spine. Finally, she does retaining cupping on the acupoints of back-shu, Dingchuan, Gaomang, Lingtai.)

Lucy: How are you feeling?

Tom: Good.

Lucy: Do you feel uncomfortable?

Tom: No, I'm fine.

Lucy: Okay, then I'll remove these cups after 10 minutes.

(The nurse covers the patient with a bed sheet. During this process, the nurse pays attention to the condition of the local skin and the patient's feeling.)

Lucy: Tom, time is up. I'll remove these cups right now.

Lucy: How are you feeling?

Tom: Very nice, I sweat a bit, but I feel quite comfortable.

(The nurse helps the patient to put on his T-shirt.)

Lucy: Please keep warm and have a rest in the waiting room. Don't take a shower within 2 hours, and don't stand in front of a fan or in an air conditioned room. Also, please eat a light diet instead of cold and spicy foods.

Tom: Okay, thank you.

Lucy: Today's treatment is over. There are 2 more treatments. See you next time, and take care.

Tom: Thank you, see you next time.

Appendix: Introduction to Cupping Therapy

I. Concept

Cupping therapy is a TCM technique that using a cup or jar as a tool with negative pressure created by heating or pumping, suctioned at a specific

脊柱两侧走罐，最后留罐背俞穴及定喘、膏肓、灵台等穴。）

露西：您感觉怎么样？

汤姆：不错，很舒服。

露西：有什么不适的症状吗？

汤姆：没有，很好。

露西：10 分钟后，我会将罐取下。

（护士将被单盖到患者身上。在留罐期间，护士密切观察患者皮肤情况并询问患者感受。）

露西：汤姆，时间到了，我现在帮您把罐取下来了。

露西：您觉得怎么样？

汤姆：不错，出了点汗，我感觉后背很轻松。

（护士协助患者穿好上衣。）

露西：那您在候诊厅的椅子上再休息几分钟。回家后，您要注意背部的保暖，两小时内不要洗澡，背部别直吹电扇和空调。饮食上请您吃一些清淡、易消化的食物，不要吃生冷寒凉及刺激性的食物，这些东西不利于您的恢复。

汤姆：好的，谢谢。

露西：今天的治疗就结束了，还有 2 次的治疗，那么咱们下次见。

汤姆：谢谢，下次见。

附：拔罐技术介绍

一、概念

拔罐技术是以罐为工具，利用燃烧、抽吸等方法形成的罐内负压，使罐吸附于腧穴或相应体表部位，使局部皮肤充血，达到

location on the skin, especially the skin around some acupoints to increase local blood flow or congestion. In this way the therapy helps warm and dredge channeals and collaterals, dispel wind and cold, relieve swelling and pains, and discharge pus and toxins, etc.

II. Commonly used cupping Methods

1. Successive Flash Cupping: This method is performed by rapidly placing the cup on and removing it from skin repeatedly over and over again until the skin becomes rosy and congested.

2. Moving cupping: With the cup or jar, and the cupping site of skin lubricated, the jar or cup is suctioned on the skin. Then , held with a hand, the cup is slid across the skin up and down for multiple times until the skin becomes red and congested.

3. Retaining Cupping: The cup or jar is kept on the cupping site for 10 to 15 minutes.

III. Matters Need Attention

1. It shouldn't be administered to the patients with coagulation defects, respiratory failure, severe heart diseases, severe emaciation, or severe edema.

2. Cupping shouldn't be performed on the sites of uneven skin, bone edges, or hairy areas.

3. Cupping shouldn't be performed on the abdomen and the lumbosacral portion of pregnant women.

4. The size of the cups should match the cupping sites properly. No jar or cup can be used when its rim or mouth is uneven, or there are cracks or fractures in it.

5. Pay attention to any signs indicating faint during cupping. Remove all jars if the patient presents dizziness or nausea, or looks pale, etc. Let the patient lie on his back and keep warm, inform the doctor to deal with them.

温经通络，祛风散寒，消肿止痛，吸毒排脓等作用的一种防治疾病的中医技术。

二、常用拔罐手法

1. 闪罐：是将罐吸附于皮肤后，立即拔起，反复吸拔多次。直至皮肤潮热、充血为度。

2. 走罐：先在罐口或吸附部位上涂一层润滑剂，将罐吸拔于皮肤上，再以手握住罐底，上下推移，反复多次，直至所拔部位皮肤出现潮红、充血为止。

3. 坐罐：火罐吸拔在应拔部位后留置 10~15 分钟。

三、注意事项

1. 凝血机制障碍，呼吸衰竭，重度心脏病，严重消瘦，及严重水肿患者不宜拔罐。

2. 表面凹凸不平、骨骼边缘及毛发较多部位不宜拔罐。

3. 孕妇腹部、腰骶部不宜拔罐。

4. 根据部位选择大小适宜的罐，注意罐口是否光滑，有无裂缝。

5. 拔罐过程中注意观察患者有无晕罐先兆，患者出现头晕，恶心，面色苍白等反应时，应立即停止拔罐，并起罐。使患者平卧，注意保暖，通知医生并对症处理。

6. Avoid burning or scalding skin when cupping. If small blisters appear on the skin , it can be protected by a sterile gauze to prevent chafing and infection. If they are large, the fluid in the blisters should be drawn out with a sterile syringes after the skin is disinfected. And then the skin should be covered with sterile gauze to prevent infection.

Key words

cough	cupping therapy
diagnosis	symptom pattern
cupping spots	successive flash cupping
moving cupping	retaining cupping
ecchymosis	

Useful sentences

1. Cupping therapy is a TCM technique that is using a jar attached to the skin surface by created negative pressure, specially the skin around some acupoints, in order to treat diseases.

2. Cupping therapy can dispel pathological factors invading your lungs. Therefore, it will definitely help.

3. When doing retaining cupping, the nurse should pay attention to the condition of local skin.

Section 3   Diarrhea and Grain–sized Cone Moxibustion

(Jack, bed 28, is admitted because of diarrhea. Around 13:00, the calling device of bed 28 starts ringing. Nurse Liu Na goes to the patient's ward and sees Jack lying on the bed, with his hands on his stomach.)

Liu Na: Hello, Jack. Do you have an upset stomach?

6. 拔火罐时要避免灼伤或烫伤皮肤，皮肤出现小水疱时，可外敷无菌纱布加以保护，防止擦破感染；水疱较大时应消毒后用无菌注射器将渗液抽出，再用无菌纱布覆盖预防感染。

关键词汇

咳嗽	拔罐
诊断	证型
罐痕	闪罐
走罐	留罐
瘀斑	

有用的句子

1. 拔罐是一种中医疗法，就是利用负压，将罐吸附在特定的部位及穴位的皮肤上，从而达到治疗疾病的目的。

2. 拔罐可以有助于祛除致病因素，帮助肺功能的恢复，从而缓解和治疗咳嗽。

3. 在留罐期间，护士应密切观察患者局部皮肤情况。

第三节 腹泻与麦粒灸

（28床杰克以泄泻病收入院。下午13:00左右，28床呼叫器声响，护士刘娜来到病房，看见杰克手捂着肚子躺在病床上。）

刘娜：您好，杰克，您是肚子不舒服吗？

Jack: I had loose bowels many times this morning. I could hardly leave the toilet!

Liu Na: Besides diarrhea, did you experience any other discomfort?

Jack: I have a bit of stomachache and feel tired.

Liu Na: I see. Take it easy. I'll ask the doctor to check on you right now.

(After examination, the doctor prescribes grain-sized cone moxibustion for Jack to relieve the diarrhea. According to the order, nurse Liu Na will use grain-sized cone moxibustion on the following 3 acupoints: Pishu, Shenshu, Guanyuanshu. She comes to the patient's bedside with the necessary items.)

Liu Na: Jack, to relieve your loose bowel symptoms, the doctor asked me to give you grain-sized cone moxibustion. It is a type of moxibustion therapy that the acupoints are stimulated by the heat from the burning moxa cones. Considering your present symptoms, the doctor prescribed the moxibustion on 3 acupoints—Pishu, Shenshu, Guanyuanshu, which will tonify the kidney and fortify the spleen, and warm yang to stop diarrhea.

Jack: Wow, sounds magical.

Liu Na: Yes. During the moxibustion, there will be a warm, hot, scalding, and sometimes even a painful feeling. It's normal that there may also be blisters on the area of moxibustion. If you feel dizziness, nausea, palpitations or any other discomfort, please tell me immediately. Don't worry, I'll stay with you the entire time.

Jack: Okay. Thank you.

Liu Na: Let's begin.

Jack: Okay.

Liu Na: The 3 acupoints are all on the back. Now please lie face down on the bed.

Jack: Sure, no problem.

(Liu Na locates the 3 acupoints one by one. She wipes Vaseline on those

杰克：我这一上午拉了好多次，都快离不开马桶啦!

刘娜：您除了拉肚子之外还有其他的不舒服吗？

杰克：还有点肚子疼，浑身没劲。

刘娜：好的，杰克。您先休息会，我马上通知医生给您检查一下。

（医生检查完，给 28 床杰克下达麦粒灸的医嘱以减少排便次数。根据医嘱，刘娜护士给予患者麦粒灸，拟取脾俞、肾俞、关元俞三个穴位。刘娜护士携用物来到患者床旁。）

刘娜：杰克，为了减轻您拉肚子的症状，医生让我给您做麦粒灸，麦粒灸属于艾灸疗法中的一种，是用麦粒大小的艾炷在穴位上施灸，以达到治疗疾病的一种方法。医生根据您现在症状给您开了脾俞、肾俞、关元俞这三个穴进行麦粒灸，以达到补肾健脾，温阳止泄之功效，来减少您排便的次数。

杰克：哦，这么神奇呢。

刘娜：是的，在灸的过程中会有温、热、烫甚至痛的感觉。施灸部位也可能出现水疱，这些都是正常的。施灸过程中您要是感到头晕、恶心、心慌以及其他不适请及时跟我说，不要害怕，我会一直在您身边。

杰克：好的。谢谢你。

刘娜：咱们现在就开始做吧。

杰克：好的。

刘娜：这三个穴都在背部，现在需要您趴在床上。

杰克：没问题。

（刘娜护士依次找到三个穴位，局部皮肤涂抹凡士林，放好

parts of the skin, places the moxa cones on the acupoints and then lights them.)

Liu Na: please keep this posture and don't move to avoid being burned by the falling ash of moxa cones. The treatment will take a few minutes.

Jack: Okay.

Liu Na: When you feel too hot, please tell me. ······ How are you feeling now?

Jack: My back feels a little hot, but very comfortable.

Liu Na: Well, that feeling is normal. I'll replace the cones for you now. According to your situation, we will use 5 cones on each acupoint and do moxibustion once a day.

(After moxibustion, the local skin appears reddish. The nurse wipes off the ash and Vaseline on the acupoints, and helps the patient to lie flat.)

Liu Na: Jack, the grain-sized cone moxibustion is done. Keep your abdomen warm and don't eat spicy, acrid, oily or heavy foods. Maintain a light diet, okay?

Jack: Got it. Thank you.

Appendix: Introduction to Grain-sized Cone Moxibustion

I. Concept

Grain-sized cone moxibustion is a type of moxibustion. Acupoints are stimulated by the heat of burning the grain-sized cone which is made of moxa to warm the channels and expel cold, strengthen yang qi, eliminate blood stasis and dissipate mass so as to relieve symptoms and achieve treatment purpose. It is suitable for the symptoms identified as deficiency-cold pattern induced by various chronic conditions, such as cough, hemoptysis caused by tuberculosis; increased frequency of defecation, loose stool caused by chronic diarrhea; poor appetite, vomiting due to spleen and stomach deficiency;

艾柱并点燃。)

刘娜:您保持这个体位,不要晃动,以免艾柱掉下来发生烫伤,这个治疗大概需要几分钟。

杰克:没问题。

刘娜:如果觉得很热或者有些烫了,就立刻告诉我。……现在感觉怎么样?

杰克:背部有点烫了,不过感觉很舒服。

刘娜:嗯,这种感觉是正常的,我现在给您换一个艾柱。根据您的情况每个穴位需要灸5壮,每天灸一次。

(施灸完毕,局部皮肤微红。护士将穴位处残留的灰烬和油膏轻轻擦拭干净。协助患者躺平。)

刘娜:杰克,麦粒灸已经做完了,您平常要注意腹部保暖,这段时间就不要吃辛辣刺激油腻的食物了,要清淡饮食。

杰克:知道了,谢谢你!

附:麦粒灸技术介绍

一、概念

麦粒灸是将艾绒搓成如麦粒样大小,直接置于穴位上施灸,通过其温经散寒、扶助阳气、消瘀散结作用,达到防治疾病,改善症状的一种操作方法,属于艾灸技术范畴。适用于治疗各种慢性虚寒性疾病引起的症状,如肺痨所致的咳嗽、咯血;慢性腹泻所致的排便次数增多,便质稀薄;脾胃虚弱所致的纳差、呕吐;尪痹所致的晨僵、小关节疼痛等症状。

morning stiffness, small joint pains caused by rheumatoid arthritis.

II. Matters Need Attention

1. Moxibustion is not suitable for certain areas, such as the precordium, major vessels, nipples, armpits, navel, perineum, abdomen and lumbosacral region of pregnant women.

2. Pay attention to the condition of the skin and the heat intensity of moxibustion to avoid burns, especially for the patients who suffer from diabetes or sensory disturbance of limbs.

3.If small blisters appear on the skin after moxibustion, they can heal up even without treatment. If they are large, use sterile syringes to draw the fluid out from them and cover them with sterile gauze.

Key words

diarrhea	grain-sized cone moxibustion
acupoint	moxa cone
dizziness	nausea
palpitations	sterile syringe
sterile gauze	warming channel and expelling cold

Useful sentences

1. In the process of moxibustion, there will be warm, hot, scalding, and sometimes even a painful feeling.

2. Please keep this posture and don't move to avoid the moxa cones from falling down and burning you.

3. It's normal that blisters may appear on the skin after moxibustion.

4. If you feel dizziness, nausea, palpitations or any other discomfort during the process, please tell me immediately.

5. Don't worry. I'll stay with you the entire time.

二、注意事项

1. 心前区、大血管处、乳头、腋窝、肚脐、会阴、孕妇腹部和腰骶部不宜施灸。

2. 注意皮肤情况，对糖尿病、肢体感觉障碍的患者，需谨慎控制施灸强度，防止烧伤。

3. 施灸后如局部出现小水疱，无须处理，可自行吸收；水疱较大，可用无菌注射器抽出疱内液体，用无菌纱布覆盖。

关键词汇

腹泻	麦粒灸
穴位	艾柱
头晕	恶心
心慌	无菌注射器
无菌纱布	温经散寒

有用的句子

1. 在灸的过程中会有温、热、烫甚至痛的感觉。

2. 您保持这个体位，不要晃动，以免艾柱掉下来发生烫伤。

3. 施灸部位也可能出现水疱，这些都是正常的。

4. 施灸过程中您要是感到头晕、恶心、心慌以及其他不适请及时跟我说。

5. 不要害怕，我会一直在您身边。

Section4　Vomiting and Indirect Moxibustion

(David, bed 3, 18 years old, is admitted to the hospital due to vomiting for 3 hours caused by having a lot of cold drinks. The doctor prescribes moxibustion on ginger for 3 acupoints: Zhongwan, Shenque, Guanyuan.)

Zhang Xuan: Hello, David. Do you have any other discomfort besides vomiting?

David: Apart from that, I have a bit of stomachache and feel cold.

Zhang Xuan: These symptoms are related to your excessive intake of cold drinks. To relieve these symptoms, I'll perform moxibustion on ginger for you. Let me introduce the therapy first. Moxibustion on ginger is one type of indirect moxibustion that uses a piece of ginger to separate moxa cones from the skin. It's quite effective to stop vomiting caused by cold.

David: Why do you use ginger?

Zhang Xuan: According the TCM theory, the ginger can warm the stomach and stop vomiting. Combined with moxibustion, the ginger will be more effective for warming the spleen and stomach, dispelling cold, and stopping vomiting.

David: Oh, how miraculous! Is it safe?

Zhang Xuan: Don't worry, it's very safe. It's normal for the local skin to appear a little red and feel hot during moxibustion therapy.

David: Okay, I understand.

Zhang Xuan: The therapy will last for about 10 minutes. During moxibustion, lie flat and still to avoid being burned by the falling ash of moxa cones. Is that Okay with you?

David: Okay, no problem.

(The nurse helps the patient to lie flat. She selects the acupoints one by one and places slices of ginger on the acupoints, and then puts the moxa cones

第四节 呕吐与隔物灸

（3床大卫，男，18岁，因喝大量冷饮以"呕吐3小时"收入院，医生开具给予患者隔姜灸的医嘱，拟取三个穴：中脘、神阙和关元。）

张璇：您好，大卫，你除了呕吐还有其他不舒服吗？

大卫：除了吐，胃还有点疼，怕冷。

张璇：这和你一下子喝了太多的冷饮有关。为了缓解你的这些症状，现在要给你做隔姜灸。我大概给你介绍一下这项操作。隔姜灸是艾灸的一种，是将艾柱与皮肤之间隔上姜片而施灸的一种方法，这个方法对因寒凉所致的呕吐效果很好。

大卫：为什么放姜片呀？

张璇：因为姜片能温胃止呕，联合艾灸能更好地起到温中散寒、止吐的功效。

大卫：哦，好神奇呀，做这个灸安全吗？

张璇：你放心，非常安全，艾灸过程中会出现局部皮肤微红发热，不用担心，这属于正常现象。

大卫：明白了。

张璇：这次治疗大概需要十分钟。施灸的时候你保持平躺，不要晃动，以防艾柱掉下来烫着你。你看可以吗？

大卫：可以，没问题。

（张璇护士协助患者平躺，依次选穴，把姜片放在相应穴位上，将艾柱放在姜片上并点燃艾柱。）

on the slices and lights the moxa cones.)

Zhang Xuan: According to your condition, we choose 3 acupoints - Zhongwan, Shenque, Guanyuan, for the therapy. It not only can reduce vomiting, but also can relieve other symptoms like stomachache or aversion to cold. How do you feel now?

David: The places where you use moxibustion are warm, and I feel very comfortable.

Zhang Xuan: Hum, it's normal to have that feeling. If you feel too hot, please tell me and I'll change another moxa cone. According to your condition, every acupoint will be given 5 cones. Don't worry about the small blisters that maybe appear after the moxibution on the local skin. There is no need to deal with them because they will heal up soon. If there are big blisters, I'll deal with them. Please don't worry.

David: Okay.

(When the therapy is finished, parts of the skin become reddish and a little hot. Nurse Zhang Xuan helps cover the patient with a quilt.)

Zhang Xuan: David, please rest for a while in bed. Don't eat cold things and keep your abdomen warm. Hope you feel better soon.

David: I feel much better already! Thank you!

Appendix: Introduction to Indirect Moxibustion

I. Concept

Indirect moxibustion is a type of moxibustion therapy that uses some medicines to separate the moxa cone from the skin at the acupoints. This can achieve the synergy of the moxa cone and the medicines used in order to treat the condition identified as symptom pattern of deficiency-cold.

II. Indications

1.Moxibustion on ginger: It's suitable for relieving the symptoms caused

张璇：根据你的情况，我们选择了中脘、神阙、关元三个穴位进行施灸，不但能缓解你的呕吐情况，也能够缓解你胃痛、怕冷的症状。现在你觉得怎么样？

大卫：艾灸的地方热热的，挺舒服。

张璇护士：嗯，有这种感觉是正常的。如果你觉得烫了，就告诉我，我给你换一壮艾柱。根据你的情况每个穴位需要给您灸5壮。艾灸后如果出现小水疱，你不用担心，也不需要处理，它能够自行吸收，如果有大的水疱，我会给你处理，也不用担心。

大卫：好的。

（施灸完毕，局部皮肤微红发热，张璇护士协助患者盖好被子。）

张璇：大卫，你在床上好好休息一会儿，为了你的身体，不要吃过于冰冷的东西，注意腹部保暖。希望你一会儿能感觉好点儿。

大卫：我现在觉得好多了。谢谢！

附：隔物灸技术介绍

一、概念

隔物灸，是利用药物等材料将艾柱和穴位皮肤之间隔开，借间隔物的药力和艾柱的特性发挥协同作用，达到治疗虚寒性疾病的一种操作方法，属于艾灸技术范畴。

二、适用范围

1.隔姜灸：适用于缓解因寒凉所致的呕吐、腹泻、腹痛、肢

by cold, such as vomiting, diarrhea abdominal pain, body numbness and ache, weakness and lassitude, etc.

2.Moxibustion on garlic: It's suitable for relieving swelling, hot pain on the skins caused by acute purulent diseases such as furuncles and carbuncles.

3.Moxibustion on salt: It's suitable for relieving abdominal pain, soreness in waist, vomiting and diarrhea, and dysuria that are induced by deficiency–cold.

4.Moxibustion on monkshood cake: It's suitable for relieving cold pain in waist and knee, numbness in extremities, lower abdominal pain and festering ulcers that are caused by deficiency–cold.

III. Common Methods of Moxibustion

1.Moxibustion on ginger: Select a piece of ginger with diameter of 2~3cm and cut it into 0.2~0.3cm slice; puncture it with a needle to make tiny holes in it, then place it on the acupoint selected for moxibustion; put a moxa cone on it and light the cone from its top. Another moxa cone will replace it once it has burned out. Usually, 5~10 cones are used sequentially in one session.

2. Moxibustion on garlic: Select a piece of garlic and cut it into a 0.2~0.3cm thick slice and puncture it with needle to make tiny holes in it; place it on the acupoint selected for moxibustion; then put a moxa cone on the slice and light it from its top. Another moxa cone will replace it once it has burned out. Usually 5~7 cones are used sequentially in one session.

3. Moxibustion on salt: It's used specifically for the acupoint of Shenque. Fill the navel with dry salt, put a moxa cone on top of the salt, and light it from its top. Another moxa cone will replace it once it has burned out. Usually 3~9 cones are used sequentially in one session.

4. Moxibustion on monkshood cake: Select a monkshood cake that is 2cm in diameter and 0.2~0.5cm in thickness; puncture it with a needle to make tiny holes in it; put it on the acupoint selected for moxibustion; put a moxa cone on the cake's top and light the cone from its top. Another moxa cone will replace it

体麻木酸痛、痿软无力等症状。

2.隔蒜灸：适用于缓解急性化脓性疾病所致肌肤浅表部位的肿、热、痛，如疖、痈等症状。

3.隔盐灸：适用于缓解急性虚寒性腹痛、腰酸、吐泻、小便不利等症状。

4.隔附子饼灸：适用于缓解各种虚寒性疾病所致的腰膝冷痛、肢端麻木、下腹疼痛及疮疡久溃不敛等症状。

三、常用施灸方法

1.隔姜灸：将直径 2~3cm，厚 0.2~0.3cm 的姜片，在其上用针点刺小孔若干，放在施灸的部位，将艾柱放置在姜片上，从顶端点燃艾柱，待燃尽时接续一个艾柱，一般灸 5~10 壮。

2.隔蒜灸：用厚度约 0.2~0.3cm 的蒜片，在其上用针点刺小孔若干，放在施灸的部位，将艾柱放置在蒜片上，从顶端点燃艾柱，待燃尽时接续一个艾柱，一般灸 5~7 壮。

3.隔盐灸：用于神阙穴灸，用干燥的食盐填平肚脐，上放艾柱，从顶端点燃艾柱，待燃尽时接续一个艾柱，一般灸 3~9 壮。

4.隔附子饼灸：用底面直径约 2cm、厚度 0.2~0.5cm 的附子饼，用针刺小孔若干，将艾柱放置在药饼上从顶端点燃艾柱，待燃尽时接续一个艾柱，一般灸 5~7 壮。

once it has burned out. Usually 5~7 cones are used sequentially in one session.

IV. Matters Need Attention

1. Moxibustion is prohibited from performing on major vessels, abdomen or lumbosacral region of pregnant women, or on the patients with hemophilia.

2. In general, moxibustion is performed from top to bottom, from head to trunk, to arms and legs.

3. Avoid being burned the skin and clothes by the falling ash of moxa cones.

4. In order to avoid burning the skin, please keep close watch on the condition of the skin and the heat intensity of the burning cones, especially for the patients who suffer from diabetes or sensation disorder in limbs.

5. If small blisters appear on the skin after moxibustion, no treatment may be required because they will disappear soon. If they become larger, draw out the fluid in them with a sterile syringe and cover them with sterile gauze.

Key words

vomiting   indirect moxibustion

moxibustion on ginger   abdominal pain

Useful sentences

1. Moxibustion on ginger is a type of indirect moxibustion that uses slices of ginger to separate moxa cones from the skin in the process of moxibustion. It's quite effective in relieving vomiting caused by cold.

2. It's normal that the skin becomes reddish and feels hot during moxibustion. Don't worry about it.

Section5   Lassitude and Suspended Moxibustion

(When making round in the ward at noon, nurse Wang Juan notices that

四、注意事项

1.大血管处、孕妇腹部和腰骶部、有出血倾向者不宜施灸。

2.一般情况下，施灸顺序自上而下，先头身，后四肢。

3.防止艾灰脱落烧伤皮肤或衣物。

4.注意皮肤情况，对糖尿病、肢体感觉障碍的患者，需谨慎控制施灸强度，防止烧伤。

5.施灸后如局部出现小水疱，无须处理，可自行吸收；水疱较大，可用无菌注射器抽出疱内液体，用无菌纱布覆盖。

关键词汇

1.呕吐　　　　　　　　　2.隔物灸
3.隔姜灸　　　　　　　　4.腹痛

有用的句子

1.隔姜灸是艾灸的一种，是将艾柱与皮肤之间隔上姜片而施灸的一种方法，这个方法对因寒凉所致的呕吐效果很好。

2.艾灸过程中会出现局部皮肤微红发热，不用担心，这属于正常现象。

第五节　乏力与悬灸

（王娟护士中午巡视病房时，看见1床患者李新精神很差，

patient, Li Xin looks very tired and lying in the bed.)

Wang Juan: Hi, Li Xin, what's wrong?

Li Xin: I feel weak all over.

Wang Juan: You didn't sleep well last night?

Li Xin: Yes, I slept alright.

Wang Juan: Do you have any other discomfort?

Li Xin: No.

Wang Juan: Well, I know your temperature and blood pressure were normal just now, so let me call your doctor to check.

(Nurse Wang Juan informs the doctor. He orders suspended moxibustion therapy to relieve the symptoms of lassitude after examining the patient. Wang Juan checks the doctor's order and the patient's medical record. Then she is going to apply the therapy to the patient on the acupoint of Zusanli and brings all preparations to the patient's bedside.)

Wang Juan: Hello, Li Xin, Doctor Zhang prescribed suspended moxibustion therapy to help relieve your discomfort. It is a moxibustion therapy that by suspending a lit moxa stick over the selected acupoint, and the heat from the burning stick stimulates the acupoint to promote qi movement and blood circulation in order to improve zang–fu organs' functions and nourish the whole body. Thus, your symptoms of lassitude will be reduced.

Li Xin: Okay, I see.

Wang Juan: A herbal odor can be smelled from the burning moxa stick. Are you allergic to it?

Li Xin: No, I'm not.

Wang Juan: I will do gentle moxibustion on the acupoint of Zusanli for your treatment, which is one of the suspended moxibustion methods.

(Nurse Wang Juan helps the patient expose the area of the acupoint and gets ready for the treatment.)

Wang Juan: Li Xin, I'm going to apply the therapy to you for about 10

躺在床上很疲惫的样子。）

王娟：您好，李新，您哪里不舒服吗？

李新：就是觉得浑身没劲儿。

王娟：您昨天晚上没睡好吗？

李新：还可以。

王娟：您还有其他不舒服的地方吗？

李新：没有。

王娟：好的，中午刚给您测的体温、血压都是正常的，我去叫医生再来给您查查吧。

（王娟护士通知医生，医生给予检查，给患者下达悬灸的医嘱，以缓解周身乏力的症状，护士核对医嘱并查看病历，根据医嘱给予患者悬灸，取穴：足三里。王娟护士携用物来到患者床旁。）

王娟：李新，您好，为了缓解您的不舒服，张医生给您下了悬灸的医嘱，悬灸是将点燃的艾条悬放在选定的穴位上，通过艾条的温热和药力作用，刺激穴位，促进气血运行，使脏腑功能条达，四肢百骸得到营养滋润，这样疲劳乏力的症状就可以缓解了。

李新：哦，我知道了

王娟：艾绒点燃后会散发中药的气味，您对这种气味过敏吗？

李新：我不过敏。

王娟：我们今天采用的方法是悬灸中的温和灸，施灸的穴位是足三里。

（王娟护士协助患者躺平，暴露施灸部位。）

王娟：李新，我现在开始给您进行艾灸。艾灸时局部皮肤会

to 15 minutes. You will feel warm on the local skin during the period. This is normal sensation. If you feel too hot, please let me know right away.

Li Xin: No problem, thank you.

(During the treatment, the nurse observes the color of the skin and asks how he feels.)

Wang Juan: Li Xin, the treatment is over. The local skin is slightly red, which is normal. How do you feel?

Li Xin: I feel comfortable, very good.

Wang Juan: After the treatment, you need to keep warm and drink some warm water, and avoid exposing your body to the wind, and don't eat oily foods.

Li Xin: Okay, I see, thank you.

Appendix: Introduction to Suspended Moxibustion

I. Concept

Suspended moxibustion is a type of moxibustion therapies. With the heat generated from a buring moxa stick, it stimulates specific acupoints or painful places to warm channels and dispel cold, strengthen yang for consolidation, and to eliminate stasis and dissipate mass so as to achieve treatment purpose. It is suitable for the pains, such as stomachache, backpain, cold and pain in limbs, and cold-induced dysmenorrheal in cold-damp pattern or deficiency-cold pattern caused by various chronic diseases; it is also suitable for the symptoms caused by deficiency of middle qi, such as acute abdominal pain, vomiting and diarrhea, cold limbs.

II. Common Methods in Moxibustion

gental moxibustion

sparrow-pecking moxibustion

有温热的感觉，这是正常的，如果您觉得有灼痛感，请立刻告诉我，治疗时间是 10~15 分钟。

李新：好的，谢谢。

（治疗过程中护士询问患者感受，观察施灸部位皮肤情况。）

王娟：李新，治疗完成了，现在您局部皮肤微微发红，这是正常现象。您感觉怎么样？

李新：很舒服，很好。

王娟：治疗后要注意保暖，避免吹风，您多喝些温水，别吃油腻的食物。

李新：好的，知道了，谢谢。

附：悬灸技术介绍

一、概念

悬灸是采用点燃的艾条悬于选定的穴位或病痛部位之上，通过艾的温热和药力作用刺激穴位或病痛部位，达到温经散寒、扶阳固脱、消瘀散结、防治疾病的一种操作方法，属于艾灸技术范畴。适用于各种慢性虚寒型疾病及寒湿所致的疼痛，如胃脘痛、腰背酸痛、四肢凉痛、月经寒痛等；中气不足所致的急性腹痛、吐泻、四肢不温等症状。

二、常用施灸方法

温和灸

雀啄灸

circling moxibustion

III. Matters Need Attention

1. Moxibustion should not be applied to the following areas: the skins under which there are large blood vessels or the skins having infection, ulceration, scar, or abdomen or lumbosacral region of pregnant women. No moxibustion is performed on the person with bleeding tendency. It also should not be conducted on the one whose stomach is empty or who has a meal just in one hour.

2. Usually moxibustion is performed from top to bottom, that is, from head to trunk, to arms and legs.

3. When moxibustion is performed, the patient's skin and clothes should be carefully protected to avoid being burned by the falling ash of moxa cones.

4. Keep close watch on the skin on which the therapy is performed. For the patients suffering from diabetes, limb numbness or disesthesia, special caution should be taken in the process to keep from burning.

5. If blisters appear on the skin after the therapy, no treatment is required because they will heal up soon. If they become larger, draw out the fluid in them with a sterile syringe and cover them with sterile gauze.

Key words

suspended moxibustion   moxa stick

gental moxibustion   sparrow-pecking moxibustion

circling moxibustion

Useful sentences

1. What's wrong?

2. A herbal odor can be smelled from the burning. Are you allergic to it?

3. You will feel warm on the local skin during the period.

回旋灸

三、注意事项

1. 大血管处、孕妇腹部和腰骶部、皮肤感染、溃疡、瘢痕处，有出血倾向者不宜施灸。空腹或餐后一小时左右不宜施灸。

2. 一般情况下，施灸顺序自上而下，先头身，后四肢。

3. 施灸时防止艾灰脱落烧伤皮肤或衣物。

4. 注意观察皮肤情况，对糖尿病、肢体麻木及感觉迟钝的患者，尤应注意防止烧伤。

5. 如局部出现小水疱，无须处理，自行吸收；水疱较大，可用无菌注射器抽吸疱液，用无菌纱布覆盖。

关键词汇

悬灸	艾条
温和灸	雀啄灸
回旋灸	

有用的句子

1. 您哪里不舒服吗？
2. 艾绒点燃后会散发中药的气味，您对这种气味过敏吗？
3. 在治疗过程中局部皮肤会有温热的感觉，这是正常的。

Section6　Neck and Shoulder Pains and Wax Therapy

（Zhang Lin, Bed 6, hospitalized for Cervical spondylosis, presses the beeper at 1:00 pm, and nurse Liu Jing comes to check on him immediately. ）

Liu Jing: Good afternoon, Zhang Lin. What's the matter?

Zhang Lin: My neck and shoulder are in severe pain soon after I woke up from a nap.

Liu Jing: Besides your neck and shoulder, do you feel uncomfortable anywhere else?

Zhang Lin: No.

Liu Jing: Now let me help you stay in a comfortable position and I will take your blood pressure. ···Uh, your blood pressure is 120/80 mmHg, which is normal. Let me inform your doctor to see you.

（The nurse helps the patient stay in a relaxed position and informed the doctor. The doctor comes to check the patient and orders wax therapy to relieve the pain. The nurse examines the patient's skin around neck and shoulders and inquires the patient's tolerance to the heat. Then she rechecks the doctor's order. After this, the nurse comes back to the ward with the required tools. ）

Liu Jing: The doctor ordered a wax therapy to help reduce your pain. I will put the wax bag on your painful areas, and your pain will be reduced by the heat of the wax.

Zhang Lin: Okay, thank you!

Liu Jing: Now please show me where you feel the most pain.

Zhang Lin: Right here where my hand is pressing.

Liu Jing: Okay, I put the heated wax bag here. How do you feel?

Zhang Lin: It's warm and comfortable.

Liu Jing: The treatment will last for about 30 minutes to one hour. Please

第六节　颈肩疼痛与蜡疗

（6床张琳，以项痹收入院，下午13:00左右，张琳的呼叫器声响，刘静护士立即来到病房查看。）

刘静：张琳，您好！您有什么不舒服吗？

张琳：我刚睡午觉醒了就觉得脖子和肩膀特别疼。

刘静：除了脖子和肩膀疼，您还有什么不舒服吗？

张琳：没有。

刘静：我先帮您找一个可以让您颈部放松的体位，给您测个血压。……嗯，您的血压是120/80mmHg，是正常的。我这就叫医生来看看您。

（刘静护士协助患者摆放颈部放松的体位，通知医生。医生检查完，给患者下达蜡疗的医嘱以缓解颈肩疼痛的症状。护士核对医嘱并询问患者对热的耐受程度，查看颈肩部皮肤。随后刘静护士携治疗用物来到患者床旁。）

刘静：张琳，为了缓解您的疼痛症状，医生开了蜡疗的医嘱。我会将蜡袋放在您疼痛的地方，利用蜡的导热性缓解您的疼痛。

张琳：哦，好的，谢谢。

刘静：您哪里疼的比较严重，请示意我一下。

张琳：我手按的这一块儿。

刘静：好的，那我把这个加热好的蜡袋给您放在这个位置上。您觉得温度怎么样？

张琳：热乎乎的，很舒服！

刘静：蜡袋的治疗时间是30~60分钟。这期间您要是觉得太

let me know if the wax bag is too hot or you feel uncomfortable. I will check on you frequently.

Zhang Lin: All right.

(Nurse Liu Jing inquires the patient's feelings and examines his skin several times throughout the treatment. When time is up, the nurse comes to the patient again.)

Liu Jing: Zhang Lin, the therapy is finished and I move the bag away, how are you feeling now?

Zhang Lin: My neck doesn't hurt so much, and I feel more comfortable.

Liu Jing: Because the treatment is just finished, you should take care to keep your neck and shoulders warm. Also, you should pay attention to the following things: maintain a good sleeping position; your pillow shouldn't be too thick, a fist height will be fine; do not read a book on a semi-recumbent position for a long time; get up slowly and do not turn or shake your head too fast.

Zhang Lin: Yes, I will keep your advice in mind.

Appendix: Introduction to Wax Therapy

I. Concept

Wax therapy is a method to apply the bags that, with hot melting wax inside, are shaped into various forms to fit into the body parts, or to immerge the suffered parts of the body into the melting wax. In this way the local tissues are warmed up to activate blood and eliminate stasis, warm the channels, and to dispel dampness and cold. It is suitable for the pains caused by acute or chronic diseases, or for post-trauma treatment, such as large areas of soft tissues contusion, joint sprain, or a fracture reset. It is also used to treat joint dysfunction such as joint stiffness, contracture, etc. caused by non-infectious inflammations diseases.

热或者其他不舒服，一定要及时告诉我。我也会经常来看您。

张琳：好的！

（刘静护士在治疗过程中询问患者的感受并查看患者皮肤情况，治疗结束刘静护士再次来到患者床旁。）

刘静：张琳，治疗结束了，我把蜡袋取下来。您感觉怎么样？

张琳：脖子不那么疼了，舒服多了。

刘静：今天刚做完治疗，一定要注意颈肩部的保暖。还有呢，就是要注意睡觉的姿势，枕头不能过高，一拳高就可以了；不能长时间半躺着看书，下床的时候动作慢一点，不要快速地转头摇头。

张琳：我会注意的。

附：蜡疗技术介绍

一、概念

蜡疗技术是将加热熔解的蜡制成蜡块、蜡垫、蜡束等形状敷贴于患处，或将患部浸入熔解后的蜡液中，利用加热熔解的蜡作为热导体，使患处局部组织受热，从而达到活血化瘀、温经通络、祛湿除寒的一种操作方法。适用于各种急慢性疾病引起的疼痛症状、创伤后期治疗，如软组织挫伤范围较大者、关节扭伤、骨折复位后等；非感染性炎症所致的关节功能障碍，如关节强直、挛缩等症状。

II. Common Methods of Wax Therapy

wax cake

brush wax

steep wax

wax bag

III. Matters Need Attention

1.Wax therapy cannot be applied to the skin with wounds or ulcerous lesions, to the patients who have somatasthenia, run high fever, or suffer from acute purulent inflammation, tumor, tuberculosis, cerebral arteriosclerosis, or heart and kidney failure, who have bleeding tendency or hemorrhagic diseases, or who suffer from sensory processing disorder. And no wax therapy is used in infants as well.

2.The wax's temperature must be precisely controlled. The skin should be coated evenly with the melting wax.

3.Wax therapy should not be performed on more than 3 sites on the skin each time and the treatment usually lasts for 30~60 minutes.

4. The doctor should be informed at once whenever the patient's skin turn red or one is allergic to the therapy.

5. The patient should have a rest for 30 minutes after the treatment and keep his or her body warm.

Key words

neck and shoulder pains　　　　wax bag

Useful sentences

1. I will put the wax bag on your painful areas, and your pain will be reduced by the heat from the wax.

二、常用蜡疗方法

蜡饼法

刷蜡法

浸蜡法

蜡袋法

三、注意事项

1. 局部皮肤有创面或溃疡者、体质衰弱和高热患者、急性化脓性炎症、肿瘤、结核、脑动脉硬化、心肾功能衰竭、有出血倾向及出血性疾病、有温热感觉障碍以及婴幼儿禁用蜡疗技术。

2. 准确掌握蜡温，涂布均匀。

3. 蜡疗部位每次不超过 3 个，操作时间一般为 30~60 分钟。

4. 当患者皮肤发红或出现过敏现象，应立即报告医生。

5. 操作后休息半小时，注意防寒保暖。

关键词汇

颈肩疼痛　　　　　　　　　　蜡袋

有用的句子

1. 我会将蜡袋放在您疼痛的地方，利用蜡的导热性缓解您的疼痛。

2. The nurse inquires the patient's feelings and examines his skins several times throughout the treatment.

3. In your daily life, you should pay attention to the following things: maintain a good sleeping position; your pillow shouldn't be too thick, a fist height will be fine; do not read a book in semi-recumbent position for a long time; get up slowly and do not turn or shake your head too fast.

Section7   Abdominal Distension and Acupoint Patching

(Tom, bed 1, is admitted to the hospital due to epigastralgia. The doctor orders daily acupoint patching for him. His symptoms are alleviated after several treatments. One day, at about 7:00 am, nurse Amy sees Tom wandering around the corridor when she is making round in the ward.)

Amy: Good morning, Tom! How are you feeling today?

Tom: Good morning, Amy. I don't feel very well. My stomach feels distended. It feels very full and I couldn't eat breakfast. I am trying to walk around a bit. I hope it could help.

Amy: When did the feeling of distention get worse?

Tom: Last night after dinner .

Amy: What did you have for dinner yesterday?

Tom: A large piece of cooked sweet potato.

Amy: Ah, sweet potato can produce a lot of gas, which can make abdominal distension worse. Your doctor has prescribed an acupoint patching to help relieve the distension. I can help stick them on now, okay?

Tom: Yes, please. I did feel much better every time after putting the patches on.

Amy: It's a bit cold here. You should return to bed and I will be there soon with all the stuff we need.

Tom: All right.

2.护士在治疗过程中询问患者的感受并查看患者皮肤情况。

3.在日常生活中，要注意睡觉的姿势，枕头不能过高，一拳高就可以了；不能长时间半躺着看书，下床的时候动作慢一点，不要快速地转头或摇头。

第七节　腹胀与穴位贴敷

（1床 Tom 以胃脘痛收入院，主管医生开出穴位贴敷的长期医嘱，连续贴敷后症状有所缓解。一日早上 7 点，护士艾米巡视病房，看见汤姆站在走廊里。）

艾米：早上好，汤姆！今天感觉怎么样呀？

汤姆：早上好！我觉得肚子胀得更厉害了，吃不下早饭，想溜达溜达看看能不能缓解。

艾米：腹胀什么时候开始加重的？

汤姆：昨天晚饭以后觉得胀得更厉害了。

艾米：昨天晚饭吃的什么呀？

汤姆：吃了一大块烤白薯。

艾米：哦，白薯产气会加重腹胀。医生给您开的穴位敷贴就是帮助缓解腹胀的，我现在就帮您贴上好么？

汤姆：好的。每次一贴我就感觉好多了。

艾米：走廊里有点儿凉了，您先回病房躺一会好么，等我准备好物品就来给您贴。

汤姆：嗯，好的。

(Amy comes to Tom's bedside with the patches and draws the curtains.)

Amy: Tom, can you show me where we applied the patches yesterday? Does it itch?

Tom: No.

(Amy checked the skin where the patches were applied.)

Amy: Do you remember how it works?

Tom: Not exactly.

Amy: Let me explain it to you again then. Acupoint patching is a TCM technique in nursing care, which applies a certain dressing with herbs to the acupoints on your abdomen. It helps relieve abdominal distension by stimulating the acupoints and activate channel qi. It has the effect of moving qi and promoting digestion, and invigorating the vital qi and the body.

Tom: Oh, yes, I remember!

Amy: Today, I will paste the patches on the acupoints of Guanyuan, Shenque and Zhongwan. Then I will take them off after 6~8 hours. However, if you have a rash or feel itchy around these sites, or the patches come off, please let me know immediately.

Tom: Got it, thank you!

Appendix: Introduction to Acupoint Patching

I. Concept

Acupoint patching is a TCM technique. It applies certain herb patches to acupoints to stimulate them and activate channel qi in order to dredge channels and activate collaterals, clear heat and detoxify toxins, activate blood and eliminate stasis, reduce swelling and relieve pains, move qi and reduce distention in stomach, invigorate vital qi and the body. It is suitable for the pains caused by malignant tumors, skin ulcers as well as traumatic injuries; for

（艾米携用物至床旁，拉上床帘。）

艾米：汤姆，我看看昨天贴过的地方，感觉痒么？

汤姆：不。
（艾米观察敷药部位的皮肤情况。）
艾米：您还记得我跟您说的穴位敷贴的原理吗？
汤姆：记不太清了。
艾米：我再简单得跟您讲讲。穴位敷贴是一种中医护理操作技术，它是将药膏贴到您的腹部穴位上，通过刺激穴位，激发经气，减轻您的腹胀，达到行气消食、扶正强身的目的。

汤姆：噢，对对对！
艾米：今天我给您贴敷关元、神阙、中脘这三个穴位。6~8小时以后我来给您取下。贴上以后如果您感觉贴敷部位皮肤瘙痒或者起疹，您一定告诉我们，要是敷料松动或者脱落您及时找我们。
汤姆：我知道了，谢谢。

附：穴位贴敷技术介绍

一、概念

穴位敷贴是将药物制成一定剂型敷贴到人体穴位，通过刺激穴位，激发经气，达到通经活络、清热解毒、活血化瘀、消肿止痛、行气消痞、扶正强身作用的一种中医护理操作技术。适用于恶性肿瘤、各种疮疡及跌打损伤等疾病引起的疼痛；消化系统疾病引起的腹胀、腹泻、便秘；呼吸系统疾病引起的咳喘等症状。

the abdominal distension, diarrhea, constipation caused by gastric diseases; or for the cough and dyspnea caused by respiratory diseases.

II. Matters Need Attention

1. For pregnant women, the acupoint patching should not be applied to their abdomen, lumbosacral region, or certain sensitive acupoints such as Hegu and Sanyinjiao to avoid miscarriage due to local stimulation.

2. Medicated paste, 0.2~0.5cm thick, should be evenly placed in the middle of the patch.

3. Patches should not be applied to the same point continually.

4. To avoid infections, patches should not be applied to the skin that is red, swelling, or ulcerous except that the patches are specifically applied to the conditions to drawing out pus.

5. After the application of the patches, if the patient develops a rash, pruritus, blisters or any other allergic reactions, the treatment must be stopped. And the doctor should be informed immediately.

Key words

dredging channel and activating collateral

clearing heat and detoxifying toxin

activating blood and eliminating stasis

reducing swelling and relieving pain

moving qi and reducing distension in stomach

activating channel qi

invigorating vital qi and the body

acupoint patching

Useful sentence

1. Your doctor has prescribed acupoint patching to relieve the distension

二、注意事项

1. 孕妇的腹部、腰骶部及某些敏感穴位，如合谷、三阴交等处都不宜敷贴，以免局部刺激引起流产。

2. 药物应均匀涂抹于敷料中央，厚薄一般以 0.2~0.5cm 为宜。

3. 敷贴部位不宜单个部位连续敷贴。

4. 除拔毒膏外，患处有红肿及溃烂时不宜敷贴药物，以免发生化脓性感染。

5. 使用敷药后，如出现红疹、瘙痒、水疱等过敏现象，应暂停使用，报告医师，配合处理。

关键词汇

通经活络
清热解毒
活血化瘀
消肿止痛
行气消痞
激发经气
扶正强身
穴位贴敷

有用的句子

1. 医生给您开的穴位敷贴就是帮助缓解腹胀的。

in stomatch.

2. Can you show me where we applied the patches yesterday? Does it itch?

3. If you have a rash or feel itchy around the patching sites, or the patches come off, please let me know immediately.

Section 8   Limbs Numbness and Herbal Bathing

(Tom, bed 1, is admitted to the hospital because of diabetic peripheral neuropathy. The doctor prescribes herbal bathing for him. Amy takes treatment trolley to the patient's bedside.)

Amy: Good morning, Tom.

Tom: Good morning, Amy.

Amy: How about your feet today?

Tom: My feet are numb, and it feels like there are ants crawling on them.

Amy: May I have a look?

Tom: Sure.

Amy: The doctor has prescribed herbal bathing for your feet. It is soaking your feet in a warm herbal decoction. The herbal and the heat of the decoction will activate blood, reduce the swelling, and relieve pain. It will help you feel better.

Tom: I see.

Amy: Please sit here and soak your feet. It will take fifteen to twenty minutes.

Tom: Okay.

Amy: Tom, is the temperature alright?

Tom: I prefer it a bit hotter.

Amy: Your feet are less sensitive to temperature and pain. If the temperature is too high, the decoction might scald your feet, which will make your condition worse. Thus, we have heated the decoction to about 38 ℃,

2. 我看看昨天贴过的地方，感觉痒么？

3. 如果您感觉贴敷部位皮肤瘙痒或者起疹，您一定告诉我们，要是敷料松动或者脱落，也请您及时找我们。

第八节 手足麻木与中药泡洗

（1床汤姆以糖尿病周围神经病变入院。医生下达中药泡洗医嘱，护士艾米推车携用物至床旁。）

艾米：汤姆，上午好！

汤姆：您好．

艾米：您的双脚现在感觉怎么样？

汤姆：我的双脚感觉有点儿麻，像有蚂蚁在爬。

艾米：我看看您的脚可以吗？

汤姆：好的。

艾米：汤姆，针对您的症状，医生给您开了中药泡洗。中药泡洗是将您的双腿泡在药液里，借助药液的温热之力及药物本身的功效达到活血、消肿、止痛等作用，可以缓解您的不适。

汤姆：喔。

艾米：您坐在这里泡脚，咱们得泡 15~20 分钟。

汤姆：好的。

艾米：汤姆，觉得温度合适么？

汤姆：我喜欢水热一点。

艾米：您的脚对温度和疼痛的敏感度比较低，水温过高容易发生烫伤，加重病情。我们给您调的药液大约是 38℃ 的，这个温度对您比较合适。

which is more suitable for you.

Tom: All right.

（During the treatment, the nurse observes the patient's condition and inquires if the patient has any discomfort. Fifteen minutes later, the treatment is over. ）

Amy: Okay, it's finished. Please dry your feet and rest in bed for a while. You should keep your feet and legs warm.

Tom: I will. Thank you!

Appendix: Introduction to Herbal Bathing

I. Concept

Herbal bathing is a TCM technique. With the whole body or parts of local skin soaked in herbal decoction, it uses the heat and herbal efficacy to help activate blood, reduce swelling, relieve pains, and eliminate stasis to promote regeneration of tissues. It can be applied to fever induced by cold, insomnia, constipation, skin infection, or the swelling in limbs during stroke recovery period.

II. Matters Need Attention

1.Treatment cannot be used on patients who suffer from cardiopulmonary dysfunction or hemorrhagic diseases. It should be cautiously used on the patients who suffer from diabetes or cardio-cerebrovascular disease, or who are in menstrual period.

2.To prevent from scalds, temperature of the herbal decoction should be lower than 38 ℃ for the patients with diabetes or chapped feet.

3.To avoid catching a cold, doors and windows should be closed during bathing.

4.The nurse should keep a close watch on the patient's respiration, perspiration, etc. The bathing should be terminated when abnormal symptoms occur, such as dizziness or palpitations, and the doctor should be informed immediately.

汤姆：哦，这样啊。

（泡洗过程中护士观察患者病情，询问患者有无不适。15分钟后，治疗结束。）

艾米：治疗结束了，您擦干脚，躺下休息一会吧。平时您还得注意下肢的防寒保暖。

汤姆：我会注意的，谢谢!

附：中药泡洗技术介绍

一、概念

中药泡洗技术是借助泡洗时洗液的温热之力及药物本身的功效，浸洗全身或局部皮肤，达到活血、消肿、止痛、祛瘀生新等作用的一种操作方法。适用于外感发热、失眠、便秘、皮肤感染及中风恢复期的手足肿胀等症状。

二、注意事项

1. 心肺功能障碍，出血性疾病患者禁用。糖尿病、心脑血管病患者及妇女月经期间慎用。

2. 防烫伤，糖尿病、足部皲裂患者的泡洗温度适当降低。

3. 泡洗过程中，应关闭门窗，避免患者感受风寒。

4. 泡洗过程中护士应加强巡视，注意观察患者呼吸、汗出等情况，出现头晕、心慌等异常症状，停止泡洗，报告医师。

Key words

activating blood　　　　reducing swelling

relieving pain　　　　　eliminating stasis to promote regeneration

herbal bathing

Useful sentences

1. My feet feel numb and it feels like there are ants crawling on them.

2. Your feet are less sensitive to temperature and pain. If the temperature is too high, the decoction might scald your feet, which will make your condition worse.

3. We have heated the decoction to about 38 ℃, which is more suitable for you.

4. During the treatment, the nurse observes the patient's condition and inquires if the patient has any discomfort.

5. Keep your feet and legs warm.

Section 9　Arthroncus and TCM Cold Compress

(Tom hurts his right ankle while walking and is sent to the emergency room by his family. The doctor confirms that there is no fracture and diagnoses the condition as soft tissue injury. Then doctor prescribes TCM cold compress for his ankle. A nurse takes treatment trolley to the patient's bedside.)

Amy: Tom, how is your leg feeling?

Tom: It is very painful!

Amy: Your doctor prescribed a TCM cold compress for you.

Tom: What? Cold compress? Why not use a hot compress?

Amy: An acute injury within 48 hours is not suitable for hot compress

关键词汇

活血	消肿
止痛	祛瘀生新
中药泡洗	

有用的句子

1. 我的双脚感觉有点儿麻，像有蚂蚁在爬。

2. 您的脚对温度和疼痛的敏感度比较低，水温过高容易发生烫伤，加重病情。

3. 我们给您调的药液大约是38℃的，这个温度对您比较合适。

4. 治疗过程中护士观察患者病情，询问患者有无不适。

5. 平时您要注意下肢的防寒保暖。

第九节　关节肿胀与中药冷敷

（汤姆，走路不慎扭伤右侧踝关节，因关节肿痛由家人立即送至急诊。医生检查完，排除骨折，提示软组织损伤，下达了中药冷敷踝关节的医嘱。护士携用物至床旁。）

艾米：汤姆，您好！您的腿现在感觉怎么样？

汤姆：好疼啊！

艾米：医生给您开了中药冷敷来消肿止痛。

汤姆：什么？冷敷？为什么不给我热敷呢？

艾米：因为急性损伤48小时内热敷会加重出血和肿胀，所

since it may aggravate bleeding and swelling. A TCM cold compress, with Chinese medicinals absorbed through the skin, has the function of relieving pain, stopping bleeding, and reducing swelling, which helps relieve the pain and reduce the swelling in your ankle.

Tom: Okay, I see.

Amy: It is normal to feel a bit cold around the treatment area during treatment due to the low temperature of herbal decoction, so don't worry.

(The nurse helps the patient get a comfortable position and puts a dressing soaked with herbal decoction on the patient's right ankle.)

Amy: Is the temperature tolerable?

Tom: Yes, it is okay.

Amy: I will leave the cold dressing on the ankle for about twenty to thirty minutes. I will change the dressing to keep the temperature cold. Please rest in bed and call me if you need help.

Tom: Thank you.

(The nurse checks on the patient every five minutes and changes the dressing to keep the temperature cold. Twenty minutes later, the treatment ends. The nurse takes the dressing off and checks the skin on the patient's ankle.)

Amy: Do you feel better?

Tom: It feels so much better. My ankle doesn't hurt as much.

Amy: Your skin may have a slight color due to the decoction treatment, don't worry about it. It will fade after a few days.

Tom: Okay, I understand. Thank you.

Appendix: Introduction to TCM Cold Compress

I. Concept

TCM cold compress is a method that uses the dressing, with herbal

以不能热敷。中药冷敷可以让中药通过皮肤吸收,达到止痛、止血、消肿的效果,减轻您目前踝关节的肿胀和疼痛。

汤姆:哦,我明白了。

艾米:中药冷敷的时候,药液的温度会比较低,您可能觉得局部有点儿凉,这是正常现象。不用担心。

(护士协助患者取舒适体位,将中药浸泡过的敷料覆盖于患者右侧关节。)

艾米:您觉得这个温度可以忍受吗?

汤姆:嗯,还可以。

艾米:咱们得敷 20~30 分钟,我会根据情况给您换敷料以保证局部处于冷敷状态。您躺在床上休息,有什么需要按呼叫器。

汤姆:谢谢您!

(护士每隔 5 分钟巡视一次,并随时更换敷料以保持冷敷的温度。20 分钟后,治疗结束,取下敷料,观察患者皮肤情况。)

艾米:脚腕没有那么疼了吧?

汤姆:感觉好多了,没那么疼了。

艾米:中药敷过后皮肤会有着色,过两天就会消退的,不用太担心。

汤姆:我知道了,谢谢您!

附:中药冷敷技术介绍

一、概念

中药冷敷技术是将中药洗剂、散剂、酊剂冷敷于患处,通过

decoction soaked in it, or medicinal powder or tincture placed on affected areas, for cold compress. The medicinals absorbed through the skin and the temperature that is lower than body's normal one, work together to lower the temperature, relieve pains, stop bleeding, reduce swelling and inflammatory exudation. It is suitable for trauma, fractures, dislocations and soft tissue injuries in their early stage.

II. Matters Need Attention

1. Cold compress is not suitable for the patients who suffer from impaired sensation, or who have the symptoms manifested as yin−cold pattern.

2. During the treatment, keep a close watch on any changes in the skin, especially for the patients having trauma close to joints or area of having less subcutaneous fat; meticulous attention should be paid to the peripheral blood circulation and the skin be checked for any abnormal sensations. The compress should be terminated when the skin turns blue or pale.

3. No ice pack is allowed to directly touch the skin.

4. Keep warm and protect the patient's private parts properly.

Key words

TCM cold compress	fracture
soft tissue injury	relieving pain
stopping bleeding	reducing swelling
ice pack	relief

Useful sentences

1. In the process of TCM cold compress, Chinese medicinals are absorbed through the skin to relieve pains, stop bleeding, and reduce swelling in order to relieve the pain and swelling of your ankle.

2. The nurse puts a dressing soaked with herbal decoction on the patient's

中药透皮吸收，同时应用低于皮温的物理因子刺激机体，达到降温、止痛、止血、消肿、减轻炎性渗出的一种操作方法。适用于外伤、骨折、脱位、软组织损伤的初期。

二、注意事项

1. 阴寒证及皮肤感觉减退的患者不宜冷敷。

2. 操作过程中注意观察皮肤变化，特别是创伤靠近关节、皮下脂肪少的患者，注意观察患肢末梢血运，定时询问患者局部感受。如发现皮肤苍白、青紫，应停止冷敷。

3. 冰袋不能与皮肤直接接触。

4. 注意保暖，并保护患者隐私。

关键词汇

中药冷敷	骨折
软组织损伤	止痛
止血	消肿
冰袋	缓解

有用的句子

1. 中药冷敷可以让中药通过皮肤吸收，达到止痛、止血、消肿的效果，缓解您目前踝关节的肿胀和疼痛。

2. 将中药浸泡过的敷料覆盖于患者右侧关节。

right ankle.

3. The nurse checks on the patient every five minutes and changes the dressing to keep the temperature cold.

4. Your skin may have slight color due to the herbal decoction after the treatment. Don't worry. It will fade after a few days.

Section 10   Morning Stiffness and TCM Hot Compress

(Li Xiaoming, bed 1, suffers from serious morning stiffness. His doctor prescribes a TCM hot compress to alleviate the symptoms. After checking doctor's order and his medical history, Lucy is going to do TCM hot compress for him. Lucy goes to his bedside with a treatment trolley.)

Lucy: Hello, Xiaoming, I am Lucy. In order to alleviate the morning stiffness in your hands, doctor Han has prescribed a TCM hot compress for you. According to your symptom pattern, the doctor has made a prescription of Chinese medicinals and they have been decocted. I will put the gauze dressing soaked with the hot decoction on your hands. It will help relieve the stiffness because it can activate blood and dredge collaterals, reduce swelling and relieve pain by regulating qi movement.

Li Xiaoming: I see.

Lucy: This treatment will take 20~30 minutes.

Li Xiaoming: Okay.

(Lucy puts a sterile towel under the patient's hands.)

Lucy: If there is any discomfort in the process, such as a burning or itching sensation, please tell me.

Li Xiaoming: Sure.

(Lucy soaks the gauze in the hot decoction and then takes it out and wrings the liquid out until it doesn't drip. The nurse places the hot gauze on the patient's hands.)

3. 护士每隔 5 分钟巡视一次，并随时更换敷料以保持冷敷的温度。

4. 中药冷敷过后皮肤会有着色，过两天就会消退的，不用太担心。

第十节　晨僵与中药湿热敷

（1 床李晓明晨僵严重，医生下达中药湿热敷的医嘱以缓解其晨僵的症状。护士核对医嘱并查看病历。根据医嘱，护士给予患者双手中药湿热敷治疗。护士露西推治疗车携中药湿热敷用物到患者床旁。）

露西：你好，晓明，我是护士露西。为了缓解您的双手晨僵，韩医生为您开了中药湿热敷的医嘱。医生根据您的证型，选择中药煎汤，加热后用浸泡中药的纱布敷于您的双手，通过疏通气机达到活血通络、消肿止痛的效果，可以缓解您的晨僵症状。

李晓明：哦，好。

露西：这项治疗需要 20~30 分钟。

李晓明：可以。

（护士将治疗中单垫于患者双手下方。）

露西：在治疗的过程中如果出现任何不舒服，比如：过热、瘙痒等一定要立刻告诉我。

李晓明：好的。

（护士露西把纱布浸入热好的中药汤剂中，然后将浸湿敷料拧至不滴水，敷于患者双手。）

Lucy: Xiaoming, how about the temperature?

Li Xiaoming: Fine.

Lucy: I will drench the warm decoction on the gauze every 5 - 10 minutes to ensure the moisture and temperature of the gauze.

Li Xiaoming: Okay.

(Lucy observes the patient's local skin condition closely and asks how he feels. Twenty minutes later, she removes the gauze and asks him to move his fingers.)

Li Xiaoming: I feel the stiffness getting better and my hands feel warm and good.

Lucy: Good. You should do some exercise after this treatment, such as clenching and releasing your fists 50~100 times. Please keep your hands warm, avoid using cold water, and get more sunlight. These can help to relieve morning stiffness.

Li Xiaoming: Okay, thank you.

Appendix: Introduction to TCM Hot Compress

I. Concept

TCM hot compress is a method that uses TCM decoction or solutions to soak gauze dressing. The decoction or solutions are used either with room temperature or with a higher temperature after being heated according to the treatment's demand. Then the dressing is placed on the affected area to loosen striae and interstitial space, clear heat and detoxify toxins, reduce swelling and relieve pain, which is achieved through regulating qi movement, adjusting qi and blood, balancing yin and yang. TCM hot compress can be used for soft tissue injuries, limb dysfunction after fracture healing and pains in shoulder, neck, waist and knee. It also can be used in rheumatoid arthritis, ankylosing spondylitis, etc.

护士：晓明，您觉得温度合适吗？

李晓明：可以。

护士：我会每隔5~10分钟淋药一次，以保证热敷的湿度与温度。

李晓明：好的。

（护士随时观察患者局部皮肤情况，并询问其感受。敷药20分钟后，护士将敷料取下，嘱患者活动手指，询问其感觉。）

李晓明：感觉没有那么僵硬了，双手温热很舒服。

露西：嗯，好。每次做完治疗后，您可以做一些握拳、松拳的动作，50~100次，平时注意手部保暖，避免使用冷水，多晒太阳，可以帮助您缓解晨僵的症状。

李晓明：好的，谢谢你。

附：中药湿热敷技术介绍

一、概念

中药湿热敷是将中药煎汤或其他溶媒浸泡，根据治疗需要选择常温或者加热，将中药浸泡的敷料敷于患处，通过疏通气机、调节气血、平衡阴阳，达到疏通腠理、清热解毒、消肿止痛的一种操作技术。适用于软组织损伤、骨折愈合后肢体功能障碍，肩、颈、腰、膝关节痛，类风湿关节炎，强直性脊柱炎等。

II. Matters Need Attention

1. TCM hot compress is forbidden to use on open wounds, skin tear, or acute infectious skin disease. TCM decoction should be used right after it is ready. Pay attention to the temperature of the decoction when applying hot compress to avoid scald.

2. Observe the local skin during the treatment. If the patient develops blisters, itchiness, pain or ulceration, stop the treatment immediately. Report to the doctor and help to cope with the situation.

3. Protect the patient's privacy and keep the patient warm.

Key words

morning stiffness

TCM hot compress

regulating qi movement

activating blood and dredging collaterals

reducing swelling and relieving pain

regulating qi and blood

balancing yin and yang

loosening striae and interstitial space

clearing heat and detoxifying toxin

limb dysfunction after fracture healing

scald

Useful sentences

1. In order to alleviate the morning stiffness in your hands, doctor Han has prescribed a TCM hot compress.

2. If there's any discomfort in the process, such as a burning or itching sensation, please tell me.

二、注意事项

1. 外伤后患处有伤口、皮肤急性传染病等忌用中药湿热敷技术。湿敷液应现配现用，注意药液温度，防止烫伤。

2. 治疗过程中观察局部皮肤反应，如出现水疱、痒痛或破溃等症状，立即停止治疗，报告医师配合处理。

3. 注意保护患者隐私并保暖。

关键词汇

晨僵
中药湿热敷
疏通气机
活血通络
消肿止痛
调节气血
平衡阴阳
疏通腠理
清热解毒
骨折愈合后肢体功能障碍
烫伤

有用的句子

1. 为了缓解您的双手晨僵，韩医生为您开了中药湿热敷的医嘱。
2. 在治疗的过程中如果出现任何不舒服，比如：过热，瘙痒等一定要立刻告诉我。

3. Lucy soaks the gauze in the hot decoction and then takes it out and wrings the gauze out until it doesn't drip. The nurse places the hot gauze on the patient's hands.

4. I will drench the warm decoction on the gauze every 5~10 minutes to ensure the moisture and temperature of the gauze.

Section 11   Phlebitis and Application of Chinese Topical Medicines

(Li Daren, bed 1, is admitted to the hospital because of fever. Li Daren is sitting on the bed and looking like he is in pain when the nurse walks into the ward at 9 :30am.)

Lucy: Hello, Daren, I am Lucy. Do you feel uncomfortable anywhere?

Li Daren: There is a bit pain in my left arm where the needle is.

Lucy: Let me have a look..Ah, your arm looks a little reddish and swelling along the vein, and it's a little hot when touch it. Has this ever happened before?

Li Daren: No, I don't think so.

Lucy: Do you have any other discomfort?

Li Daren: No, only the arm is painful.

Lucy: Please lie down. I will ask an IV (intravenous) therapy nurse to check on your arm.

Li Daren: Thank you.

(The nurse assists the patient to get a comfortable position in bed, and then informs the IV nurse and the doctor in charge. After reviewing the patient, the IV nurse advises to try Chinese topical medicines to relieve the swelling and hot pain. The doctor agrees with her and gives the order. The nurse gets the medication ready and brings it to patient's bedside.)

Lucy: Daren, in order to relieve the swelling and hot pain in your arm,

3. 涂药不宜过厚以防毛孔闭塞，以 2-3mm 为宜。

4. 涂药后，观察局部及全身的情况，如出现丘疹、瘙痒、水疱或局部肿胀等过敏现象，停止用药，将药物擦洗干净并报告医生，配合处理。

5. 将中药制剂均匀涂抹于患处或涂抹于纱布外敷于患处，范围超出患处 1~2cm 为宜。

关键词汇

中药涂药
静疗护士
祛风除湿
解毒消肿
止痒镇痛

有用的句子

1. 您的手臂沿着静脉走向有点红肿，皮温较。

2. 为了缓解您手臂红肿热痛的症状，主管医生和静疗护士开了金黄膏中药涂药的医嘱。

3. 患处涂药后可达到祛风除湿、解毒消肿、止痒镇痛等治疗效果。

4. 护士用生理盐水棉球清洁完皮肤之后，避开穿刺处将金黄

Jinhuanggao evenly to the affected area on the patient's left arm with cotton swab, making sure to keep away from the puncture site, and then covers and fixes it with sterile gauze.

Section12   Hemorrhoids and TCM Fuming

(Li Mingxiu, bed 1, is admitted to the hospital for hemorrhoidectomy. On the first day of post operation at 10:00am, he calls the nurse because of serious pain after bowel movement. After examining the patient, the doctor prescribes a TCM fuming therapy for him. After checking the doctor's order and Li Mingxiu's medical history, nurse Lucy comes to Li's bedside.)

Lucy: Hello, Mingxiu, I am Lucy. Doctor Zhang prescribed you a TCM fuming therapy. The therapy is to fuming the affected area by using steam generated from boiling Chinese medicinals. It can loosen striae and interstitial space, warm channels and dredge collaterals, activate blood and eliminate stasis. As a result, this therapy can reduce swelling and pain in the anus.

Li Mingxiu: Okay.

Lucy: This therapy generally takes 20~30 minutes. Do you need to use the bathroom before the treatment starts?

Li Mingxiu: No.

Lucy: Okay. Please wait for a minute. I am going to do the preparations and come back soon.

(After the decoction is poured into the fuming basin and the temperature is adjusted to 46 °C, the nurse brings the patient to the TCM treatment room and instructs the patient to sit on the fuming chair.)

Lucy: Okay, now we'll start the treatment. How about the temperature?

Li Mingxiu: I feel warm.

Lucy: That is good. Be careful not to get burned. And please call me if you feel too hot or not warm enough, or any other discomfort.

膏用棉签均匀地涂于患处，使用无菌纱布覆盖和固定。

第十二节　痔疮与中药熏蒸

（1床李明秀，以住院行痔疮切除术收入院。痔疮术后第一天上午10:00左右，1床患者排大便后，剧痛，呼叫护士。护士及医生查看患者后，医嘱予患者中药熏蒸一次。护士露西核对医嘱查看病历后，来到患者床旁。）

露西：明秀，我是护士露西。张医生开了中药熏蒸的医嘱。这项操作是借用中药热力及药理作用熏蒸患处，达到疏通腠理、温经通络、活血化瘀的一种操作，能缓解肛门坠胀、疼痛的症状。

李明秀：好。

露西：这项操作需要20~30分钟，请问您还需要去洗手间吗？

李明秀：不需要了。

露西：好的，请您稍等，我去准备用物，马上回来。

（护士备齐用物，将药液倒入熏蒸盆中，调药温至46℃，将患者带至中医治疗室后，让患者坐在熏蒸椅上。）

露西：好，现在开始熏蒸了，您觉得水温合适吗？

李明秀：感觉肛门处热乎乎的。

露西：好的，注意别烫到。如果您觉得药液温度不合适，或者有任何不舒服请您告诉我。

Li Mingxiu: Okay, I will. Thank you.

Lucy: You are welcome.

(After the treatment, the nurse helps the patient dry himself, tidy his clothes, and then brings him back to his ward.)

Lucy: Alright, now, Mingxiu, you should have a good rest and stay in bed. Try to avoid being in the wind.

Li Mingxiu: Okay, I get it, thank you. What should I do if I still feel pain after my bowl movement?

Lucy: You can receive the fuming therapy after each bowl movement until the doctor tells you to stop. Besides, after each treatment, the doctor will change the dressing for the wound. This may sound a little troublesome, but it's good for relieving the pain and healing the wound.

Li Mingxiu: Okay, I got it.

Lucy: Alright, I'll let the doctor know you are ready for changing your wound dressing.

Appendix: Introduction to TCM Fuming

I. Concept

TCM fuming therapy uses the steam generated with Chinese medicinals to fume the affected area in order to loosen striae and interstitial space, dispel wind and eliminate dampness, warm channels and dredge collaterals, and activate blood and eliminate stasis. It is mainly used to reduce pain, inflammation, edema and itch caused by anorectal diseases, rheumatoid immune diseases, and some medical conditions pertaining to orthopedics, gynecology, surgery and dermatology.

II. Matters Need Attention

1. It should be cautiously used in pregnant or menstruating women, or

李明秀：好的，我会的。谢谢你。

露西：不用谢。

（治疗结束后，护士协助患者擦净药液和身上的汗，整理衣物将患者带回病房。）

露西：您在床上好好休息，盖好被子，不要吹风。

李明秀：好的，知道了，谢谢。请问我如果排便后还觉得疼痛怎么办？

露西：您每次排便后都可以做中药熏蒸，直到医生告诉您不用再做了为止。每次熏蒸后，都要请医生为您换药。这可能有点麻烦，但对缓解疼痛和促进伤口愈合有好处。

李明秀：好的，我明白了。

露西：您稍等，我去叫医生为您换药。

附：中药熏蒸疗法介绍

一、概念

中药熏蒸法是借用中药热力及药理作用，熏蒸患处达到疏通腠理、祛风除湿、温经通络、活血化瘀的一种操作方法。适用于肛肠科、风湿免疫疾病、骨伤科、妇科、外科、皮肤科等各种疾病引起的疼痛、炎症、水肿、瘙痒等症状。

二、注意事项

1. 心脏病、严重高血压病、妇女妊娠和月经期间慎用。肢体

the patients who suffer from cardiovascular diseases or severe hypertension. The temperature of TCM decoction should be lower than 38 ℃ when using in patients with diabetic feet, limb arterial occlusive disease, or limb dry gangrene.

2. Observe the patient closely during the process in case the patient experiences chest tightness, palpitations, or any other symptoms. Avoid being blown by wind and keep the room warm in the winter. Properly cover the exposed body surface with clothes. Help the patient dry himself/herself properly after the treatment.

3. All personal items should be cleaned and sterilized after every use to prevent cross infection.

4. Avoid being scalded in the fuming process.

Key words

TCM fuming therapy

loosening striae and interstitial space

warming channel and dredging collateral

activating blood and eliminating stasis

Useful sentences

1. This therapy generally takes 20~30 minutes, do you need to use the bathroom before the treatment starts?

2. After the therapy, the doctor will change the dressing for the wound.

Section 13   Epigastralgia and TCM Hot Ironing Compress

(Tom, bed1, is admitted due to epigastralgia. After the physical examination, the doctor orders a therapy named "TCM hot ironing

动脉闭塞性疾病、糖尿病足、肢体干性坏疽者，熏蒸时药液温度不可超过 38℃。

2. 熏蒸过程中密切观察患者有无胸闷、心慌等症状，注意避风，冬季注意保暖，暴露部位尽量加盖衣被，洗毕应及时擦干汗液和药液。

3. 所用物品需清洗消毒，用具一人一份，避免交叉感染。

4. 施行熏蒸时，应注意防止烫伤。

关键词汇

中药熏蒸

疏通腠理

温经通络

活血化瘀

有用的句子

1. 这项操作需要 20~30 分钟，请问您还需要去洗手间吗?

2. 每次熏蒸后，都要请医生为您换药。

第十三节　胃脘痛与中药热熨敷

（1床汤姆，以胃脘痛收入院。医生检查完，给1床汤姆下达给予中药热熨敷的医嘱以缓解胃疼的症状。护士李莉核对医嘱

compress" to relieve his pain. Nurse Lily checks the doctor's order and the patient's medical record. Around 10:00 am, Lily comes to his ward.)

Lily: Tom, Dr. Zhang prescribed you a therapy named "TCM hot ironing compress" in order to relieve your epigastralgia.

Tom: Oh, what is that?

Lily: It is a TCM therapy. The therapy contains the following steps. First, we will heat the medicinals to 50 ~ 60 ℃, put them into a gauze bag to make it into a medicated pack; Second, we'll use a cotton swab to coat a layer of Vaseline on the body part where this therapy is needed. Third, we'll push the medicated pack back and forth onto the acupoints in your epigastric region so that the medicinal properties will penetrate the skin into channels and collaterals, and vessels in order to warm the channels and dredge the collaterals, dispel cold and relieve pains, etc.

Tom: I got it.

Lily: I will do this in your epigastric region. Before that, may I have a look at your abdominal skin?

Tom: Okay.

Lily: Your skin looks well and can accept this therapy. I am going to do the preparations. Please wait for a moment.

Tom: Okay.

(The nurse goes back to the treatment room to do the preparations. Then she comes to his bedside with a medicine pack.)

Lily: Okay, now I will begin the therapy. It will take 15 to 20 minutes. Please tell me if you feel uncomfortable.

Tom: Okay.

(The nurse coats a layer of Vaseline on the skin of epigastric region and then pushes the medicine pack back and forth across the region.)

Lily: How is the temperature and pressure?

Tom: Oh! It is warm and comfortable.

并查看病历。上午 10:00 左右，李莉来到病室。）

李莉：汤姆，为了缓解您的胃疼，张医生开了中药热熨敷的医嘱。

汤姆：中药热熨敷是怎么回事？

李莉：那是一项传统的中医疗法，包含以下几步：第一，将中草药加热至 50~60℃，放入布袋中，做成药袋。第二，为了方便操作，在推熨前会在热熨部位涂一层凡士林。第三，将药袋放到您胃脘部相应穴位处来回推熨。利用温热之力使药性通过体表透入经络、血脉，从而达到温经通络、散寒止痛等作用。

汤姆：我了解了。

李莉：待会我将在您胃脘部进行药熨治疗，我先看一下您胃脘部皮肤情况，可以吗？

汤姆：好的。

李莉：您的皮肤可以做这项操作，请稍等，我去准备用物。

汤姆：好的。

（护士回到治疗室准备用物后携药袋来到患者床旁。）

李莉：那么现在我要开始给您做这项治疗了，整个过程要15~20 分钟。如果您感到任何不舒适，请您告诉我。

汤姆：好的。

（护士在患者胃脘部涂一层凡士林，然后来回推熨。）

李莉：您感觉温度如何，力度如何？

汤姆：噢！热热地，很舒服。

Lily: That's great.

Lily: The therapy is finished now. Do you feel better?

Tom: Yes, I feel much better. Thank you.

Lily: You're welcome. It is good for you to keep the abdomen warm and don't catch cold, and avoid spicy or greasy foods.

Tom: Okay, I will. Thank you.

Appendix: Introduction to TCM Hot Ironing compress

I. Concept

TCM hot ironing compress is a therapy that a gauze bag filled with heated Chinese medicinals is pushed back and forth across specific region or the area around specific acupoints. Making use of the heat facilitates absorbing the medicinals through the skin into channels and collaterals, and vessels in order to warm channels and dredge collaterals, move qi and activate blood, dispel cold and relieve pain, eliminate stasis and reduce edema and so on. This therapy is suitable for the joint cold-pain, dull ache, numbness, or heaviness caused by rheumatism arthralgia; for bruises, swelling and pain caused traumatic injuries; for low back discomfort and moving difficulty caused by lumbar strain; for epigastralgia, diarrhea, vomiting, etc. caused by deficiency-cold of spleen and stomach.

II. Matters Need Attention

1. Avoid using this therapy on the areas under which large blood vessels are located, pregnant women's abdomen and lumbosacral region, the damaged skin, or on the skin with inflammation or impaired sensation.

2. Replace or reheat the medicated pack when the pack's temperature is too low during the treatment.

3. Generally, the temperature of the medicated pack should be kept

李莉：那就好。

李莉：药熨治疗结束，您感觉好点了吗？

汤姆：是的，感觉好多了。谢谢你。

李莉：不客气。另外，请注意胃脘部的保暖，不要受凉，不要吃辛辣、肥腻的食物。

汤姆：好的，我会的。谢谢你。

附：中药热熨敷技术介绍

一、概念

中药热熨敷是将中药加热后装入布袋，在人体局部或一定穴位上移动，利用温热之力使药性通过体表透入经络、血脉，从而达到温经通络、行气活血、散寒止痛、祛瘀消肿等作用的一种操作方法。适用于风湿痹证引起的关节冷痛、酸胀、麻木、沉重；跌打损伤等引起的局部瘀血、肿痛；扭伤引起的腰背不适、行动不便；脾胃虚寒所致的胃脘疼痛、腹冷泄泻、呕吐等症状。

二、注意事项

1. 孕妇腹部及腰骶部、大血管处、皮肤破损及炎症、局部感觉障碍处忌用。

2. 操作过程中药袋温度过低时需及时更换或加热。

3. 药熨温度适宜，一般保持 50℃~60℃，不宜超过 70℃，年

somewhere between 50 and 60℃, and it should not be higher than 70℃. When this therapy is applied to the elderly, infants, children, and patients with impaired sensation, the temperature should not be higher than 50℃.

4. During the therapy, the patient's reaction and skin color should be observed. Once blisters appear or scalds occur, the therapy should be stopped immediately and appropriate treatment should be given according to the doctor's order.

Key words

TCM hot ironing compress

Vaseline

dispelling cold and relieving pain

moving qi and activating blood

eliminating stasis and reducing edema

epigastric region

deficiency−cold of spleen and stomach

Useful sentences

1. Dr. Zhang prescribed you a therapy named "TCM hot Ironing compress" in order to relieve your epigastralgia.

2. TCM hot ironing compress is a therapy that a gauze bag filled with heated Chinese medicinals is pushed back and forth across specific region or the area around specific acupoints. Making use of the heat facilitates absorbing the medicinals through the skin into channels and collaterals, and vessels in order to warm channels and dredge collaterals, move qi and activate blood, dispel cold and relieve pain, eliminate stasis and reduce edema and so on.

老、婴幼儿及感觉障碍者，药熨温度不宜超过 50℃。

4. 药熨过程中应随时听取患者对温度的感受，观察皮肤颜色变化，一旦出现水疱或烫伤时应立即停止，并遵医嘱处理。

关键词汇

中药热熨敷

凡士林

散寒止痛

行气活血

祛瘀消肿

胃脘部

脾胃虚寒

有用的句子

1. 为了缓解您的胃疼，张医生开了中药热熨敷的医嘱。

2. 中药热熨敷是将中药加热后装入布袋，在人体局部或一定穴位上移动，利用温热之力使药性通过体表透入经络、血脉，从而达到温经通络、行气活血、散寒止痛、祛瘀消肿等作用的一种操作方法。

Section 14   Lumbago and TCM Iontophoresis

(Bai Xue, bed 1, is admitted to the hospital for a protrusion of lumbar intervertebral disc with the main complain of lower back pain. Her doctor prescribes TCM iontophoresis on the acupoints of Shenshu. After checking the doctor's order and the patient's medical record, nurse Lily comes into the patient's ward.)

Lily: Hello, Bai Xue, doctor Zhao prescribed a TCM iontophoresis for you to relieve your lower back pain. Have you ever done this before?

Bai Xue: No, I have not. What is that?

Lily: The TCM iontophoresis is a therapy that administers the solution of Chinese medicinals into your body through skins by using electrical stimulation. The therapy can activate blood and eliminate stasis, and has the anti-inflammatory and analgesic effects. Taking about 20 minutes, this therapy contains the following steps: place the electrodes into the gauze packs soaked with medicinals, fix them on the treatment area of your body, and then adjust the intensity of electrical stimulation to the extent that the patient feels comfortable.

Bai Xue: Okay, I understand.

Lily: The treated area that the doctor ordered is the acupoints of Shenshu, which is located on your lumbar area. May I have a look at your lower back?

Bai Xue: Sure.

Lily: Your skin appears normal, so you can receive this therapy. I'll begin the preparations. If you need to use the bathroom, please do before the therapy starts.

(The nurse brings the preparations into the ward. She soaks the gauze packs into the medicinal solution of 38~42 ℃, inserts the positive and negative

第十四节　腰痛与中药离子导入

（1床白雪，以腰椎间盘突出症收入我科，患者主诉腰部疼痛，遵医嘱给予中药离子导入治疗，取穴：肾俞。护士李莉核对医嘱并查看病历后来到患者床旁。）

李莉：白雪，您好，由于您腰部疼痛，赵医生开了中药离子导入的医嘱，您做过这项理疗吗？

白雪：没有做过。那是什么啊？

李莉：这个中药离子导入是利用电流电场的作用，将中药液的分子电离成离子，经皮肤渗入人体的一种治疗方法，有活血化瘀、抗炎镇痛等作用，治疗时间为20分钟。具体方法是将电极板套入经中药液浸湿的纱布套内，固定在治疗部位，调节治疗强度直到您感到舒适为宜。

白雪：好的，我了解了。

李莉：医生给您开的治疗部位是腰部的肾俞穴，我可以看一下您腰部皮肤情况吗？

白雪：可以。

李莉：您的皮肤没有异常，可以做这个治疗。我去准备用物，如果您需要的话可以先去趟洗手间。

（护士携用物至床旁，插上中药离子导入治疗仪的电源。将纱布套浸入38~42℃的中药液后取出拧至不滴水，将治疗仪的电

electrodes into different gauze packs properly. Then she turns on the electrical device. She assists the patient to lie in lateral position.)

Lily: Bai Xue, I am going to put the electrodes on your Shenshu points, and cover them with a waterproof sheet in order to avoid making your clothes wet.

Bai Xue: Alright.

Lily: Now please slowly lie on your back. Don't worry, I will hold the packs.

Bai Xue: Okay.

Lily: Try not to move your body in order to keep the electrodes contacting with your skin.

Bai Xue: Alright.

Lily: I am gradually increasing the electrical stimulation now. Do you feel anything?

Bai Xue: I have a pricking sensation.

Lily: How about now?

Bai Xue: It hurts a little bit, please reduce the stimulation.

Lily: Okay, how about now?

Bai Xue: Now it's fine.

Lily: Okay, keep the stimulation strength. Please call me at once if you feel any discomfort such as a burning or sting sensation on the treated area. I will come and deal with it immediately.

Bai Xue: Okay, thank you.

(Twenty minutes later, the treatment is completed. The nurse removes the packs, rechecks and dries the skin, and asks the patient how she is feeling.)

Lily: Bai Xue, your treatment is over, how do you feel?

Bai Xue: I feel comfortable, my lower back pain seems to hurt less and muscles are more relaxed.

Lily: You will receive this treatment daily. After the treatment, take a

极板放入纱布套中，协助患者取侧卧位。打开治疗仪开关。）

李莉：白雪，我要将电极板放在您的肾俞穴上，然后要用隔水布覆盖上，避免把您的衣服弄湿。

白雪：好的。

李莉：现在请您慢慢躺平，别担心后面，我会扶着。

白雪：好的。

李莉：您尽量不要移动身体，保证电极板与皮肤充分接触。

白雪：好的。

李莉：现在我慢慢增加电流刺激强度，您有什么感觉吗？

白雪：现在腰部有针刺的感觉了。

李莉：您现在感觉强度怎么样？

白雪：有点疼，再小点。

李莉：好的，您现在感觉强度怎么样？

白雪：现在这个强度合适。

李莉：好的，那就用这个强度了。治疗过程中如有不适，比如说局部有烧灼、刺痛，请您立即按呼叫器，我会及时来处理。

白雪：好的，谢谢。

（20分钟后，治疗结束。护士边撤电极板，边询问患者感受，并给患者擦干局部皮肤，观察皮肤情况。）

李莉：白雪，治疗结束了，您感觉怎么样？

白雪：做完治疗腰部感觉很舒服，疼痛减轻，肌肉没有之前那么僵硬了。

李莉：这项治疗我们每天为您做一次，做完治疗后请在床上

rest, and keep your waist warm.

BaiXue: Okay, thank you very much.

Appendix: Introduction to TCM Iontophoresis

I. Concept

TCM iontophoresis is a modality that the solution of Chinese medicinals is administered into the body through skins by using electrical stimulation, which activates blood and eliminate stasis, soften hardness and dissipate mass, and has analgesic and anti-inflammatory effects. It can be used for joint pain, low back pain, neck-shoulder pain, caused by acute or chronic diseases, abdominal pain caused by pelvic inflammatory disease.

II. Matters Need Attention

1. It should be cautiously used on the areas with metallic foreign bodies or the patients with pacemaker.

2. The two electrodes are forbidden to be placed on different sides of the body.

3. In the process of treatment, pay attention to protect the patient's privacy and keep the room warm.

4. In the process of the treatment, watch the patient's reaction and make sure the device working properly.

5. If the treated area appears a rash, pain, blisters and so on, stop the treatment immediately, notify the doctor and help him to cope with the situation.

Key words

TCM iontophoresis	softening hardness and dissipating mass
anti-inflammation and analgesic	electrode

休息一会儿，注意腰部保暖。

白雪：嗯，非常感谢。

附：中药离子导入技术

一、概念

中药离子导入是利用直流电将药物离子通过皮肤或穴位导入人体，作用于病灶，达到活血化瘀、软坚散结、抗炎镇痛等作用的一种操作方法。适用于各种急、慢性疾病引起的关节疼痛、腰背痛、颈肩痛及盆腔炎所致的腹痛等症状。

二、注意事项

1. 治疗部位有金属异物者、带有心脏起搏器者慎用此治疗方法。

2. 同一输出线的两个电极不可分别放置于两侧肢体。

3. 治疗时注意遮挡保护隐私，注意保暖。

4. 治疗过程中要注意观察患者的反应和机器运行情况。

5. 治疗部位皮肤出现红疹、疼痛、水疱等，应立即停止治疗并通知医生，配合处置。

关键词汇

| 中药离子导入 | 软坚散结 |
| 抗炎镇痛 | 电极板 |

Useful sentences

1. Doctor Zhao prescribed a TCM iontophoresis for you to relieve your lower back pain.

2..Place the electrodes into the gauze packs soaked with medicinals, fix them on the treatment area of your body, and then adjust the intensity of the electrical stimulation to the extent that the patient can tolerate it.

Section 15   Hiccup and Acupoint Injection

(Li Jun, bed 1, male, 66 years old, is admitted for stomach cancer review. At 2:00 pm, nurse Lily comes to the ward and sees Li Jun is hiccupping.)

Lily: Good afternoon! Are you hiccupping all the time? How long does it last?

Li Jun: Yes, it's nearly half an hour. I feel uncomfortable. Is there any method to stop it?

Lily: Take a deep breath first. I will call the doctor to check up.

Li Jun: Alright.

(After checking up the patient, the doctor prescribes the injection of metoclopramide into the both sides of the acupoint of Zusanli. After checking the doctor's order and the patient's medical record, Lily comes to the patient's ward.)

Lily: Li Jun, doctor Zhang ordered an acupoint injection to relieve your hiccups.

Li Jun: What's it?

Lily: Acupoint injection is a therapy that a small dose of medicine is injected into certain acupoints. With both the medication and the needle stimulating the acupoints, the targeted symptoms can be relieved. In your case, the doctor prescribed a small dose of metoclopramide, which will be injected into both acupoints of Zusanli to relieve your hiccup.

有用的句子

1.由于您腰部疼痛,赵医生开了中药离子导入的医嘱。

2.将电极板套入经中药液浸湿的纱布套内,固定在治疗部位,调节治疗强度直到感到舒适为宜。

第十五节 呃逆与穴位注射

(1床李军,男性,66岁,以胃癌复查收住院。下午14:00,护士李莉来到病室,看见李军不停地在打嗝。)

李莉:李军,下午好!一直在打嗝吗?多久了?
李军:是啊,快半个小时了!很不舒服,有什么办法吗?

李莉:您先做深呼吸,我让医生给您看看吧?
李军:好的。
(医生检查完,给1床李军下达"甲氧氯普胺穴位注射"的医嘱,取穴:双侧足三里。护士李莉核对医嘱及病历后来到患者床旁。)

李莉:李军,为了缓解您打嗝的症状,张大夫给您开了穴位注射。
李军:你说什么注射?
李莉:穴位注射,就是将小剂量的药物注入特定的穴位内,通过药物和刺激穴位的双重作用,达到缓解某些症状的方法。根据您的情况,医生给您开的医嘱是足三里穴注入小剂量的甲氧氯普胺注射液,来缓解您打嗝的症状。

Li Jun: I understand, but I feel a little nervous because I have never experienced this before.

Lily: Don't be nervous! I will explain the therapy to you. The feeling is just like acupuncture. Did you experience acupuncture before?

Li Jun: Yes, I have received acupuncture treatment several times. It felt very sore, with a distending feeling, and sometimes the sensation would run along the channel and collateral. However, it had a good effect!

Lily: What you just described is called "de qi" in TCM, and that place is the acupoint. When you have the same feeling, please tell me at once, and I will slowly inject the medicine.

Li Jun: Okay, what will it feel like when you inject the medicine?

Lily: You may have some feelings of distention. During the whole process of the injection therapy, if you feel uncomfortable, please tell me at once and I will stop immediately.

Li Jun: Okay, I will.

Lily: Thank you! Well, I should check the local skin around the acupoints before the therapy. Please roll your trousers to your knees.

Li Jun: Alright.

Lily: The skin appears normal. Now I'll make the preparations, and please wait for a moment.

（The nurse goes back to the treatment room to do the preparations and comes back with the preparations.）

Lily: Okay, first, we locate the points of Zusanli. Please roll up your trousers, please hold your four fingers close together and put them here. Right, here is the point. I will press it. Does it feel distended?

Li Jun: Yes, quite distended.

Lily: Alright, the acupoint is right here. Now I'll begin by sterilizing the local skin, and it'll feel a bit cool.

Li Jun: Okay.

李军：我明白了，就是从来没有做过，还有点紧张呢！

李莉：不要紧张，在做每一步操作前，我都会和您预先沟通的。感觉就像是针灸，您以前做过针灸吗？

李军：是的，我接受过几次针灸治疗，那感觉，很酸，很胀，有时还会沿经络串行，但效果不错。

李莉：您描述的很准确，那就是我们中医"得气"的感觉。也就是到达穴位了，等您有那种感觉的时候请告诉我，我会慢慢将药物注射进去。

李军：好的。注射药物的时候会有什么感觉吗？

李莉：会感觉到胀胀的。在整个穴位注射的过程中，如果您有任何的不适请立刻告诉我，我会立即停下来的。

李军：好的，我会的。

李莉：谢谢！那么我需要看一下足三里穴位的皮肤情况，请您把裤子挽到膝盖上面。

李军：好的。

李莉：皮肤很好。现在我要去准备药品和用物，请您稍等一下。

（护士回到治疗室，抽取药物，携用物来到患者床旁。）

李莉：首先我们要确定足三里穴的位置，请您把裤子挽上去，四指像这样并拢，放到这个位置，好的。我现在要按一下这个地方，这个地方胀吗？

李军：是的，很胀。

李莉：好的，我现在要为您消毒一下皮肤，会有点凉。

李军：好的。

Lily: Now I am gonna insert the needle. Please tell me when you have the feeling of sore and distended.

Li Jun: Oh, I feel it now. The feeling is stronger than before.

Lily: Good, please do not move. The medicine will be slowly injected into your acupoint.

(On ruling out injecting into blood vessels by aspirating for blood, the nurse then injects the medicine slowly. After injecting, she withdraws the needle quickly and presses the acupoint with an sterile swab for a couple of minutes.)

Lily: Okay, it is done for one point. How are you feeling? Any uncomfortable?

Li Jun: No. I just feel sore and distended. But it's okay, I almost forget my hiccups.

Lily: Good. Let's do the injection on the other point.

Li Jun: Okay.

(The nurse finishes the injection on the other point with the same procedure.)

Li Jun: It works well and my hiccups are gone. Thank you!

Lily: You are welcome! Please take a rest. Here is your call bell, call me if you need help.

Li Jun: Okay.

Appendix: Introduction to Acupoint Injection

I. Conception

The acupoint injection, also called aqueous acupuncture, is a therapy that a small dose of medicine is injected into certain acupoints. With both the medicine and its stimulation of the points taking effect, the targeted condition

李莉：现在我要进针了，有酸胀的感觉请告诉我。

李军：噢，就是这个感觉，和刚刚按压的感觉差不多，就是更明显了！

李莉：好的，请您坚持一下。我要将药物慢慢注入您的穴位。

（护士回抽无回血，将药物缓慢推入，注射完毕拔针，用无菌棉签按压针孔片刻。）

李莉：好了，一个穴位就注射完了，感觉怎么样？有什么不舒服吗？

李军：不舒服倒是没有，就是觉得酸胀，不过，感觉还不错，都忘了打嗝了！

李莉：太好了！那我们注射另一侧的穴位。

李军：好的。

（护士按照刚才的方法进行另一个穴位的注射。）

李军：还真挺管用，我不打嗝了！谢谢啦！

李莉：不用谢，那您休息一下，这是呼叫铃，如果有不舒服，可以叫我，我一会儿也会来看您的！

李军：嗯，好的。

附：穴位注射技术介绍

一、概念

穴位注射技术又称水针，是将小剂量药物注入腧穴内，通过药物和穴位的双重作用，达到治疗疾病的一种操作方法。适用于多种慢性疾病引起的症状，如眩晕、呃逆、腹胀、尿潴留、疼痛等。

can be relieved. It is suitable for vertigo, hiccups, abdominal distention, urinary retention and pains caused by chronic diseases.

II. Matters Need Attention

1. The therapy should not be applied to the patients with infection, scars on the skin around the points, bleeding tendency, or with severe edema.

2. This therapy is forbidden to be used on pregnant woman's abdomen and lumbosacral region.

3. Strictly follow the policy of inspections and aseptic technique.

4. Follow the doctor's order in medication preparation. Pay attention to the chemical incompatibility and their contraindications.

5. Stop injecting at once if the patient feels uncomfortable, and keep close watch on the patient's condition.

Key words

de qi   acupoint injection

Useful sentences

1. Dr. Zhang ordered acupoint injection to relieve your hiccups.

2. I am gonna insert the needle. Please tell me when you have the feeling of sore and distended.

3. I have received acupuncture treatment several times. It felt very sore, with a distending feeling, and sometimes the sensation would run along the channel and collateral. However, it had a good effect!

4. Now I'll make the preparations, and please wait for a moment.

二、注意事项

1. 局部皮肤有感染、瘢痕、有出血倾向及高度水肿者不宜进行注射。

2. 孕妇下腹部及腰骶部不宜进行注射。

3. 严格执行查对制度及无菌操作规程。

4. 遵医嘱配置药物剂量，注意配伍禁忌。

5. 注射药物患者如出现不适症状时，应立即停止注射并观察病情变化。

关键词汇

得气　　　　　　　　　　　　　穴位注射

有用的句子

1. 为了缓解您的打嗝，张大夫给您开了穴位注射。

2. 现在我要进针了，有酸胀的感觉请告诉我。

3. 我接受过几次针灸治疗，那感觉很酸很胀，有时还会沿经络窜行，但效果不错。

4. 现在我要去准备药品和用物，请您稍等一下。

Section 16   Dizziness and Auricular Point Sticking Therapy

(Tom, bed 1, is admitted to the hospital with hypertension. At 10:00 am, his bed bell is ringing. Nurse Marry goes into his room and sees him sitting in the chair with his eyes closed.)

Marry: Good morning, Tom! What is bothering you?

Tom: I feel a little bit dizzy.

Marry: Do you have any other discomfort?

Tom: No.

Marry: Let me help you lie on the bed first.

Tom: Thanks.

(Marry helps the patient to lie on the bed and lifts the bedside rail.)

Marry: Please stay in bed. I am going to check your blood pressure and notify your doctor.

Tom: Okay.

(After notifying the doctor, Marry comes back to the patient's ward with a blood pressure machine.)

Marry: Tom, let me take your blood pressure, ⋯⋯ Your blood pressure is 140/90 mmHg. The diastolic pressure is higher by about 10 mmHg than 2 days ago. But the whole pressure is nearly normal. Did you take your blood pressure medicine this morning?

Tom: Yes, I did.

Marry: Did you sleep well last night?

Tom: Not so well.

Marry: Your doctor is coming, let him check up on you.

(After checking the patient, the doctor orders auricular point sticking therapy for Tom to relieve his dizziness. Marry checks the order and the patient's medical record. She will do the therapy on the patient's ear where

第十六节 眩晕与耳穴贴压

（1床汤姆，以高血压病收入院。上午10:00左右，1床患者呼叫铃声响，护士马丽来到病室，看见汤姆闭着眼睛坐在椅子上。）

马丽：您好，汤姆，您觉得有什么不舒服吗？

汤姆：我觉得头有点晕。

马丽：还有其他不舒服吗？

汤姆：没有。

马丽：来，我先扶您上床躺着。

汤姆：谢谢。

（护士马丽协助患者躺到床上，并放好床档。）

马丽：您先躺一下，我去拿血压计给您量个血压，并通知医生来给您检查一下。

汤姆：好的。

（马丽通知医生，取血压计后返回患者房间。）

马丽：汤姆，我先给您量个血压。……140/90mmHg，舒张压和前两天相比，大约高了10 mmHg，但总体血压基本正常。今天早上的降压药您吃了吗？

汤姆：吃过了。

马丽：您昨晚睡得好吗？

汤姆：不太好。

马丽：您的主管医生来了，让他先为您检查一下。

（医生检查完，给1床汤姆下达耳穴贴压的医嘱以缓解头晕的症状。护士马丽核对医嘱并查看病历。根据医嘱，马丽将给予患者耳穴贴压，拟取6个穴：交感、神门、心、肝、肾、降压沟。

6 points will be taken: Jiaogan, Shenmen, heart, liver, kidney and blood pressure control groove. The nurse comes to the patient's ward with the necessary items.)

Marry: Tom, doctor Zhang just ordered an auricular point sticking therapy for you to relieve your dizziness. Do you know this therapy?

Tom: I have heard of it but never tried it before.

Marry: Okay, let me introduce it for you first. It is a commonly used TCM treatment which is non-invasive. There are many auricular points on the outer ears, which are reflecting points for the organs of human body. We put several cowherb seeds on the auricular points and press the seeds to stimulate these points. With the stimulation transmitting through channels and collaterals, the functions of qi and blood, and zang-fu organs are regulated to relieve your dizziness.

Tom: I got it.

Marry: Okay. Now I am gonna locate the points with the probe. You will feel sore, numb, distended or painful when I find the right point. This is called 'de qi' in TCM. If you have this feeling, please let me know.

Tom: Okay.

(The nurse searches the point with the probe on the patient's ear.)

Tom: Oh, I feel it now. It hurts a little bit.

Marry: Okay. This is just the first one. Let's find the second one.

(The nurse searches the other points one by one.)

Marry: Okay. All points are found. Now, I will sterilize your ear with 75% alcohol.

Tom: Okay.

Marry: Now, I am sticking the seeds onto the points. I will press the seeds after sticking them on. If you feel discomfort, please let me know.

(The nurse sticks six seeds on the selected points and presses them one by one.)

护士携带用物来到患者床旁。）

马丽：为了缓解您的头晕，张医生开了耳穴贴压的医嘱。请问您了解耳穴贴压吗？

汤姆：我听说过。但没有用过。

马丽：那我给您解释一下。耳穴贴压是我们临床一项常用的无创的中医护理技术。人的耳朵上有很多穴位，它们是人体不同脏器在耳朵上的反应点。我们粘贴一些王不留行籽在耳朵的穴位上，然后按揉这些药籽，刺激穴位，借助于经络传导，起到调整脏腑气血功能、缓解您的头晕症状的作用。

汤姆：我了解了。

马丽：那么现在我要用这个探棒在您的耳朵上探查我所需的穴位。如果您感到酸、麻、胀、痛，就说明穴位找对了，这在中医上称为"得气"。如果您有这样的感觉请告诉我。

汤姆：好的。

（护士用探棒在患者耳朵上选穴。）

汤姆：噢！我感觉到了，有点痛。

马丽：好的。接下来我将探查第 2 个穴。

（护士依次探查完六个穴位。）

马丽：好的，穴位都探查完了，接下来我要用酒精为您的耳朵消毒。

汤姆：好的。

马丽：我现在要将耳豆贴在刚刚探查的这些穴位上了。我会边贴边按揉这些穴位，您要是觉得不舒服，就立刻告诉我。

（护士将 6 个王不留行籽贴在刚才选好的穴位上，并且逐一按揉。）

Marry: Okay, done. The six points are Jiaogan, Shenmen, heart, liver, kidney and blood pressure control groove. It can relieve your dizziness and is good for your sleep. How do you feel now?

Tom: My ear has a kind of painful, numbing and hot sensation.

Marry: Yes, it's normal when you press the seeds. I will press these points two or three times a day like this, and 20 to 30 seconds every time. You can press them like what I do as well. The seeds should stay on for 1–3 days. It doesn't matter if the plasters get wet or the seeds come off, let me know and I will replace it for you. If you feel a lot of pain or any other discomfort, don't hesitate to tell us.

Tom: Okay, I will. Thank you!

Marry: You are welcome. Please take a rest. I will come back to take your blood pressure later. Please don't walk alone when you feel dizzy. If you need any help, you can press the bed–bell and we will come to see you at any time. Please don't get too excited or anxious and get a good sleep, take your medicine on time, it's good for your health. I hope you will feel better soon.

Tom: Okay, I got it, thank you.

Appendix: Introduction to Auricular Point Sticking Therapy

I. Concept

Auricular point sticking therapy is a type of auricular acupuncture for disease prevention and treatment, and symptoms relief. It sticks tiny hard pellets, such as cowherb or radish seeds to auricular points or reaction points with medical adhesive plaster. It helps dredge the channels, regulate the functions of zang–fu organs, qi and blood, and balance yin and yang of the body. It is used to relieve the symptoms, such as pain, insomnia, anxiety, vertigo and dizziness, constipation, or diarrhea caused by various diseases or surgeries.

马丽：好的，根据你的情况，我们选择了交感、神门、心、肝、肾、降压沟等穴位，不但能缓解您的头晕情况，对改善您的睡眠也有一定的帮助。现在您觉得怎么样？

汤姆：耳朵有一种又痛又麻又热的感觉。

马丽：嗯，按揉这些耳豆时，就会是这种感觉，这是正常的。我告诉您一些注意事项。每天我会像这个力度为您按压这些点 2~3 次，每次 20~30 秒，您平时也可以像我这样按揉。这些药籽要在您的耳朵上留置 1~3 天，洗脸或洗澡弄湿也没关系，如果耳豆掉了，请告诉我，我会再为您贴新的。如果您觉得特别痛或者有任何不舒服也请告诉我。

汤姆：好的，我会的，谢谢你。

马丽：不用谢。您在床上休息一会儿，我一会再来为您量个血压。另外呢，头晕时，不要单独下床行走，如有需要您可以按铃叫护士，我们也会随时来看您的。为了您的身体，请您不要过于激动和焦虑，保持良好的睡眠，按时吃药。希望您一会儿能感觉好点儿。

汤姆：好的，知道了，谢谢。

附：耳穴贴压疗法介绍

一、概念

耳穴贴压法是采用王不留行籽、莱菔籽等丸状物贴压于耳廓上的穴位或反应点，通过其疏通经络，调整脏腑气血功能，促进机体的阴阳平衡，达到防治疾病、改善症状的一种操作方法，属于耳针技术范畴。适用于减轻各种疾病及手术后所致的疼痛、失眠、焦虑、眩晕、便秘、腹泻等症状。

II. Common Pressing Skills

1. Pinching

With thumb pressing the anterior surface and index finger pressing the posterior surface of the outer ear, the points are stimulated by the tips of the fingers till the patient feels hot, numb, distended, or pain in the ear. While pressing, the two fingers can move around or in a circle and keep pressing for 20~30 seconds. These can help relieve spastic pains in organs or the other parts of the body.

2. Vertical Pressing

Press the auricular points vertically with fingertips till the patient feels distended and pain, and keep pressing for 20~30 seconds. Then stop pressing for a few seconds, and repeat the process for 3~5 minutes.

3. Point Pressing

Press auricular points with fingertips and release it every 0.5 second. The pressure should not be too intense and it is only strong enough to make the patient feel a little bit heavy, distended and prickly. Normally, each point is stimulated for 27 times and these can change according to the patient's conditions.

III. Matters Need Attention

1. The sticking therapy cannot be used on the outer ears that have inflammation, chilblain or ulcers. And it's also forbidden to be used to the pregnant women who have the history of habitual abortion.

2. Use the points in one ear only each time and two sets of the points on the two outer ears are used alternately. Retain the plaster with the pellets for 3~7 days in winter, and only 1~3 days in summer.

3. When the pellets are retained, pay attention to the skin of the ear, and prevent the plasters from falling off or being contaminated. Use the desensitization tape if the patient is allergic to the common medical plasters.

二、常用按压手法

1. 对压法

用示指和拇指的指腹置于患者耳廓的正面和背面，相对按压，至出现热、麻、胀、痛等感觉，两手指左右移动或圆形移动，持续对压 20~30 秒。对内脏痉挛性疼痛、躯体疼痛有较好的镇痛作用。

2. 直压法

用指尖垂直按压耳穴，至患者产生胀痛感，持续按压 20~30 秒，间隔少许，重复按压，每次按压 3~5 分钟。

3. 点压法

用指尖一压一松地按压耳穴，每次间隔 0.5 秒。本法以患者感到胀而略沉重刺痛为宜，用力不宜过重。一般每次每穴可按压 27 下，具体可视病情而定。

三、注意事项

1. 耳廓局部有炎症、冻疮或表面皮肤有溃破者、有习惯性流产史的孕妇不宜施行。

2. 耳穴贴压每次选择一侧耳穴，双侧耳穴轮流使用。夏季留置时间 1~3 天，冬季留置 3~7 天。

3. 观察患者耳部皮肤情况，留置期间应防止胶布脱落或污染；对普通胶布过敏者改用脱敏胶布。

4. Adjust the body position if the patient feels uncomfortable on the ear when he lies on one side.

Key words

auricular point sticking therapy	non–invasive
cowherb seed	auricular point
probe	sore, numb, distended and painful

Useful Sentences

1. Doctor Zhang just ordered auricular point sticking therapy for you to relieve your dizziness.

2. You will feel sore, numb, distended or painful when I find the right point. This is called 'de qi 'in TCM. If you have the feelings, please tell me.

3. Auricular point sticking therapy is a type of commonly used TCM treatment which is non–invasive.

4. I will sterilize your ear with 75% alcohol.

Section 17   Insomnia and Acupoint Massage

(2:00 pm, in a TCM consulting room of a community health service centre.)

Ms. Li: Good afternoon, Doctor Wang.

Doctor Wang: Good afternoon, Ms. Li. What brings you to the clinic today?

Ms. Li: I didn't sleep well last night. Last month I received acupoint massage for a week here because of insomnia. After that, I could sleep for 6 hours one night for a month. Do you think I should receive the massage again?

Doctor Wang: Sure, no problem. Acupoint massage has the effect of nourishing heart and tranquilizing the mind, and it can improve the quality of your sleep effectively. I will prescribe a seven times therapy for you. You may

4.患者侧卧位耳部感觉不适时，可适当调整体位。

关键词汇

耳穴贴压	无创的/非侵入性的
王不留行籽	耳穴
探棒	酸麻胀痛

有用的句子

1.为了缓解你的头晕，张医生为你开了耳穴贴压的医嘱。

2.如果您感到酸、麻、胀、痛，就说明穴位找对了，这在中医上称为"得气"。如果您有这样的感觉请告诉我。

3.耳穴贴压是我们临床一项常用的无创的中医护理技术。

4.我要用酒精给您的耳朵消毒。

第十七节　失眠与经穴推拿

（下午2:00，某社区卫生服务中心中医诊室。）

李女士：下午好，王医生。

王医生：下午好，老李。这次哪儿不舒服？

李女士：昨天晚上又没睡好。上个月失眠，在咱们这儿连着推拿一星期，之后这一个月基本能保证每晚六个小时的睡眠时间。您看我是不是应该再推拿推拿？

王医生：没问题，局部经穴推拿具有养心安神的作用，能有效改善您的睡眠。我给您开七次的经穴推拿，您交完费直接去理疗室找小刘护士就行了。

go to the physiotherapy room to find Nurse Liu after you pay the fees.

(Doctor Wang prescribes seven times therapy of acupoint massage. Ms. Li goes to the physiotherapy room after paying the fees.)

Nurse Liu: Good afternoon, Ms. Li. How can I help you?

Ms. Li: I am still suffering from an old sickness--insomnia. Doctor Wang prescribed seven times therapy of acupoint massage for me. Last time, the therapy had a good effect on my sleeping disorder.

Nurse Liu: Okay, Ms. Li, please let me have a look at the treatment prescription. The acupoints are almost the same as last time. Please take off your shoes and lie down on your stomach.

(Ms. Li takes off her shoes and lies prostrate.)

Nurse Liu: Ms. Li, I will wipe some massage oil on your body before we begin.

Ms. Li: No problem.

Nurse Liu: Ms. Li, first I will relax muscles of your shoulders and neck. Is this pressure okay for you?

Ms. Li: That is fine. I feel a bit sore and distended, but it is very comfortable.

Nurse Liu: Ms. Li, now my main point is to massage the point of Jianjing, which is right here. If you feel too much pain or discomfort, please let me know.

Ms. Li: Okay.

(After 5 minutes massage of shoulders and neck, the nurse helps the patient lie in a supine position.)

Nurse Liu: Ms. Li, please close your eyes. I will massage your head and face right now.

Ms. Li: All right.

Nurse Liu: I will push from Yintang point to Fengfu point first, and then from Taiyang point to Fengchi point. When I get to Shenting, Baihui and Anmian point, I will massage them more.

（王医生开了七次的经穴推拿治疗，李女士交完费来到理疗室。）

刘护士：李阿姨，下午好，您哪儿不舒服？

李女士：还是老毛病，又失眠了。王医生给我开了一星期的推拿，你再给我推拿推拿，上次你给推拿的效果特别好。

刘护士：好的。李阿姨，您把治疗单给我看一下。嗯，这次推拿的穴位和上次基本相同。您把鞋脱了，趴床上吧！

（李女士脱鞋后俯卧位躺在床上。）

刘护士：李阿姨，推拿之前我给您擦点儿按摩油。

李女士：好的。

刘护士：李阿姨我先给您做一下肩颈部肌肉的放松。您看这个力度合适吗？

李女士：挺好，酸胀的感觉，非常舒服。

刘护士：李阿姨，我现在为您重点揉一下肩井穴，就是我现在按的位置，您要是觉得太疼或有其他不舒服的话及时告诉我。

李女士：好的。

（肩颈部经穴推拿5分钟后，护士让患者仰卧位躺在床上。）

刘护士：李阿姨，您闭上眼睛，现在给您推拿头面部。

李女士：行。

刘护士：我现在要从印堂穴推到风府穴，然后再从太阳穴推到风池穴，在神庭穴、百会穴、安眠穴等穴位上我会重点按揉。

Ms. Li： I have heard of all of the points you have mentioned except Anmian point. Is it used specifically for treating insomnia?

Nurse Liu： Yes, massaging or pressing the point has the sedative effect. You can press these two points 2 minutes each side with your fingers before going to sleep. It's proper when you feel sore and distention.

Ms. Li： Great! Please tell me where the point is. I would like to massage them myself when I go back home.

Nurse Liu： Sure, I will show you. Lower your head when you sit down. It is located at the midpoint between the depression under the earlobe and the back side of head, which is right here. Do you feel sore, numb, distended or painful?

Ms. Li： Yes···it feels quite distended.

（After head and face massage for 15 minutes.）

Nurse Liu： Ms. Li, our therapy has finished. How do you feel?

Ms. Li： I feel totally relaxed. I will have a good sleep tonight. Thank you so much.

Nurse Liu： It is my pleasure. Don't drink coffee or tea at night. It is helpful when you take hot foot bath or listen to light music before go sleeping. Massage the Anmian point as I have taught you. Doctor Wang prescribed seven times acupoint massage for you. You need to do it once per day. You can come here between 8:00am to 5:00pm every day.

Ms. Li： I got it. Thank you very much. See you tomorrow, Ms. Liu.

Nurse Liu： See you, Ms. Li.

Appendix： Introduction to Acupoint Massage

I. Concept

Acupoint massage is the technique of stimulating acupoints by pressing, kneading, and tapping the points. It has the effects of alleviating pains,

李女士：你说的其他穴位我都听说过，就是安眠穴我还是第一次听说，这个穴位是专治失眠的吧？

刘护士：是的，安眠穴具有很好的镇静安眠作用。您可以每天睡觉之前用手指揉这两个穴位，力度以感觉到酸胀为佳，每侧揉两分钟即可。

李女士：太好了，你告诉我在哪儿，我回家好按。

刘护士：我给您指一下，您坐着的时候稍微低下头，就在耳垂后的凹陷与枕骨下的凹陷连线的中点处，就是这儿，有酸麻胀痛的感觉吗？

李女士：嗯嗯…真胀！

（头面部经穴推拿15分钟后。）

刘护士：李阿姨，给您经穴推拿结束了，您感觉怎么样？

李女士：感觉全身都放松了。今天晚上应该能睡着了。太感谢你了，小刘护士。

刘护士：李阿姨，您客气了！晚饭后注意别喝咖啡、浓茶，睡觉之前可以温水泡泡脚，听点儿舒缓的轻音乐以促进睡眠，照我说的按一下安眠穴。王医生一共给您开了七次经穴推拿，咱们每天做一次，您每天上午 8:00 到下午 5:00 之间过来都可以。

李女士：好的，又麻烦你了，小刘。咱们明天见吧！

刘护士：明天见，李阿姨。

附：经穴推拿技术介绍

一、概念

经穴推拿技术是以点法、揉法、叩击法等手法作用于经络腧穴，具有减轻疼痛、调节胃肠功能、温经通络等作用的一种操作

regulating gastrointestinal function, warming channels and dredging collaterals.

II. Common Massage Manipulation

1. Acupoint Pressing

Press the acupoints continuously with finger tips or knuckles.

2. Kneading

The technique involves pressing the affected part with the tip of a thumb, a palm, or the heel of a hand, and moving backward and forward, or circularly in order to make the part and the subcutaneous tissues around to move accordingly.

3. Tapping

It is performed by tapping the points with specific part of the hands or special instruments.

III. Matters Need Attention

1. This technique should be used with caution for the patients with tumor, infection, or the females who are in menstrual period. It is forbidden to be used on abdomen and lumbosacral region of pregnant women .

2. Trim fingernails before massaging in order to avoid damaging the patient's skin.

3. The force used for massage should be handled properly.

4. Be sure to keep the patient warm and protect privacy during the treatment.

5. Tapping should not be used for the patients with cardiovascular diseases, and should be used cautiously on the patients with heart bypass.

方法。

二、常用的推拿手法

1. 点法

用指端或屈曲的指间关节着力于施术部位，持续地进行点压。

2. 揉法

用拇指、手掌或者掌跟在患处按压和移动，使患处及皮下组织做来回或环形运动。

3. 叩击法

用手特定部位，或用特制的器械，在治疗部位反复拍打叩击的一类手法。

三、注意事项

1. 肿瘤或感染患者、女性经期腰腹部慎用，妊娠期腰腹部禁用经穴推拿技术。

2. 操作前应修剪指甲，以防损伤患者皮肤。

3. 操作时用力要适度。

4. 操作过程中，注意保暖，保护患者隐私。

5. 使用叩击法时，有严重心血管疾病患者禁用，心脏搭桥患者慎用。

Key words

acupoint massage

nourishing heart and tranquilizing the mind

acupoint pressing

sore, numb, distented and painful

insomnia

physiotherapy room

kneading

Useful Sentences

1. Acupoint massage has the effect of nourishing heart and tranquilizing the mind, and it can improve the quality of your sleep effectively.

2. I am gonna to relax the muscles of your shoulders and neck by massaging.

3. You can massage these two points for 2 minutes each side with your fingers before going to sleep. It's proper when you feel sore and distented.

Section 18   Constipation and TCM enema

(At 7 : 45 am, nurses have the bedside shift in the morning. They come to Zhang Xiao's bedside. He was admitted yesterday and now is lying on the bed.)

Li Xia: Good morning, uncle zhang. I am the nurse in charge of you today. My name is Li Xia.

Zhang Xiao: Good morning.

The nightshift nurse: Zhang Xiao, 60 years old, was admitted to the hospital with renal insufficiency at 10:00am yesterday. Currently, he has mild edema all over the body and general fatigue. He eats normally. And He slept well last night, but has had no bowel movement for the past 3 days.

Li Xia: Uncle zhang, how often do you usually have a bowel movement?

Zhang Xiao: Usually once a day, but it is usually a bit dry. However,

关键词汇

经穴推拿	失眠
养心安神	理疗室
点法	揉法
酸麻胀痛	

有用的句子

1. 局部经穴推拿具有养心安神的作用，能有效改善您的睡眠。

2. 我先给您做一下肩颈部肌肉的放松。

3. 您可以每天睡觉之前用手指揉这两个穴位，力度以感觉到酸胀为佳，每侧揉两分钟即可。

第十八节　便秘与中药灌肠

（早上 7 点 45 分护士进行床旁晨交班。护士们来到昨天入院的患者张晓的病床前，张晓正躺在床上休息。）

李霞：早晨好，张大爷，今天我是您的责任护士李霞。

张晓：早晨好。

夜班护士：张晓，60 岁，昨天上午 10 点以肾功能不全收入院，患者目前周身轻度浮肿、乏力，饮食正常，昨天晚上睡得挺好的，但是到今天已经 3 天没有大便了。

李霞：张大爷，您平时几天解一次大便啊？

张晓：平时每天都有，但是就是有点干。这几天没解。

the past three days I had no stool.

Li Xia: Do you have a feeling of having a bowel movement?

Zhang Xiao: No.

Li Xia: I will talk to your doctor about the problem. Please have a rest, I will come back later.

(After communication, the doctor orders a TCM enema for Zhang Xiao. Nurse Li comes back to the patient's room.)

Li Xia: Zhang Xiao, since you have no stool for 3 days, and your creatinine level is higher than normal according to your blood test report, the doctor ordered a TCM enema for you. It can help you have bowel movement and lower your creatinine level as well. Have you tried this therapy before?

Zhang Xiao: No. I've used a glycerin enema occasionally though.

Li Xia: Okay. Let me introduce this therapy to you first then. TCM enema is a TCM therapy, which infuses the Chinese medicines into the rectum via anus with enema tube. Absorbed by the rectum mucosa, the medicine can clear heat and detoxify toxins, soften hardness and dissipate mass, and excrete waste and toxins.

Zhang Xiao: Dose it hurt?

Li Xia: No, it will just feel a bit uncomfortable. When the medicine is infused into the rectum, the anus will feel like it is full of pressure.

Zhang Xiao: Okay.

Li Xia: Please empty your bladder before the treatment and prepare some toilet paper or wet wipes. I am going to do the preparations and will be back soon.

Zhang Xiao: Okay.

(The nurse goes back to do the preparations. She heats the traditional Chinese medicine decoction to 39~41 ℃, and takes the preparations to his ward.)

Li Xia: Zhang Xiao, let's begin. Let me put this bed sheet under your bottom. Please turn left and bend your knees. Now, I put a pad under your bottom to make it a bit higher, that will help to keep the medicine in your

李霞：那您有想大便的感觉吗?

张晓：没有。

李霞：我和您的主管医生沟通一下怎么解决这个问题，您先休息，我一会儿再来看您。

（李护士与医生沟通后，医生下达中药灌肠的医嘱。李护士回到患者房间。）

李霞：张大爷，由于您已经三天没大便了，加之您入院时的肌酐水平高于正常值，医生给您开了中药灌肠的医嘱，不仅有助于您排便，还能降低您的肌酐水平。您以前灌过肠吗?

张晓：没灌过，就偶尔用过开塞露。

李霞：我先给您讲讲什么是中药灌肠。中药灌肠是将中药用灌肠管经肛门灌入肠道内，中药通过肠黏膜的吸收而达到清热解毒、软坚散结、泄浊祛毒等作用。

张晓：那会不会很疼啊?

李霞：不疼，但是灌肠的时候可能会觉得肛门附近发胀。

张晓：好的。

李霞：请您先解个小便，然后准备一些卫生纸或卫生湿巾，我去准备用品。

张晓：好的。

（护士返回治疗室准备用物，将100ml灌肠中药加热至39~41℃，携带用物至病房。）

李霞：张大爷，我们开始吧。我先给您垫个中单。请您向左边侧身躺着，双腿弯曲。我把您的臀部垫高一点啊，这样有助于使药液保留得久一点。

rectum for a longer time.

Zhang Xiao: Okay.

(The nurse hangs the enema bag to the infusion support, about 30cm above the anus. Release the air in the enema tube and lubricate its front part) .

Li Xia: Now I'm going to insert the tube. Don't worry. If you have any discomfort, please tell me.

Zhang Xiao: Okay.

(The nurse inserts the tube slowly for 15~20cm, and releases the liquid to be infused slowly into the rectum.)

Li Xia: The medicine is going in now. Does it feel too hot?

Zhang Xiao: No, it is warm in it.

Li Xia: If you feel too much pressure that you cannot hold the medicine, just tell me. I will slow down the infusion. And you can take deep breath. The longer you keep the medicine in the rectum, the better the result is. Please let me know if you have any other discomfort.

Zhang Xiao: Okay.

(Ten minutes later, all the decoction is infused into the rectum. The nurse helps the patient clean the anus.)

Li Xia: It is done. Do you feel any discomfort?

Zhang Xiao: No.

Li Xia: Please lie on the bed for a while, and try to hold it in as long as you can.

Zhang Xiao: I'll try my best.

(The nurse checks on him several times during the progress, one hour later she comes to the bedside again.)

Li Xia: Zhang Xiao, have you had your bowel movement?

Zhang Xiao: Yes.

Li Xia: How was it? Was it dry?

Zhang Xiao: It started a little dry, and was better later on.

张晓：好的。

（护士将灌肠袋挂在输液架上，并调整灌肠袋高度距肛门30cm左右。排气并润滑灌肠管管壁前端。）

李霞：现在我要开始插灌肠管了，别紧张，有什么不舒服就告诉我啊。

张晓：好的。

（护士将灌肠管缓慢插入患者肛门15~20cm，并打开灌肠管水止，药液开始缓慢灌入。）

李霞：药已经进去了，您觉得热吗？

张晓：很温暖的感觉。

李霞：如果觉得肛门有发胀、憋不住的感觉您就告诉我，我会把灌肠的速度调慢一点，同时请您做深呼吸，尽量将灌肠液保留时间长一点，这样效果会更好。您觉得其他不舒服也告诉我啊。

张晓：好的。

（10分钟后，药液灌完，清洁患者肛门。）

李霞：灌完了。您有什么不舒服吗？

张晓：没有。

李霞：您在床上躺一会儿，尽量多忍一会儿。

张晓：我尽量。

（护士按时巡视患者，1小时后李护士再次来到床旁查看患者。）

李霞：张大爷，您排便了吗？

张晓：刚排了。

李霞：大便干吗？

张晓：开始有点儿干，后面好一点。

Li Xia: Okay. I will update your doctor. Please eat more foods full of fibers, such as celery, Chinese cabbage, radish, and drink enough water. You may do a clockwise massage on your belly 2 to 3 times every day, each time for 5 to 10 minutes. Everyday you should do some moderate physical exercise. It will help you to keep a smooth bowel movement.

Zhang Xiao: Okay. Thanks.

Li Xia: You are welcome. Please have a rest. I will come back later.

Appendix: Introduction to TCM enema

I. Concept

TCM enema is to infuse Chinese medicines in the form of solution into lower bowel through rectum or colon, and keep them in the enteric canal. The medicine is absorbed though the rectum mucosa can help to clear heat and detoxify toxins, soften hardness and dissipate mass, excrete waste and toxins, activate blood and eliminate stasis and so on. This therapy is used in the patients with the symptoms of abdominal pains, diarrhea, constipation, fever, or leukorrheal diseases caused by the chronic renal failure or other chronic diseases.

II. Matters Need Attention

1. It is contraindicated for the patients after anal operation or colorectal surgery, the patients with incontinence of feces, pregnant patients with acute abdominal diseases, or the patients with hemorrhage in lower digestive tract.

2. For chronic dysentery, lesions are mostly located in the rectum and sigmoid colon, the patient should lie on left side and the depth of the tube insertion should be between 15~20cm; for ulcerative colitis, the lesions are located mostly in the sigmoid colon or descending colon, the depth of the tube insertion is between 18~25cm; for amoebic dysentery, the lesions are often

李霞：我会把这个情况告诉您的主管医生。您平时要多吃一些含粗纤维的食物，如芹菜、白菜、萝卜等，注意多饮水。每天您还可以顺时针按摩腹部 2~3 次，每次 5~10 分钟。同时每天可以适量活动，尽量保持大便通畅。

张晓：好的。谢谢。

李霞：不用谢。我一会儿再来看您。

附：中药灌肠技术简要介绍

一、概念

中药灌肠技术是将中药药液从肛门灌入直肠或结肠，使药液保留在肠道内，通过肠黏膜的吸收达到清热解毒、软坚散结、泄浊排毒、活血化瘀等作用的一种操作方法。适用于慢性肾衰、慢性疾病所致的腹痛、腹泻、便秘、发热、带下等症状。

二、注意事项

1. 肛门、直肠、结肠术后，大便失禁，孕妇急腹症和下消化道出血的患者禁用。

2. 慢性痢疾，病变多在直肠和乙状结肠，宜采取左侧卧位，插入深度以 15~20cm 为宜；溃疡性结肠炎病变多在乙状结肠或降结肠，插入深度以 18~25cm 为宜；阿米巴痢疾病变多在回盲部，应取右侧卧位，插入深度以 10~15cm 为宜。

in the ileocecal junction, the depth of the tube insertion is between 10~15cm with the patient lying on the right side.

3. If the patient looks pale, has tachycardia, cold sweat, severe abdominal pain, or palpitations, stop the therapy immediately and report to the doctor.

4. The temperature of the medicine should be taken by thermometer at the bedside.

Key words

TCM enema

clearing heat and detoxifying toxin

softening hardness and dissipating mass

excreting waste and toxin

infusion support

Useful sentences

1. How often do you usually have a bowel movement?

2. The doctor ordered TCM enema for you. It can help you have bowel movement and lower your creatinine level as well.

3. 当患者出现脉搏细速、面色苍白、出冷汗、剧烈腹痛、心慌等，应立即停止灌肠并报告医生。

4. 灌肠液温度应在床旁使用水温计测量。

关键词汇

中药灌肠

清热解毒

软坚散结

泄浊排毒

输液架

有用的句子

1. 您平时几天解一次大便啊？

2. 医生给您开了中药灌肠的医嘱，不仅有助于您排便，还对降低您的肌酐水平有好处。

Chapter 2　Nursing Practice in TCM

第二章　中医特色护理

Section 1　Medication Nursing in TCM

Part 1. Methods of Decocting Chinese Medicinals

I. Medicinals Boiling Utensils

The best tools for preparing TCM decoction are earthenware pots or ceramic pots. No metal utensils made from iron or copper are used for the purpose because metals in the pots can react with the medicinals, which can reduce the therapeutic effects or even induce toxicity or side-effects.

II. The Amount of Water Used for Decoction

The proper amount of water in the pot should be 3~5 cm above the medicinals for the first time's boiling and 2~3cm for the second time.

III. Decocting Methods

① steeping medicinals before decoction

Before being boiled, the medicinals should be steeped in tap water for 30~60 minutes.

② heat control

In TCM, heat control in decocting refers to strong fire and slow fire. Strong fire is used for quick boiling; the slow one is for slow boiling. Usually, strong fire is used first until the water is boiling and then the slow one follows thereafter.

③ the time length for boiling

Time length for boiling depends on the nature of the disease and the medicinals. And it should be calculated from the time when the water just boils. Generally speaking, medicinals should be decocted for 20~30 minutes for the first time and 10~20 minutes for the second time; some medicinals used to release the exterior or the aromatic ones should be decocted for 15~20 minutes for the first time and 10~15 minutes for the second time; some medicinals for tonification should be decocted for 40~50 minutes in the first time and 30~40 minutes for the

第一节 中医用药护理

一、中药汤剂煎法

1. 煎药器具

煎药最好用砂锅或陶瓷锅，禁止用铁锅或铜锅等金属器具，因为金属会与药物发生化学反应影响药效，甚至产生毒副作用。

2. 水量

煎药加水要适量，第一煎加水超过药物 3–5 cm 为宜，第二煎加水量以水浸过药物表面 2–3cm 即可。

3. 煎法

①煎前泡药

煎药前多数药物宜用冷水浸泡 30–60 分钟。

② 火候

中医有武火和文火之分。武火指大火急煎，文火指小火慢煎，一般以先武火后文火为原则。

③煎药时间

煎药时间主要根据药物和疾病的性质而定。煎药时间从水沸时开始计算；一般药物一煎 20–30 分钟，二煎需 10–20 分钟；解表，芳香类药物，一般一煎 15–20 分钟，二煎需 10–15 分钟；滋补类药物一煎 40–50 分钟，二煎 30–40 分钟；有毒性药物如附子，川乌等需久煎，约 60 分钟左右。

second time; some toxic medicinals , such as Aconitum carmichaeli Debx(f ù z ǐ) and Radix Aconitic (chu ā n w ū) , should be decocted longer, up to one hour.

④ methods for medicinals that need special treatment

Decocted First: Some medicinals have hard texture, and their effective constituents are not easily extracted, so they must be decocted for 30 minutes before the other medicinals are put into the pot to be decocted together. This method is also suitable for decocting the toxic medicinals, such as Aconitum carmichaeli Debx (f ù z ǐ) and Radix Aconitic (chu ā n w ū) , thus their toxical effects can be reduced or eliminated.

Decocted Later: Some aromatic or purgative medicinals, such as Mentha haplocalyx Briq (b ò he) , Amomum villosum Lour (sh ā r é n) and Sennae Folium (f ā n xi è y è) , should be put into the pot later for their active ingredients tend to be volatile or easily decomposed during the process. They are usually put into the pot after the rest of the medicinals have been boiled for a period of time when the decocting process almost comes to the end, and then they are put in the pot and boiled together only for a few minutes.

Wrap-boiling: Some medicinal herbs must be wrapped in a piece of gauze before being boiled. Some medicinal herbs such as Pollen Typnae (p ú hu á ng) , are so light that they may float on the water surface, or become paste when boiled without wrapping, which can hinder the extraction effect or make the decoction difficult to be taken orally; some medicinals such as Semen Plantaginis (ch ē qi á n zi) with high content of starch or mucilage, are easily to stick on the pot and be carbonized; some downy herbs such as Flos Inulae (xu á n f ù hu ā) , should be wrapped when being boiled, otherwise, the decoction will contain the fine downy hairs, which can irritate the throat when taken orally.

Decocted Separately: Some precious medicinals such as Radix Ginseng

④特殊药物煎法

先煎：有些药物因其质地坚硬，有效成分不易煎出，应先入煎30分钟左右再纳入其他药同煎，如矿物、贝壳类药物；附子、川乌等药因其毒烈性经久煎可以降低，也宜先煎。

后下：有些芳香类和泻下类的药物因其有效成分煎煮时容易挥散或破坏而不耐煎煮者，入药时应后下，待它药煎煮将成时投入，煮沸几分钟即可，如薄荷、砂仁、番泻叶等药物。

包煎：有些药物入药时需用纱布包裹入煎。如蒲黄等药因药材质地过轻，煎煮时宜漂浮在药液面上，或成糊状，不便煎煮及服用；车前子等药材较细小，又含有淀粉、黏液质较多的药，煎煮时容易粘锅，焦化；旋覆花等药材有毛，对咽喉有刺激性的都属于这类。

另煎：贵重药物如人参等需另煎，以免有效成分被其他药渣

(r én sh ēn) , must be decocted alone in order to prevent its effective constituents from being absorbed by other medicinals.

Melting Separately with Heat: Some medicinal containing mucilage, such as Colla Corii Asini (ē ji ā o) , are easily deposited at the bottom of the pot or stick to other medicinals if they are decocted together , and they should be melted separately and then mixed with the decoction ready for oral use.

Administered After Medicinals are Dissolved: Some medicinals which can be dissolved after they are put into water, such as Natrii Sulfas (máng xi āo) , and the medicinals in liquid form such as bamboo juice, should be mixed with the decoction ready for use or with boiling water for oral use.

Part 2. Methods of Taking TCM Decoction

1. Time of Taking Decoction

Usually, one-day's dosage can be taken in different times during the day by dividing it into two or three doses. The specific timing of administration is decided according to the properties and effects of the medicines, or the state of the disease. For example, worm expelling medicines, purgative medicines, heat-clearing medicines and exterior releasing medicines should be taken before meals. For taking exterior releasing medicines, the patient should avoid being invaded by wind or cold by keep himself/herself warm, and the patients may eat hot congee to facilitate inducing diaphoresis. Digestant medicines should be taken after meals. Tranquillizers should be taken 30~60 minutes before sleeping. Those for acute diseases should be taken according to the doctor's orders. Generally, no matter what kinds of Chinese medicines they are, they should be taken one hour before or after a meal.

2. Temperature of Decoction for Administration

Usually, the decoction should be taken warmly, or according to the doctor's order when special treatment is needed.

3. Dose of the Decoction

Generally speaking, an adult should take 200ml of the decoction each

吸附，造成浪费。

烊化：胶类药容易黏附于其他药渣及锅底，既浪费药材又容易熬焦，宜另行熔化，再与其他药物兑服，如阿胶等药。

冲服：入水即化的药物宜用煎好的其他药液或开水冲服，如芒硝等，及汁液类药材如竹沥水等。

二、中药汤剂服法

1. 服药时间

一般情况下，每剂药分 2~3 次服用。具体服药时间可根据药物的性能、功效及病情或遵医嘱选择适宜的服药时间。例如：驱虫药、泻下药、清热药、解表药宜饭前服用。服用解表剂应避风寒或增衣被或辅以热粥以助汗出。消食化积药，通常是在饭后服。安神药宜睡前 30~60 分钟服。急诊用药遵医嘱。一般药物无论饭前饭后服，服药与进食都应间隔一小时左右。

2. 服药温度

一般情况下宜温服，对有特殊治疗需要的情况应遵医嘱服用。

3. 汤药剂量

成人一般每次服用 200ml，心衰及限制入量的患者每次宜服

time, but for a patient with heart failure or those whose intake liquid is limited, 100ml of the decoction should be taken each time. Children and the elderly should follow the doctor's orders.

Part 3. Basic knowledge of Chinese Patent Medicines

1.The common forms of Chinese patent medicines include pill, powder, tablet, capsule, granule, etc.

2.Generally speaking, for oral use, Chinese patent medicines should be taken with warm water, and powders can be washed down with water or decoction.

3.When taking a capsule, patients should just swallow it without chewing. The mixture, oral suspension, syrup and oral solution should be taken directly after being shaken well. Some medicinals such as Sennae Folium (fān xiè yè) and Semen Sterculiae Lychnophorae (pàng dàh ǎ i) , should be steeped in boiling water and drunk as tea.

4.The raw, cold, greasy and pungent foods should not be taken during the time when the Chinese patent medicines are taken.

5.Chinese patent medicines should be carefully prescribed for the pregnant patients when needed. No prohibited medicines can be used during pregnancy. The medicines that can be used for the pregnant patients with caution should be used the less the better. The pregnant patients should strictly follow the doctor's orders when taking any medicines.

Part4. Basic Knowledge of TCM Injection in Nursing Practice

1.The doctor must be informed if the patient has any history of allergy to TCM injection.

2.When a TCM injection is administered by infusion, the flow rate should not be too fast. In general the common rate is 30~60 drops/min.

3.TCM injection should be carefully used for the following people: the elderly, the infirm, the pregnant, children, and the patients with liver or

用 100ml，老年人和儿童应遵医嘱。

三、中成药服药知识

1.中成药的常见剂型有丸剂、散剂、片剂、胶囊和颗粒等。

2.内服中成药一般用温开水送服，散剂用水或汤药冲服。

3.服用胶囊不能咬破；合剂、混悬剂、糖浆剂、口服液等不能稀释，应摇匀后直接服用；番泻叶、胖大海等应用沸水浸泡后代茶饮。

4.在服药期间应忌食生冷、油腻及有刺激性的食物。

5.妇女妊娠期需使用中成药时，用药需格外谨慎，禁用药严禁使用，慎用药尽量不使用，如要使用应严格遵守医嘱。

四、中药注射剂的护理基本知识

1.对中药注射剂有药物过敏史的，及时告知医生。

2.中药注射剂输液过程中速度不宜过快，一般滴速为 30~60 滴 / 分钟。

3.年老、体弱、孕妇、儿童及有肝肾疾病的患者等应慎用中药注射剂。

kidney diseases.

4.When two or more kinds of TCM injections are used for one patient, they should be administered separately with an interval solution, such as normal saline.

5.When the patient has a rash, itch, or especially has palpitations, chest congestion or dyspnea in the process of the infusion, the TCM injection should be stopped and the doctor should be informed immediately.

Part5. Basic Knowledge of Chinese Topical Medicines in Nursing Practice

1.The skin of the affected area should be dried and cleaned before the topical medicine is applied. Wound debridement should be done when necessary.

2.After applying a medicine, if the skin of the patient looks red, or the patient feels burning, itch, or prickly, the doctor should be informed at once.

3.The medicine should be stopped and the doctor should be informed when the following symptoms appear, such as dizziness, nausea, palpitations, or shortness of breath.

4.Chinese topical medicines should be carefully applied to the patients who have a history of allergy.

Section 2　TCM Diet in Nursing Practice

Part 1. Overview

TCM diet in nursing practice refers to the diet that is specially designed for the patients in the process of their disease treatment, based on the principles of identifying symptom pattern for treatment. It lays emphasis on balancing yin and yang, and zang-fu organs, reducing excess and tonifying deficiency in order to vitalize the functions of five zang-organs, and enrich qi and blood. TCM emphasizes "the homology of medicine and food". Rational diets can

4. 两种或两种以上注射剂联用时，药物需分开使用，前后使用间隔液，例如生理盐水。

5. 输液过程中，患者出现皮疹、瘙痒，特别是心悸、胸闷、呼吸困难的情况，应立刻停药，通知医生。

五、外用中药的护理基本知识

1. 使用前注意皮肤干燥、清洁，必要时局部清创。

2. 应注意观察用药后反应，如出现灼热、发红、瘙痒、刺痛等局部症状时，应及时通知医师。

3. 用药过程中如出现头晕、恶心、心慌、气促等症状，应立即停止用药，并报告医师。

4. 过敏体质者慎用。

第二节　中医饮食护理

一、概述

中医饮食护理是指在治疗疾病的过程中，根据辨证施治的原则，进行营养膳食方面的护理，注重调整阴阳，协调脏腑，损有余而补不足，使五脏功能旺盛，气血充实。中医素讲药食同源，合理的饮食不仅能促使疾病早日康复，而且能调治疾病，尤其是对于慢性疾病和重病恢复期的患者，能起到巩固疗效的作用。

not only speed up recovery process, but also help treat diseases. Especially, it can consolidate the curative effects for the patients with chronic or serious disease during their convalescence.

I. The Properties, Flavours, and Efficacy of Foods

Just as Chinese medicines, foods have cold, hot, warm, or cool properties (and the neutral one is proposed later). Also they have five flavours: pungency, sweet, sour, bitter and salty, and the efficacy of ascending, descending, floating and sinking. Cold and cool properties have the same nature, and only vary in degree; warm and hot properties have the same nature as well, and vary in degree. Diets in nursing practice should be planned according to the patients' physical constitutions and the natures of their diseases. A balanced diet must be formulated by choosing the foods with proper properties and flavours so as to be beneficial to patients' health.

① Foods with Cold and Cool Properties

Just as Chinese medicines, foods with cold and cool properties have the effects of clearing heat and purging fire, clearing heat and detoxifying toxins, clearing heat to cool blood, clearing heat and tonifying yin. These medicines or foods are mainly used in the patients with hot constitution to alter the constitution and protect their yin fluids, or for patients with hot symptom pattern to relieve or eliminate the symptoms in the pattern. These foods include bitter gourd, watermelon, mung bean, pear, radish, nori, etc. However, the foods with cold property can potentially harm yang qi, and they should be carefully used in the patients who suffer from yang–qi deficiency or spleen–stomach deficiency and weakness.

② Foods with Hot and Warm Properties

Just as Chinese medicines, the foods with hot and warm properties have effects of warming the middle energizer and dispelling cold, tonifying kidney and yang of the body to invigorate the yang of the body, alter his/her cold constitution, relieve or eliminate the symptoms in cold symptom pattern. These

1. 饮食的性味与功效

食物与药物一样，具有寒、热、温、凉之四性（后来又增加了平性），辛、甘、酸、苦、咸之五味以及升降浮沉等作用。寒和凉为同一性质，只是程度上的不同；温和热为同一性质，也是程度上的差异。饮食调护应根据患者的体质、疾病的性质，选择不同性味的食物进行配膳，从而有益于健康。

①寒凉食物

凡属寒凉性的食物，和药物一样具有清热泻火、清热解毒、清热凉血、清热滋阴等功效。能纠正热性体质，保护人体的阴液，减轻或消除热性病证，主要用于热性体质或热性病证。如苦瓜、西瓜、绿豆、梨子、萝卜、紫菜等。但寒凉食物易损伤阳气，故阳气不足、脾胃虚弱患者应慎用。

②温热食物

凡属温热性的药物或食物，多具有温中散寒、补肾助阳等功效。能扶助人体的阳气，纠正寒性体质，减轻或消除寒性病证，主要用于寒性体质或寒性病证。如羊肉、生姜、大蒜、辣椒、韭菜等，但温热食物易助火伤津，故热证、阴虚火旺者忌用。

foods are mainly used for the patients with cold constitution or cold symptom pattern. These foods include but not limited to mutton, ginger, garlic, pepper and leek. However, the foods with hot property tend to help fire to consume body fluids, and they are not used in the patients with heat pattern or pattern of yin−deficiency and overactive−fire.

③ Foods with Neutral Property

The foods with neutral property have the effects of tonification and harmonizing the middle energizer. They include but not limited to pork, egg, Chinese yam, black fungus, peanut, tremella, cabbage, corn and so on. They are often used for most of the patients, especially those during convalescence.

II. Dietary Principles in TCM Nursing Practice

① Diets in TCM nursing practice should be formulated by identifying the patients' symptom patterns in terms of their constitutions and the diseases they suffer from. If strong adults catch a common cold, foods with strong effect of releasing the exterior, such as sweet ginger soup, are recommended. For the elderly, weak patients suffering from common cold, the foods with tonifying effects should be included in their diets, such as ginseng−cassia twig congee.

② Diets formulated in Accordance with Seasons and Locations.

In summer, cool drinks or foods which can clear summer heat should be taken. In autumn, foods with the effects of moistening or nourishing yin should be taken in order to protect the lungs from dryness. As the temperatures and lifestyle habits in different locations vary widely from place to place, foods should be chosen wisely according to the locations and their temperatures.

③ Diets may be formulated by identifying the symptom pattern to seek its etiologic factors. For instance, constipation patients with qi deficiency should be given walnut congee and those with body fluid deficiency given pear congee.

III. Basic Dietary Requirements in Nursing Practice

① Proper Diets

Eat proper amount of foods at a regular time every day.

③平性食物

平性食物性味平和，具有补益、和中的功效。如猪肉、鸡蛋、山药、木耳、花生、银耳、白菜、玉米等，常用于各类患者，尤其是疾病恢复期患者的调护。

2. 饮食调养的原则

①因人因病，辨证施食：如外感风寒患者，若是身体强壮的成年人可选用发散作用较强的食疗方如姜糖饮等；对于体虚而感风寒的老年患者，食疗时宜搭配补益食品，如人参桂枝粥等。

②因时因地，灵活选食：如夏季宜用清凉饮料或解暑食物，以清解暑热；秋季宜选用润燥养阴的食物，以防燥邪袭肺。各地寒温差异较大，南北生活习惯不同，故饮食调护应因地制宜，灵活选用食物。

③审证求因，辨证配食：如气虚便秘患者宜用胡桃粥，津亏便秘患者宜用鸭梨粥等。

3. 饮食调养的基本要求

①饮食有节

指饮食要适度而有节制，即进食应定量、定时。

② Balanced Diets

As nutritient from various foods are different. A balanced diet with right foods should be beneficial to people's health.

③ Hygiene Diets

④ Keep Good Habits for Eating

Focusing on how you feel while eating, chewing and swallowing the food slowly, eating in the pleasant environment with cheerful mood, are good for the digestion of the foods.

⑤ Post-meal Care

Pay attention to oral hygiene and rinse the mouth after a meal.

Do not rest in bed immediately after a meal.

IV. The Rules of Diets in TCM Nursing Practice

① Design Diets Based on Seasons

In spring, it is appropriate to eat the foods with pungent flavour and warm property, which have the the functions of rising and dispersing in terms of TCM theory. The foods can include but not limited to the dishes such as cilantro, shallot or leeks fried with eggs. Avoid raw foods and those with cold property.

In summer, it is appropriate to eat the foods that are non-greasy, quench thirst, and promote production of body fluids, such as watermelon, white gourd, luffa and mung bean soup. Avoid cold foods and those rich in flavors.

In autumn, it is appropriate to eat foods that help nourish yin and moisturize the lungs, such as sesame, honey, pear and white fungus broth. Avoid the foods with acrid flavor and hot property.

In winter, it is appropriate to eat foods that help nourish yin to contain yang, such as cereals and mutton. Warm soups or drinks should be taken in order to safeguard yang qi. Avoid raw foods and those with cold property.

② Design Diets Based on Regions

Because of the vast territory of our country, people should design their

②平衡配膳

由于各种食物中所含有的营养成分不同，只有做到各种食物兼之才能有益于人体的健康。

③饮食宜卫生

④保持良好的进食习惯

进食专注、细嚼慢咽，愉悦良好的环境和愉快的心情都有利于食物的消化吸收。

⑤食后护理

食后要漱口，注意口腔卫生。

食后不宜立即卧床休息。

4. 饮食宜忌

①因时配膳

春季宜适当食用辛温升散的食品，如香菜、葱、韭菜炒鸡蛋等，忌食生冷之品。

夏季宜进食清淡、解渴、生津之品，如西瓜、冬瓜、丝瓜、绿豆汤等，忌食寒凉、厚味之品。

秋季饮食应以滋阴润肺为主，如芝麻、蜂蜜、鸭梨、银耳羹等，忌食辛燥、温热之品。

冬季宜食用滋阴潜阳的食物，如谷类、羊肉等，而且宜食热饮，以保护阳气，忌食生冷寒凉之品。

②因地配膳

我国地域辽阔，应根据不同地域分别配制膳食。如我国东南

diets based on the regions they live in. For instance, people in the coastal region of southeast China should have light foods that help remove dampness, because the climate in this area is hot and humid, which can often cause damp-heat symptoms in the people. In the northwestern highlands, where the climate is cold and dry, local residents can easily fall ill with cold and dry symptoms, and then they should eat foods that have the properties of warming yang and dispelling cold, moistening dryness and promoting body fluid production.

③ Design Individualized Diets

Diets should be tailored to a patient's age, constitution, and illness.

④ Design Diets Based on Patient's Symptom Pattern Identified

From the perspective of symptom pattern identification for treatment, diseases develop dynamically. With the changes in etiology, the patient's constitution, or even the climates, and so on, the patients suffering from the same disease can have different symptom patterns and vice versa. Then their diets should be designed according to the symptom patterns identified.

Different Diets for the Patients with the Same Disease: Different diets are designed for the patients suffering from the same disease with different symptom patterns identified . For instance, stomachache due to food retention should be mitigated with foods that help promote digestion and harmonize the stomach, such as haw jelly or radish congee; stomachache due to stomach yin damaged by cold should be relieved by the foods that help warm the stomach and relieve pain, such as galangal congee; stomachache due to liver qi invasion should be relieved with plum blossom congee, rose tea, and other foods that sooth the liver and harmonize the stomach; stomachache induced by deficiency-cold of spleen and stomach should be remedied with foods that help tonify the spleen and warm the stomach such as fish soup; stomachache caused by deficiency of stomach yin should be relieved by the foods that nourish yin and tonify the stomach such as ladybell root congee.

沿海地区，气候温暖潮湿，居民易感湿热，宜食清淡除湿的食物；西北高原地区，气候寒冷干燥，居民易受寒伤燥，宜食温阳散寒或生津润燥的食物。

③因人配膳

不同年龄、不同体质、不同病情的人，饮食应有不同的调配。

④辨证施食

从辨证论治的角度来说，疾病是动态变化的，随着病因、体质、气候等因素的变化，一种病可能出现不同的证，不同的病可能出现相同的证。要根据不同的病证配制不同的膳食。

同病异食：相同的疾病，因证的不同而食用不同的饮食。如胃脘痛如为饮食所伤，宜食山楂糕、萝卜粥等以消食和胃；寒伤胃阴宜食高良姜粥等温胃止痛；肝气犯胃宜食梅花粥，饮玫瑰花茶等疏肝和胃；脾胃虚寒宜食鱼羹等健脾温胃；胃阴不足宜食沙参粥等养阴益胃。

The Same Diet for the Patients with Different Diseases: With the same symptom pattern identified in them, the patients suffering from different diseases may have the same diet. For instance, chronic diarrhea, rectocele, metrorrhagia and metrostaxis and hysteroptosis are different diseases, but all of them appear to be the same pattern of middle qi sinking. Therefore, they all can take the foods that help uplift middle qi such as ginseng tuckahoe congee.

⑤ Design Diets Based on the Chinese Medicines Being Taken

Avoid eating foods which are difficult to digest and pungent when people take Chinese medicines. Special constraints such as no pork in their diets if the patients' medications contain Rhizoma Coptidis (huǎng lián) , Radix Platycodonis (jié gěng) , Fructus Mume (wū méi) ; do not eat radish if taking Radix Ginseng (rén shēn) ; do not eat peach, plum, or garlic if taking Rhizoma Atractylodis Macrocephalae (bái zhú) ; do not drink vinegar if taking Poria(fú líng); do not eat onion, garlic, or radish if taking Rehmanniae Radix(dì huǎng) or Polygoni Multiflori Radix (hé shǒu wū) ; do not eat carp if taking Radix Glycyrrhizae (gān cǎo) ; do not eat the meat of soft-shelled turtle if taking Haplocalycis Herba (bò he) .

Diet constraints should not be dogmatically practiced. Attention should be paid to individual constitutions and specific analysis of patients' medical conditions to formulate proper diets for them.

Part2. Situational Dialogues

I. TCM Dietary Knowledge for the Patients with Dizziness

(Pattern of Hyperactive Liver-Fire)

(Andy, bed 1, is hospitalized for dizziness (hypertension stage 3) , and his condition is identified as the pattern of hyperactive liver-fire in terms of TCM theory. At 11 am, Li Ping, Andy's primary nurse, is going to share dietary knowledge with Andy. After entering his ward, she sees a hamburger and a large cup of Coke on his table.)

Li Ping: Hello, Andy! You haven't had lunch yet. Why don't we talk

异病同食：不同的疾病，如果出现相同的证，可选食相同的饮食。如久泻、脱肛、崩漏、子宫下垂等，这些不同疾病，在各自发展过程中表现为相同的中气下陷证，都可选用参苓粥等提升中气的饮食。

⑤辨药施膳

一般服药期间要注意忌食不易消化及有特殊刺激性的食物。特殊禁忌如黄连、桔梗、乌梅忌猪肉；人参忌食萝卜；白术忌桃、李、大蒜；茯苓忌醋；地黄、何首乌忌葱、蒜、萝卜；甘草忌鲤鱼；薄荷忌鳖肉。

饮食宜忌不是绝对的，要注意个体差异，针对病情具体分析。因此要因人、因时、因地施食。

二、情景对话

1. 眩晕患者的中医饮食宣教

（肝火亢盛证）

（1床安迪以眩晕病（高血压病3级）肝火亢盛证收入院，上午11:00责任护士李平给安迪做饮食方面的健康宣教，走进病房发现患者桌上放着汉堡和一大杯可乐。）

李平：安迪，你好！还没吃午饭呢，正好我过来给你聊聊吃

about diet now?

Andy: Okay!

Li Ping: What do you usually eat?

Andy: I often eat hamburger, steak and pizza.

Li Ping: These are all high-calorie foods. In TCM theory, foods with high fat and high calories are heavy foods which do harm on the cardiovascular system. It is not beneficial for controlling the blood pressure at the normal levels.

Andy: Oh, I don't know that certain foods have such a great impact on our bodies! What should I eat then?

Li Ping: You need more vegetables, fruits, and beans. In your case, I recommend you should eat more hawthorn, mung bean, nori and celery. These types of foods can help clear liver fire. Furthermore, excessive salt intake is another high risk factor of hypertension. So it would be better for you to take less than 5 grams of salt per day. I will give you a small salt spoon. You can use it to measure and control your salt intake when you are at home. You also like to drink Coke, right?

Andy: Yes.

Li Ping: You can try to drink chrysanthemum tea instead of Coke, since chrysanthemum helps clear liver, purge fire and lower blood pressure.

(Li Ping shows Andy how to make chrysanthemum tea.)

Li Ping: It will taste better if you add 1 to 2 pieces of crystal sugar or some honey.

Andy: Wow! There is so much knowledge about eating.

Li Ping: Exactly! Besides diets, managing emotions, balancing work and rest, and listening to soothing music may stabilize your blood pressure and alleviate dizziness. There are also TCM health exercises, such as an exercise that helps decrease blood pressure, and an exercise to help recovery from dizziness. If you are interested, I can teach you some exercises later.

146

的话题。

安迪：好呀。

李平：您平时都吃什么？

安迪：我平时吃汉堡、牛排、披萨多一些。

李平：这些食物的所含的热量非常高，中医上我们把这类高脂肪高热量的食物都归为肥甘厚味之品。常食这类食物会严重影响心脑血管的功能，不利于把血压控制在正常水平。

安迪：哦，食物有这么大的影响呢！那我应该吃些什么呢？

李平：您适合多吃一些新鲜的蔬菜水果和各种豆类，根据您的情况，推荐您食用山楂、绿豆、紫菜和芹菜等，这些食物具有清肝泻火的作用。另外高盐饮食是高血压发生的危险因素，所以您每天盐的摄入量最好控制在 5g 以下，我去给您拿个小盐勺，回家可以用它来控制盐的摄入量。您平时还喜欢喝可乐？

安迪：是的。

李平：您可以尝试用菊花茶代替可乐，菊花有清肝泻火、降压的作用。

（护士李平教安迪怎样制作菊花茶。）

李平：饮茶时可在杯中放一二颗冰糖，或者适量的蜂蜜，这样喝起来口感更好。

安迪：哇！原来吃东西还有这么多讲究呢。

李平：是的，除了饮食您还应该注意调整情绪，注意劳逸结合，听一些舒缓的音乐，这些也会稳定您的血压，使头晕症状减轻。另外，我们科还有一些关于中医养生方面的降压操、眩晕康复操，如果您感兴趣，以后我再教给您。

Andy: Okay! TCM is so amazing! Thank you so much!

Appendix 1: Dietary Guideline for the Dizziness Patients in Other Common Symptom Patterns

1. Pattern of Kidney-qi Deficiency

For the patients with the pattern, their diet should contain the foods that are rich in nutrients, such as soft-shelled turtle, mussel, white fungus, black sesame and walnut. Avoid fried, baked, spicy, acrid, or pungent foods. And smoking and alcohol should be given up.

2. Pattern of Phlegm and Blood Stasis

For the patients with the pattern, their diet should contain fewer greasy and sweet, strong-tasted, or cold foods, such as fatty meat and ice cream. Obese patients need to control their weight and restrict their diets. Patients suffering from sudden onset of severe vomiting should fast temporarily. After vomiting stops, they can eat semi-liquid food such as lotus congee.

3. Pattern of Yin Deficiency and Hyperactive Yang

For the patients with the pattern, they should maintain a light, low-salt, nutritious diet. They should eat more fresh fruits and vegetables, such as celery, radish, seaweed and while pear and use chrysanthemum as tea. Avoid spicy or acrid foods and give up alcohol and smoking.

Key words

hypertension   hyperactive liver-fire

clearing liver and purging fire

Useful sentences

1.I recommend you to eat hawthorn, mung bean, seaweed and celery. These foods help clear liver-fire.

安迪：好的，中医真是神奇的东西。非常感谢！

附1：眩晕病患者的其他常见证候饮食指导

1. 肾气亏虚证

饮食宜富含营养，如甲鱼、淡菜、银耳等，可多食用黑芝麻、核桃等。忌食煎炸炙烤及辛辣刺激性食物，戒烟酒。

2. 痰瘀互结证

少食肥甘厚腻、生冷荤腥，如肥肉、冰激凌等。肥胖的患者要控制饮食、控制体重，饮食不宜过饱，急性发作呕吐剧烈的患者，暂时禁食，呕吐停止后，可给予半流食，如荷叶粥等。

3. 阴虚阳亢证

饮食宜清淡富于营养、低盐，多吃新鲜水果、蔬菜，如芹菜、萝卜、海带、雪梨等，忌食辛辣刺激性食物，戒烟酒，可饮菊花代茶饮。

关键词汇

| 高血压 | 肝火亢盛 |
| 清肝泻火 | |

有用的句子

1. 推荐您食用山楂、绿豆、紫菜和芹菜，这些食物具有清肝泻火的作用。

2.You can try to drink chrysanthemum tea instead of Coke, since chrysanthemum helps clear liver and purge fire, and lower blood pressure.

II. TCM Dietary knowladge for the Patients with Heart Failure

(Patterns of Qi and Yin Deficiency, and Heart Blood Stasis)

(The International Nurses Day, 12th May, is coming soon. The nurses from the Department of Cardiology come to the local community to do voluntary services work. Two days ago, Jack was diagnosed with chronic heart failure (his condition is identified as the patterns of qi and yin deficiency, and heart blood stasis) . He wants to get some useful advice for his diet. Jack comes to the clinic and gives his medical records to nurse Wang Jing. She reads them carefully.)

Wang Jing: Hello, how may I help you?

Jack: Recently I can't sleep well. I feel like my mouth is dry and my tongue is scorched. Also, I haven't had a bowel movement for several days. Can you help me adjust my diet to deal with all these problems?

Wang Jing: What do you usually eat?

Jack: I usually eat fried pork chops and French fries quite often. Recently, I have fallen in love with Chinese tea. I love to drink strong tea.

Wang Jing: Fried pork chops and French fries are very high in calories. These types of high–fat, high cholesterol foods are categorized as heavy foods in TCM. They are the main factors that lead to heart diseases. Also, strong tea can disturb your sleep, so I won't recommend it to you.

Jack: Oh, I really didn't know that! Then what should I eat?

Wang Jing: According to your present condition, you can eat common yam, tofu, celery, onion, barbary wolfberry fruits, mushroom, chicken, duck and carp. Most of them can help nourish yin, clear heat, and relieve the symptoms of dry mouth and dry stool.

(Nurse Wang Jing shows Jack the sample dishes made by the foods just mentioned earlier, including common yam with wolfberry fruits and rice,

2.您可以尝试用菊花茶代替可乐，菊花有清肝降火、降压的作用。

2. 心衰病患者的中医饮食宣教

（气阴两虚、心血瘀阻证）

（5.12 国际护士节即将来临，心内科的护士们来到社区为当地居民义诊。杰克前两天被诊断出慢性心衰（气阴两虚、心血瘀阻证）。今天想借这个机会咨询一下饮食方面的注意事项，杰克来到义诊处把自己的病历本递给了护士王静，王静仔细看了杰克的病历。）

王静：您好，有什么可以帮助您的吗？

杰克：我这段时间睡眠不好，经常觉得口干舌燥的，好几天没大便了。看看能不能通过饮食帮我调理一下？

王静：您平时都吃什么？

杰克：平常吃煎猪排，炸薯条多一些，最近爱上了你们中国的茶叶，爱喝点浓茶。

王静：煎猪排，炸薯条这些食物所含的热量非常高，中医上我们把这类高脂肪高胆固醇的食物都归为肥甘厚味之品，这些都是引起心脏病的主要因素，另外浓茶会影响您的睡眠，也不推荐饮用。

杰克：喔，我以前还真不知道！那我应该吃些什么呢？

王静：根据您的身体情况，您可以吃些山药、豆腐、芹菜、洋葱、枸杞、木耳、香菇、鸡肉、鸭肉、鲫鱼等，这些食物大都可以滋阴清热，能缓解您口干、大便干燥的症状。

（护士王静向杰克展示由这些食材做成的美食的样品，比如山药枸杞饭、香菇木耳鸡、豆腐鲫鱼汤等，并把简单的制作方法

mushroom with black fungus and chicken, and tofu with carp soup. She also teaches Jack some simple methods for making these dishes.)

Jack: Great! They make me hungry!

Wang Jing: Ha-ha, right? Due to your poor heart function, I suggest you have meals 4 to 6 times a day. Eat less for dinner and don't drink too much water. You should control your sodium intake to a maximum of 5 grams per day.

Jack: Thank you very much!

Wang Jing: You are welcome! Keep in a good mood and don't be too tired. You can drink herbal tea brewed with 5 flowers of Sanchi, 3 barbary wolfberry fruits, and 2 slices of hawthorn. This tea can benefit your heart function since it would help activate blood, nourish yin, and boost blood circulation.

Jack: Alright, thank you!

Appendix 2: Dietary Guidelines for Patients with Heart Failure in Other Symptom Patterns

1. Patterns of Heart and Lung Qi Deficiency, Blood Stasis and Fluids Retention

For the patients with the patterns, their diets should consist of the foods with sweet flavor and warm property, which help tonify heart and the lungs, activate blood and eliminate stasis, such as lotus seeds and jujube.

Dietary therapy prescription: thick soup made of brown sugar and white fungus.

2. Patterns of Yang Qi Deficiency, and Blood Stasis Causing Water Retention

For the patients with the patterns, their diets should consist of foods with warm or hot property, which helps tonify qi, warm yang, eliminate stasis and promote diuresis, such as sea cucumber, chicken and mutton.

Dietary therapy prescription: rice cooked with lotus seeds and yam.

告诉了杰克。）

杰克：太好了，看着这些美食我都饿了！

王静：是吧，由于您心功能不好，建议您每日进餐 4~6 次，每晚进食宜少，避免饱餐。不宜喝太多的水。每日还要控制钠盐的摄入量，像您现在的情况，每日食盐量以不超过 5 克为宜。

杰克：太感谢了。

王静：不用谢。您注意别太劳累，保持愉快的心情。平时可以用三七花 5 朵、枸杞 3 粒、山楂 2 片代茶饮，有活血养阴、利于血液循环的作用，对您心脏有好处。

杰克：好的，谢谢。

附 2：心衰病患者的其他常见证候饮食指导

1. 心肺气虚、血瘀饮停证

饮食宜甘温，宜食补益心肺、活血化瘀之品，如莲子、大枣等。

食疗方：红糖银耳羹等。

2. 阳气亏虚、血瘀水停证

宜食温热、益气温阳、化瘀利水之品，如海参、鸡肉、羊肉等。

食疗方：莲子山药饭等。

3. Patterns of Kidney Essence Depletion, and Yin and Yang Deficiency

For the patients with the patterns, their diets should consist of foods with warm property, which help replenish the essence, tonify qi, nourish yin and activate yang, such as black sesame, black soya beans and barbary wolfberry fruits. Avoid the foods with spicy flavor or cold property.

Dietary therapy prescription: steamed egg custard with yam.

4. Pattern of Yang Deficiency and Water Overflow

For the patients with the pattern, their diet should consist of foods that help warm yang and induce diuresis, purge the lungs and relieve asthma, such as sea cucumber, lamb, wax gourd.

5. Pattern of Phlegm–dampness Retention in Lung

For the patients with the pattern, their diet should consist of foods that can diffuse the lungs and reduce phlegm, such as lily bulb and perilla frutescens.

Dietary therapy prescription: congee made of orange peel and coix seed.

Key words

heart failure

deficiency of qi and yin

greasy and sweet, strong–tasted foods

nourishing yin and clearing heat

activating blood and nourishing yin

Useful Sentences

1.Most of these foods can help nourish yin, clear heat, and relieve your symptoms of dry mouth and dry stool.

2. I can't sleep well recently. I often feel my mouth is dry and my tongue is scorched. And I have not had a bowel movement for several days.

3. 肾精亏虚、阴阳两虚证

宜食温，忌辛辣寒凉之物，填精化气，益阴通阳之品如：芝麻、黑豆、枸杞等。

食疗方：山药鸡蛋羹等。

4. 阳虚水泛证

宜食温阳利水、泻肺平喘之品，如海参、羊肉、冬瓜等。

5. 痰浊壅肺证

宜食宣肺化痰之品，如百合，紫苏等。

食疗方：橘皮薏仁粥。

关键词汇

心衰病
气阴两虚
肥甘厚味
滋阴清热
活血养阴

有用的句子

1. 这些食物大都可以滋阴清热，能缓解您口干、大便干燥的症状。

2. 我这段时间睡眠不好，经常觉得口干舌燥，好几天没大便了。

III.　TCM Dietary Knowledge for the Patients with Diabetes

(Pattern of Yin-Deficiency with Overactive Fire)

(Elisa, suffering from type 2 diabetes for 16 years, maintains her blood glucose at normal level by regular insulin injection. Recently, she often feels hot in her palms and soles, as if flame is burning in her extremities. She also has red and dry lips, feels thirsty, and has dry stool and bad temper. She would like to take the opportunity of traveling in China to seek help from TCM. After diagnosis, a TCM doctor prescribes her some traditional Chinese medicines and gives her some dietary suggestions. The doctor tells her to go to the nursing clinic for further dietary instructions.)

(Nurse Wang Fang takes the prescription from Elisa which says: "instruction on diet for diabetes with the pattern of yin deficiency with overactive fire.")

Wang Fang: Hello, Elisa! Could you tell me what you usually eat?

Elisa: I like peppers and mutton. They are rich in protein and vitamins, and low in sugar.

Wang Fang: It is just as you say. However, in TCM theory, these foods have a hot property. They will exacerbate your symptoms of having a dry mouth and dry stool.

Elisa: Oh! I usually just pay attention to calories and nutrients. I don't know that there is so much dietary knowledge in TCM, It's amazing! Then what should I eat?

Wang Fang: According to your constitution of yin deficiency with overactive fire, I suggest that you have more Chinese cabbage, agaric, tremella, polygonatum odoratum, fish and millet. These foods help clear heat and nourish yin, which can alleviate your symptoms of dry mouth and dry stool. Now, I will show you how to make chrysanthemum and polygonatum odoratum tea. It can help alleviate the hot feeling in your hands and feet, and lighten your mood!

3. 消渴病患者的中医饮食宣教

（阴虚火旺证）

（艾莉莎是个有着16年糖尿病史的2型糖尿病患者，她常规注射胰岛素，血糖控制基本达标。但是她最近经常感到手心、脚心很热，像冒火一样；口干，口渴；大便干燥，还特别爱发脾气。趁着这次到中国旅游顺便看看中医有什么好办法能够解决自己的痛苦。医生诊断之后给她开了一些中药，又给她开了饮食指导单去护理门诊。）

（护士王芳接过艾莉莎手里的处方，医嘱：消渴病阴虚火旺证饮食指导。）

王芳：您好！艾莉莎，方便告诉我您平常喜欢吃些什么吗？

艾莉莎：我喜欢吃辣椒和羊肉，它们含糖量低且蛋白质和维生素非常丰富。

王芳：你说的很对，辣椒和羊肉确实是含糖量低且含有丰富的维生素和蛋白质，但是从我们中医的观点来看这些食物性味辛热，经常食用会加重您口干口渴、大便干燥的症状。

艾莉莎：哦，我平常饮食只关注食物的热量以及所含的营养素，还真不知道中医饮食还有这么多学问，太神奇了！那我应该吃些什么呢？

王芳：根据您阴虚火旺的体质您可以多吃一些白菜、木耳、银耳、玉竹、鱼肉、小米等。这些食物具有清热养阴的功效，有助于缓解您口干口渴、大便干燥的症状。现在我再教您一个菊花玉竹茶吧，常喝这个茶不仅能缓解您手心脚心发热，口干口渴的症状，还能使心情变好呢！

Elisa: Terrific!

Wang Fang: Put three chrysanthemums and three pieces of polygonatum odoratum into a cup, and then pour boiling water into the cup. Wait for several minutes before you drink it. You can use a glass cup to make the tea to enjoy the beautiful chrysanthemum and light yellow polygonatum odoratum. Let me make a cup of tea for you!

(A few minutes later, Elisa is delighted to see the tea.)

Wang Fang: Here is a card with step-by-step instructions of making herbal tea. You can follow it to make herbal tea yourself after you return home.

Elisa: Thank you so much!

Wang Fang: You're welcome! You can enjoy this tea during your journey. Oh, remember don't add sugar in the tea because of your diabetes.

Appendix 3: Dietary Guideline for Diabetes Patients in Other Common Symptom Patterns

1. Pattern of Stagnant Heat in Liver and Stomach

For the patients with the pattern, they can have the foods that help clear heat, such as bitter gourd, cucumber, sponge gourd, celery, lotus seed and tremella.

Dietary therapy prescription: bitter gourd and yam cooked with tofu, cucumber in sauce, sauteed sponge gourd and mushrooms.

2. Pattern of Excessive Heat in Stomach and Intestine

For the patients with the pattern, they can have the foods that help clear gastrointestinal heat, such as aloe, purslane, bitter gourd, wax gourd, buckwheat and oatmeal.

Dietary therapy prescription: purslane in sauce, sauteed wax gourd and bamboo shoots, colyx tea.

艾莉莎：太好了。

王芳：白菊花 3 朵，玉竹 3 片，加入热开水冲泡，几分钟以后就可以饮用了。您可以用玻璃杯冲泡，这样还能够看到美丽的菊花和浅黄的玉竹，能够赏心悦目呢！我现在给您泡一杯。

（几分钟后，艾莉莎看了泡制好的菊花玉竹茶，脸上露出了喜悦的表情。）

王芳：我把写有制作步骤的小卡片给您，您回国后可以照着做。

艾莉莎：谢谢你！

王芳：不客气，您在旅途中就可以品尝到我刚才教您的菊花玉竹茶了。别忘了您有糖尿病，喝的时候不要加糖啊！

附 3：消渴病患者的其他常见证候饮食指导

1. 肝胃郁热证

宜食开郁清热之品，如苦瓜、黄瓜、丝瓜、芹菜、莲子、银耳等。

食疗方：苦瓜山药烧豆腐、凉拌黄瓜、丝瓜炒蘑菇等。

2. 胃肠实热证

宜食清利胃肠实热之品，如芦荟、马齿苋、苦瓜、冬瓜、荞麦、燕麦片等。

食疗方：凉拌马齿苋、冬瓜炒竹笋、苦丁茶等。

3. Pattern of Spleen Deficiency and Stomach Heat

For the patients with the pattern, they can have the foods that help tonify the spleen and clear stomach heat, such as common yam millet, sorghum, spinach, rice bean and fish.

Dietary therapy prescription: soup made of common yam rhizome, gorgon fruit and lean meat.

4. Pattern of Upper Heat and Lower Cold

For the patients with the pattern, they can have the foods that help clear heat in upper part of the body and warm the lower part of the body, such as daikon and fresh reed rhizome.

Dietary therapy prescription: daikon juice.

5. Pattern of Qi and Yin Deficiency

For the patients with the pattern, they can have the foods that help replenish qi and nourish yin, such as duck, eggs, fish, common yam and lily bulb.

Dietary therapy prescription: congee made of preserved eggs and lean meat.

6. Pattern of Yin and Yang Deficiency

For the patients with the pattern, they can have the foods that help warm kidney yang and nourish kidney yin, such as beef, lamb, shrimp, leek, pig pancreas, dried ginger, black soy bean and black sesame.

Dietary therapy prescription: leek cooked with shrimp, mushroom and agaric soup.

Key words

TCM diet   pattern of yin deficiency with overactive fire

Useful Sentences

1.These foods help clear heat and nourish yin.

2.It is helpful to alleviate your symptoms of dry mouth and dry stool.

3. 脾虚胃热证

宜食补脾清胃热之品，如山药、粟米、高粱、菠菜、赤小豆、鱼肉等。

食疗方：山药芡实瘦肉饮等。

4. 上热下寒证

宜食清上温下之品，如白萝卜、鲜芦根等。

食疗方：白萝卜汁等。

5. 气阴两虚证

宜食益气养阴之品，如鸭肉、蛋类、鱼肉、山药、百合等。

食疗方：皮蛋瘦肉粥等。

6. 阴阳两虚证

宜食温益肾阳、补肾滋阴之品，如牛肉、羊肉、虾仁、韭菜、猪胰、干姜、黑豆、黑芝麻等。

食疗方：韭菜炒虾仁、香菇木耳汤等。

关键词汇

中医饮食　　　　　　　　　阴虚火旺

有用的句子

1. 这些食物具有清热养阴的功效。
2. 有助于缓解您口干口渴、大便干燥的症状。

3.Here is a card with step–by–step instructions of making herbal tea. You can follow it to make herbal tea yourself after you return home.

IV. TCM Dietary Knowledge for the Patients with Lung Cancer

(Pattern of Lung–yin Deficiency)

(Li Shi, Bed 1, male, 65 years old, is admitted to the hospital for a lung cancer review. At 2pm, his charge nurse Li Li comes to the ward to give him some TCM diet instructions.)

Li Li: Li Shi, how do you feel recently?

Li Shi: These days I feel a kind of dry–heat sensation and I'm always upset every afternoon. It's hard to fall asleep. I can't sleep well and even have the dry–heat feeling during my sleep. I like to put my arms and legs against the wall because it makes me feel better.

Li Li: Really? Can I see your tongue please?

(The nurse checks his tongue. He has a red tongue with thin coating)

Li Li: Do you have phlegm?

Li Shi: Yes, but only a little bit. This time I come here mainly for reexamination. Actually, I don't feel that uncomfortable. It's just that I always feel tired, and have shortness of breath when I cough, which usually is quite dry.

Li Li: Oh, I see. The doctor has identified your condition as the pattern of lung yin deficiency. You have obvious symptoms of yin deficiency, such as vexing heat in the chest, palms and soles, red and dry tongue with less coating. Doctor prescribed Chinese herbal medicine for you to help relieve the symptoms.

(Li Li sends him a package of warm Chinese decoction.)

Li Li: Please drink the decoction while it is still warm. You should drink one pack each time, twice a day. Drink one after breakfast and another after lunch.

Li Shi: Okay, I got it.

Li Li: In addition, besides taking the decoction, you can adjust your diet

3.我把写有制作步骤的小卡片给您，您回国以后可以照着做。

4.肺积（肺癌）患者的中医饮食宣教

（肺阴虚证）

（1床李士，男性，65岁，以肺癌复查收住院。下午14:00，护士李莉走进病房准备进行饮食宣教。）

李莉：李士，最近感觉怎么样？

李士：我这段时间呀，每天中午过后，就觉得燥热、心烦，老是睡不着，睡着了也觉得燥得慌，就想把手脚都放在墙上，那样感觉舒服点，但是就是睡不踏实。

李莉：是吗？来，让我来看看您的舌苔。

（观察患者舌红，苔薄）

李莉：那您有痰吗？

李士：有，但是，痰少。我这次主要是来复查，没有感觉那种很明显的不舒服，只是感觉咳嗽的时候，特别累，气好像不够用，老是干咳。

李莉：哦，好的，我看了一下大夫给您分析的证型，您现在属于肺阴虚型。您现在阴虚的症状，还是挺明显的，五心烦热，舌红少苔。大夫给您开了中药，可以缓解您的这些症状。

（护士将一包热好的中药汤剂送至患者身边）

李莉：请您趁热将药喝下，以后每天早晚饭后各一包，一天两次。

李士：哦，好的，记住了！

李莉：除了吃中药，在饮食方面也可以自我调理一下的，这

to your condition. It's helpful to improve your symptoms by adjusting your diet.

Li Shi: Really, that's great! Can you tell me more about it?

Li Li: Simply, try eating more white foods.

Li Shi: White foods?

Li Li: Yes, many foods that help nourish yin and moisten the lungs are in white color, such as lily bulb, tremella, pear, cubilose and common yam. The foods such as honey, walnut, radish, lotus seed and sesame also have those effect. You can have the soup of lily bulb, tremella, and pears. It helps nourish yin, moisten the lungs, eliminate phlegm, and tranquilize the mind.

Li Shi: Yes, indeed! That sounds easy and I will ask my wife to help me to cook it. Thank you so much!

Li Li: You are welcome! Please tell me if you have any questions. I'll try my best to tell you more tips for your diet.

Li Shi: Okay, thank you!

Appendix 4: Dietary Guidelines for Lung Cancer Patients in Other Common Symptom Patterns

1. Pattern of Spleen-Lung Qi Deficiency

For the patients with the pattern, they can have the foods that help tonify qi of the spleen and the lung, such as glutinous rice, common yam, quail, squab, beef, fish, chicken, barley, white hyacinth bean, pumpkin and mushroom.

Dietary therapy prescription: glutinous rice congee with common yam

2. Pattern of Qi Stagnation and Blood Stasis

For the patients with the pattern, they can have the foods that help promote qi, activate blood and eliminate stasis, such as hawthorn, peach kernel, Chinese cabbage, celery, radish, ginger and garlic.

Dietary therapy prescription: shredded radish soup.

3. Pattern of Phlegm Heat Blocking Lung

For the patients with the pattern, they can have the foods that help clear

对您不适的症状有一定的帮助。

李士：是吗，姑娘，那太好了，快和我说说。

李莉：简单地说，您可以吃一些白色的东西。

李士：白色的东西？

李莉：对呀，很多滋阴润肺的食物都是白色的，比如百合、银耳、雪梨、燕窝、山药等，另外，像蜂蜜、核桃、萝卜、莲子、芝麻也有上述功效。您可以来一道"银耳百合雪梨汤"，滋阴、润肺、化痰、安神，特别适合您。

李士：噢，还真是！这个汤也好做，不错。可以和我老伴说一声，让她帮我做。谢谢你啊！

李莉：您客气啦，您有事可以直接跟我们说，我们也可以多给您介绍一些饮食的注意事项。

李士：好的，谢谢你啦！

附4：肺积患者的其他常见证候饮食指导

1. 肺脾气虚证

进食补益肺气、脾气的食品，如糯米、山药、鹌鹑、乳鸽、牛肉、鱼肉、鸡肉、大麦、白扁豆、南瓜、蘑菇等。

食疗方：糯米山药粥。

2. 气滞血瘀证

进食行气、活血、化瘀的食品，如山楂、桃仁、大白菜、芹菜、白萝卜、生姜、大蒜等。

食疗方：白萝卜丝汤。

3. 痰热阻肺证

进食清肺化痰的食品，如生梨、白萝卜、荸荠等，咳血者可

heat of the lung and dissipate phlegm, such as pear, radish and water chestnut. Patients with hemoptysis can eat kelp, shepherd's purse and spinach.

Dietary therapy prescription: shredded water chestnut with shredded kelp.

4. Pattern of Qi and Yin Deficiency

For the patients with the pattern, they can have the foods that help enrich qi and yin, such as lotus seed, longan, lean meat, egg, fish, common yam and sea cucumber.

Dietary therapy prescription: preserved egg and pork congee, common yam soup with longan.

Key words

pattern of lung–yin deficiency

vexing heat in the chest, palms and soles

red tongue with less coating

nourishing yin and moistening lung

Useful Sentences

1.Please drink the decoction while it is still warm. Twice a day, one pack each time. Drink one after breakfast and another after lunch.

2.In addition, besides taking the decoction, you can adjust your diet to your condition. It's helpful to improve your symptoms by adjusting your diet.

V. TCM Dietary Knowledge for the Patients with Epigastralgia

(Pattern of Spleen–Stomach Deficiency– Cold)

Li Li: Good morning, Lucy! How are you feeling today?

Lucy: Much better, I just have a little stomachache. I'd like to order something to eat now. Do you have any good suggestions?

Li Li: Soft foods that are easy to be digested will be good for you. You can eat rice or millet congee. And last time you said that you were sensitive to

吃海带、荠菜、菠菜等。

食疗方：炝拌荸荠海带丝。

4. 气阴两虚证

进食益气养阴的食品，如莲子、桂圆、瘦肉、蛋类、鱼肉，山药、海参等。

食疗方：皮蛋瘦肉粥、桂圆山药羹。

关键词汇

肺阴虚型
五心烦热
舌红少苔
滋阴润肺

有用的句子

1.请您趁热将药喝下，以后每天早晚饭后各一包，一天两次。

2.除了吃中药，在饮食方面也可以自我调理一下的，这对您不适的症状有一定的帮助。

5. 胃脘痛患者的中医饮食宣教

（脾胃虚寒证）

李莉：早上好，露西，今天感觉怎么样？

露西：好多了，只是还有一点胃痛。我现在想订点吃的，您有好的建议吗？

李莉：您的饮食要以质软、易消化为主，可以喝点大米粥、小米粥。而且上次听您说您平时怕冷，受凉或者劳累后胃痛会发

cold, and often suffer from stomachache after catching a cold or being tired. These all indicate the pattern of spleen–stomach deficiency–cold. So I will recommend that you should eat some longan sticky rice congee.

Lucy: What's special about this congee?

Li Li: The congee helps warm the middle energizer and invigorate the spleen, which means that it is helpful to relieve cold symptoms of the stomach. Besides, the congee is sweet and delicious.

Lucy: Can you give me more information on what foods are good for me?

Li Li: Okay. Your stomachache has to do with cold stimulation. So it will be better if you drink warm or hot water, and avoid cool or cold water.

Lucy: Okay, I got it.

Li Li: Also, you should have the foods that have warm or hot property, such as mutton, chicken, longan, jujube and fresh ginger.

Lucy: Why those foods have warm or hot property?

Li Li: According to TCM theory, foods can be classified into four categories of properties: cold, hot, warm and cool. Different types of foods have different effects. Taking longan as an example, it has warm property and a food or a medicine with that property can supply energy for your body. Eating more of these foods usually can help make one's hands and feet warm.

Lucy: I see. That's interesting.

Li Li: In addition, you should take TCM decoction when it's still warm and take hot congee or hot drinks in order to improve its efficacy.

Lucy: Okay.

Li Li: You should eat meals more frequently but less for each. You should take care not to overeat, which will increase your stomach's burden.

Lucy: I always eat at irregular times because of work. Sometimes, I just eat a little bit in a hurry.

Li Li: Such a diet will make your stomachache worse. You should change your dietary habits and pay attention to chewing carefully and swallowing slowly.

作，这些症状均是脾胃虚寒证的表现，所以推荐您食用桂圆糯米粥。

露西：这个粥有什么特别吗？

李莉：桂圆糯米粥具有温中健脾的作用，也就是说它有助于改善您胃脘部怕冷的症状。而且这个粥甜甜的，很好喝。

露西：那您能给我多介绍一些与饮食有关的知识吗？

李莉：好的。您的这个胃痛的症状与冷刺激有关，所以饮水方面要喝温水或者热水，不要喝凉水或者冷水。

露西：好的，我会注意的。

李莉：宜多食温热之品，比如羊肉、鸡肉、桂圆、大枣、生姜等。

露西：为什么这些食物属温热之品呢？

李莉：按中医理论，把药物和食物都分为寒、热、温、凉四类，不同性质的食物有不同的作用，比如桂圆，它属于温性食物，温性药（食）物可以使身体产生热能，增加活力，经常吃会改善手足怕冷的感觉。

露西：哦，很有意思。

李莉：另外，汤药也宜温服，服药后宜进热粥、热饮，以助药力。

露西：好的。

李莉：您的饮食要少食多餐。避免过饱，增加胃的负担。

露西：由于工作性质的原因，我的饮食确实不规律，有时只是仓促吃一点而已。

李莉：这样的饮食习惯会使您胃痛越来越严重。希望您能改变您的饮食习惯，平时注意吃饭时要细嚼、慢咽。

Lucy: How amazing the Chinese diet is!

Li Li: Avoid eating greasy, spicy, too sweet, too acid, raw or cold foods. All of them can harshly stimulate your gastric mucosa.

Lucy: Thanks a lot for introducing so much knowledge about diet to me. I will pay more attention to adjusting my dietary habits.

Li Li: You're welcome! Do you smoke or drink?

Lucy: Occasionally.

Li Li: Do you like drinking coffee?

Lucy: Yes! It is my favorite.

Li Li: I suggest you should quit them all.

Lucy: Okay, I will. Thank you!

Appendix 5: Dietary Guidelines for Stomachache Patients in Other Common Symptom Patterns

1. Pattern of Liver–Qi and Stomach–Qi Stagnation

For the patients with the pattern, they can have the foods that help soothe the liver and regular qi, such as citron, bergamot, hawthorn, peach kernel, common yam, radish and ginger. Don't eat gas–producing foods, such as beans, sweet potato and pumpkin.

Dietary therapy prescription: common yam congee with kumquat and corn.

2. Pattern of Stagnant Heat in Liver and Stomach

For the patients with the pattern, they can have the foods that help soothe the liver and clear heat, such as gardenia, almonds, coix seed, lotus seed and chrysanthemum.

Dietary therapy prescription: chrysanthemum tea.

3. Pattern of Dampness–Heat in Spleen and Stomach

For the patients with the pattern, they can have the foods that help clear damp–heat, such as water chestnut, lily bulb, purslane and rice bean.

Dietary therapy prescription: rice bean congee.

露西：中国的饮食好奇妙啊！

李莉：还要注意忌食辛辣、肥腻、过甜、过酸、生冷之品，这些食物对胃黏膜具有较强刺激作用。

露西：非常感谢你，给我介绍了这么多饮食相关的知识，今后我会注意调整我的饮食的。

李莉：不客气。请问您吸烟、喝酒吗？

露西：偶尔。

李莉：喜欢喝咖啡吗？

露西：咖啡，我的最爱。

李莉：建议您戒烟酒、咖啡。

露西：好的，谢谢你。

附5：胃脘痛患者的其他常见证候饮食指导

1. 肝胃气滞证

进食疏肝理气的食物，如香橼、佛手、山楂、桃仁、山药、萝卜、生姜等。忌食壅阻气机的食物，如豆类、红薯、南瓜等。

食疗方：金桔山药粟米粥等。

2. 肝胃郁热证

进食疏肝清热的食物，如栀子、杏仁、薏仁、莲子、菊花等。

食疗方：菊花饮等。

3. 脾胃湿热证

进食清热除湿的食物，如荸荠、百合、马齿苋、赤小豆等。

食疗方：赤豆粥等。

4. Pattern of Spleen–Stomach Qi Deficiency

For the patients with the pattern, they can have the foods that help invigorate the middle energizer and stomach, such as egg, lean pork, mutton, jujube, longan, white hyacinth bean, common yam and tuckahoe.

Dietary therapy prescription: common yam lotus seed congee.

5. Pattern of Stomach–Yin Deficiency

For the patients with the pattern, they can have the foods that help nourish yin and harmonize stomach, such as egg, lotus seed, common yam, white hyacinth bean, lily bulb, big jujube, coix seed and barbary wolfberry fruits. Do not have the foods that can induce fire, such as the fried food, mutton, alcohol.

Dietary therapy prescription: common yam lily bulb jujube congee and common yam barbary wolfberry fruit coixseed congee.

6. Pattern of Stomach Collateral Stasis

For the patients with the pattern, they can have the foods that help activate blood and eliminate stasis, such as peach kernel, haw, jujube, rice bean and ginger. Don't eat raw, greasy, hard, cold, or fried foods.

Dietary therapy prescription: jujube rice bean lotus seed congee.

Key words

pattern of spleen–stomach deficiency– cold

warm property

soothing liver and regulating qi

warming middle energizer and invigorating spleen

activating blood and eliminating stasis

Useful Sentences

1.You should have foods that have warm property, such as mutton, chicken, longan, jujube and ginger.

2.Avoid spicy, greasy, raw and cold, too sweet, or too acid foods.

4. 脾胃气虚证

进食补中健胃的食物，如鸡蛋、瘦猪肉、羊肉、大枣、桂圆、白扁豆、山药、茯苓。

食疗方：莲子山药粥等。

5. 胃阴不足证

进食滋阴和胃的食物，如蛋类、莲子、山药、白扁豆、百合、大枣、薏仁、枸杞等。忌油炸食物、羊肉、酒类等助火之品。

食疗方：山药百合大枣粥、山药枸杞薏米粥等。

6. 胃络瘀阻证

进食活血祛瘀食物，如桃仁、山楂、大枣、赤小豆、生姜等。忌粗糙、坚硬、油炸、厚味之品，忌食生冷性寒之物。

食疗方：大枣赤豆莲藕粥等。

关键词汇

脾胃虚寒证

温性

疏肝理气

温中健脾

活血祛瘀

有用的句子

1. 宜多食温热之品，比如羊肉、鸡肉、桂圆、大枣、生姜等。

2. 忌食辛辣、肥腻、过甜、过酸、生冷之品。

VI. TCM Dietary Knowledge for the Patients with Herniation of Lumbar Intervertebral Disc

(Pattern of Qi Stagnation and Blood Stasis, and Liver and Kidney Deficiency)

(Tom, Bed 6, is hospitalized for herniation of lumbar intervertebral disc. On the second day after admission, his charge nurse Li Mei comes to his ward to tell him some TCM dietary tips.)

Li Mei: Good morning, Tom! What did you have for breakfast today?

Tom: I haven't had it yet. But just now my family brought me a lot of my favorite foods—hamburger, cheese, fries, cola and so on.

Li Mei: These foods are not suitable for you. You need to change your dietary habits.

Tom: Why can't I eat these foods?

Li Mei: The doctor advises you to stay in bed to rest more. After reducing your movement, your digestive function will decline. Eating foods with much sugar and fat will increase your chances for constipation. Forcibly defecating will increase abdominal pressure, which will worsen the illness.

Tom: Okay, I got it.

Li Mei: Do you usually smoke ?

Tom: Yes.

Li Mei: You should quit smoking from now on. Evidence shows that smoking is one of the causes of chronic low back pain, and it is not good for your recovery.

Tom: Well, it is hard for me. But I will try.

Li Mei: I believe you can do it. In addition, you also need to limit your diet and maintain your weight. Being overweight can lead to waist and leg pains. At the same time you need to stop skipping breakfast and eat more light foods and vegetables.

Tom: The doctor said that my condition of herniation of lumbar intervertebral

6. 腰椎间盘突出症患者的中医饮食宣教

（气滞血瘀兼肝肾亏虚证）

（6床汤姆，以"腰椎间盘突出症"收住院。入院第二天责任护士李梅来到病房进行饮食宣教。）

李梅：早上好，汤姆。您今天早饭吃的什么？

汤姆：我没吃早餐，刚刚让家里人给带来了很多我喜欢吃的食物，汉堡、奶酪、薯条、可乐……

李梅：现在这些食物不适合您食用，目前您需要改变一下饮食习惯。

汤姆：为什么不能吃这些了？

李梅：住院期间大夫建议您要多卧床休息，活动量减少后，消化功能也会明显降低，吃这些含糖分、脂肪多的食物，会增加您便秘的可能，而过度排便用力，会使腹压增高，加重病情。

汤姆：好的，我知道了。

李梅：您平时抽烟吗？

汤姆：是的。

李梅：请您今后要戒烟，因为很多资料表明吸烟是慢性腰痛发病的原因之一，而且吸烟也不利于康复。

汤姆：好的，做起来有点难，我努力去做吧。

李梅：相信您可以做到！另外，您还需要限制饮食，保持体重，避免过胖。过度肥胖也会导致腰腿痛。同时您需要改变不吃早餐的生活习惯，多吃蔬菜，饮食清淡为主。

汤姆：我的大夫说我的腰椎间盘突出症属于气滞血瘀兼肝肾

disc can be identified as the patterns of qi stagnation and blood stasis, and liver and kidney deficiency. Does that have any relationship with my diet?

Li Mei: Yes. according to TCM theory, you should eat the foods that help activate blood and eliminate stasis, and nourish the liver and kidney, such as white fungus, enoki mushroom, black sesame. These are more suitable for your recovery.

Tom: Okay, I see.

Li Mei: In addition, you should take more vitamin C because our intervertebral disk fiber ring is formed by the connective tissue. The connective tissue cannot be formed without vitamin C.

Tom: Can I eat some oranges, strawberries and sweet potatoes?

Li Mei: Of course, some vegetables are also rich in vitamin C, such as oilseed rape, green peppers, cauliflower and cabbage.

Tom: Okay, I got it. What a pity! I can't enjoy the food on this table.

Li Mei: Well, you can have something else. Try to add black sesame and barbary wolfberry fruits when you make congee. It's good for your health and it tastes good.

Tom: Thank you so much!

Li Mei: It's my pleasure!

Appendix 6: TCM Dietary Knowledge for the Patients with Herniation of Lumbar Intervertebral Disc in Other Common Symptom Patterns

1. Pattern of Qi Stagnation and Blood Stasis

For the patients with the pattern, they can have the foods that help activate blood, eliminate stasis, and moving qi, such as black fungus, enoki mushroom and peach kernel.

2. Pattern of Dampness–cold Obstruction

For the patients with the pattern, they can have the foods that help warm

亏虚型，这跟我的饮食有什么关系吗？

李梅：是的，有关系。您最好吃一些活血化瘀、滋养肝肾的食物，比如银耳，金针菇，黑芝麻等，这些食物有助于您的康复。

汤姆：好的，我知道了。

李梅：另外要多补充维生素 C，因为我们椎间盘的纤维环是由结缔组织形成的，结缔组织的形成离不开维生素 C。

汤姆：那我可以吃橘子、草莓、红薯吗？

李梅：是的，可以吃，你也可以多吃蔬菜，比如：油菜、青椒、菜花、卷心菜等。

汤姆：好的，我记住了。真遗憾，桌上的美食我不能享用了。

李梅：你也可以吃点其他的，比如熬粥时放点黑芝麻、枸杞子都行，不仅有利于你的健康，味道也很不错。

汤姆：谢谢你了。

李梅：不用客气。

附 6：腰椎间盘突出症患者的其他常见证候饮食指导

1. 气滞血瘀证
饮食宜进行气活血化瘀之品，如黑木耳、金针菇、桃仁等。

2. 寒湿痹阻证
饮食宜进温经散寒、祛湿通络之品，如砂仁、羊肉等。忌凉

channels and dispel cold and dampness, such as amomum villosum fruit, mutton. Avoid raw fruits, and cold foods or drinks.

Dietary therapy prescription: cinnamon bark and lean meat soup, eel soup, angelica Chinese date stews mutton.

3. Pattern of Dampness–Heat Obstruction

For the patients with the pattern, they can have the foods that help clear heat, reduce dampness, and dredge collaterals, such as towel gourd, wax gourd, rice bean and corn stigma. Avoid spicy and dryness–heat foods, such as onions, garlic and pepper.

Dietary therapy prescription: loofah lean meat soup.

4. Pattern of Liver and Kidney Deficiency

For the patients with the pattern of liver and kidney yin deficiency, they can have the foods that help nourish yin and replenish essence, and nourish liver and kidney, such as barbary wolfberry fruits, black sesame, and black and white fungus. Avoid eating spicy or dry–heat foods.

Dietary therapy prescription: Lotus lily lean meat soup.

For the patients with the pattern of liver and kidney yang deficiency, they can have the foods that help warm kidney and strengthen yang, such as black bean, walnut, almond, cashew and black sesame. Avoid eating raw fruits and cold food.

Dietary therapy prescription: ginger mutton pot.

Key words

light food   pattern of qi stagnation and blood stasis

pattern of liver and kidney deficiency

Useful sentence

1.You need to get rid of some unhealthy habits.

2.You need to stop skipping breakfast and eat more light foods and vegetables.

性食物及生冷瓜果、冷饮。

食疗方：肉桂瘦肉汤、鳝鱼汤、当归红枣煲羊肉。

3. 湿热痹阻证

饮食宜进清热利湿通络之品，如丝瓜、冬瓜、赤小豆、玉米须等。忌辛辣燥热之品，如葱、蒜、胡椒等。

食疗方：丝瓜瘦肉汤。

4. 肝肾亏虚证

肝肾阴虚者宜进食滋阴填精、滋养肝肾之品，如枸杞子、黑芝麻、黑白木耳等。忌辛辣香燥之品。

食疗方：莲子百合煲瘦肉汤。

肝肾阳虚者宜进食温壮肾阳，补精髓之品，如黑豆、核桃、杏仁、腰果、黑芝麻等。忌生冷瓜果及寒凉食物。

食疗方：干姜煲羊肉。

关键词汇

清淡食物	气滞血瘀
肝肾亏虚	

有用的句子

1. 您需要改掉一些不健康的生活习惯。
2. 您需要改变不吃早餐的生活习惯，多吃蔬菜，饮食清淡为主。

Section3   TCM Nursing Care in Daily Life

Part 1 Overview

Daily life is closely related to health. To maintain healthy, the balanced diet and a regular life should be kept; otherwise, various diseases and accelerated aging can occur. Many factors influence the occurrence, development and prognosis of diseases. We should carefully consider these factors, and then discriminate different conditions when we treat and care patients. The treatment plan and nursing measures should be based on seasonal conditions, local conditions, and patient's individual conditions.

I. Consideration of Seasonal Conditions

It means that when treatment or nursing care is performed, we should comply with the seasonal conditions. Windy spring, hot summer, damp midsummer, dry autumn and cold winter, are just the seasonal phenomena and they are normally harmless to people. If we adapt to seasonal changes, we can keep some diseases away and stay healthy.

In spring the wind blows throughout the season. We should avoid being attacked by the wind, and replace thick quilt and winter clothes gradually. We should go to bed late and get up early, basking in the sunshine after getting up to nourish liver and prevent being sleepy. In summer, heat and dampness dominate the season and people may easily suffer from heatstroke and diarrhea. We should pay attention to the hygiene of our body, foods and environment in daily life. We should go to bed late and get up early to nourish yang and protect yin. We should reduce outdoor activities at noon when the outdoor temperature is high, and take a walk before going to bed. In autumn, dryness dominates the season. The temperature varies greatly between day and night. We should add quilt and put on warmer clothes gradually to adapt to the condition and enhance our endurance to cold. We should go to bed early, get up early and

第三节　中医生活起居护理

一、概述

生活起居与健康有着密切的关系，要保持身体健康，应做到饮食有节，起居有常，生活规律；若饮食不节，起居无常，就会多病早衰。疾病的发生、发展与转归受多方面因素的影响，在治疗和护理疾病时，应充分考虑各个因素，区别不同的情况，做到因时、因地、因人而异，制定适宜的治疗和护理措施。

1. 因时制宜，顺应四时

它是指根据不同季节和气候特点来选用不同的治疗和护理方法。春风、夏暑（火）、长夏湿、秋燥、冬寒，四季更替变化对人体是无害的，若顺从四时气候变化，则能防止疾病发生，保持身体健康。

春季风气主令，生活起居以避风邪为主，被褥衣着不能减得过早过快。应夜卧早起，晨起后到户外晒太阳，调养肝脏，防春困。夏季暑湿主令，易发生中暑、泄泻，生活起居应注意个人卫生、饮食卫生、环境卫生。应夜卧早起，以养阳护阴为主，中午气温高要减少户外活动，夜寐之前可到户外散步。秋季燥气主令，昼夜温差大，加衣被不宜过早过快，以增强耐寒力。应早卧早起，适当锻炼。冬季寒气主令，宜慎起居，坚持锻炼，防寒保暖。应早卧晚起，午饭后到户外晒太阳。

do moderate exercises. In winter, cold dominates the season. We should pay attention to daily life, keep doing exercises, and keep ourselves warm. We should go to bed early and get up late, and bask in the sunshine after lunch.

II. Consideration of Local Conditions

It means that when treatment or nursing care is performed, they should comply with the local environment. Nurses should know that the seasonal and climatic changes can influence the living environment. For the patients' health consideration, nurses should protect patients from the wind in spring, heat in summer, dampness in midsummer, dryness in autumn, and cold in winter. Wards should be comfortable, tidy, quiet and safe, and have enough daylight, fresh air, appropriate temperature and humidity.

III. Consideration of Individual Conditions

It means that nurses provide the treatment and care according to individual conditions, such as age, sex, physical constitutions, and even his/her habits, etc. Patients should keep their regular daily schedule, have enough rest and sleep, adjust the clothes when climate changes, have healthy and balanced diet, wash hands frequently, pay attention to personal hygiene, keep a regular bowel movement, work and rest moderately, keep proper exercises to strengthen the body and to defend against external pathogens.

Patients may stay away from diseases and pathogenic factors, and keep healthy to prolong life by adapting their life to the environment. Meanwhile, emotional nursing care can help prevent and recover from some diseases. A sudden, intense or prolonged emotional stimulate which exceeds normal level can cause disorder of qi movement, zang–fu organs, yin and yang and disharmony between qi and blood, and then diseases ensue. Nurses should pay attention to the changes of seven emotions of patients—joy, anger, anxiety, thought, sorrow, fear and fright, in order to know their mental states when caring them. Nurses should treat all patients equally, show consideration for them, avoid provoking them, and help them to break negative moods, which

2. 因地制宜，调摄环境

它是根据外界环境的特点制定相适宜的治疗和护理方法。护理人员应主动掌握四时气候变化影响居室环境的规律，做到春防风、夏防暑、长夏防湿、秋防燥、冬防寒，为患者创造良好的休养环境。病室宜舒适整洁、安静安全，阳光充足、空气新鲜，温湿度适宜。

3. 因人制宜，劳逸适度

它是根据患者个体情况，如年龄、性别、体质、生活习惯等不同进行治疗和护理。应养成规律的生活作息，保持充足睡眠，注意休息，气候变化时及时增减衣物。合理饮食，经常洗手，注意个人卫生。保持大便通畅，养成规律排便习惯。劳逸结合，适当户外运动以强筋健骨，抵御外邪。

人的生活起居只有适应自然界的客观变化规律才能辟邪防病，保健延年。同时，情志护理对疾病的预防和康复也起着积极的促进作用。突然、强烈、持久的情志刺激，超出人体的正常生理活动范围，使人体气机紊乱，脏腑、阴阳、气血失调，导致疾病发生。医护人员应注意观察患者的喜、怒、忧、思、悲、恐、惊七情变化，掌握其心理状态，因人施护、一视同仁、诚挚体贴、避免刺激，帮助患者消除不良情绪，以达到预防和治疗疾病的目的。

helps achieve the purpose of prevention and treatment of diseases.

Part 2 Situational Dialogues

I. Discharge Instructions and Life Nurturing in Spring

Li Li: Tom, The doctor says you can be discharged today.

Tom: That's great! Thank you for taking care of me these days.

Li Li: You are welcome. Please pay more attention to your health from now on. Catching that cold made your disease more serious this time.

Tom: What should I pay attention to in my daily life?

Li Li: First of all, you should keep air circulating in your home. Keep the indoor air fresh and avoid a direct blow by wind. You also should keep a regular daily life, alternating work and rest, having enough rest, and exercising properly. In addition, stay away from people who are sick. If you contact them, you should wash your hands and sterilize your utensils properly. Try to avoid going to crowded areas. Change your clothes according to the weather changes. Wipe your sweat off properly and keep away from the wind.

Tom: Keep away from the wind?

Li Li: Right. It is easy to catch a cold since the wind dominates the weather in spring. You need to avoid getting attacked by pathogenic wind in daily life and to replace winter quilts and clothes gradually. In the spring, days become longer and nights shorter. You should get up early, go outdoors and bask in the sunshine. All these tips are good for your liver, since liver qi tends to be excessive and spleen qi to be deficient relatively in spring, so it's easy to get sleepy. It is necessary to keep a sleep schedule. Go to bed late and get up early.

Tom: Oh, I see. I don't know that there's so much to pay attention to.

Li Li: Yes. Apart from these, you should maintain a healthy diet and good mood. Take your medications on time and see a doctor if you feel uncomfortable. All precautions are listed on this sheet. Please read it and feel free to let me know if you have any questions.

二、情景对话

1. 出院指导与春季养生

李莉：汤姆，医生说您今天可以出院啦！

Tom：太好了！这段时间谢谢你们的照顾。

李莉：应该的。您回去以后还是要多多注意哦，您这次疾病加重就是因为感冒引起的。

Tom：有什么要注意的呢？

李莉：首先家里要经常通风，保持空气新鲜，通风时避免直接吹风。其次作息要规律，劳逸结合，注意休息，适当锻炼。还有就是如果有人感冒，尽量避免与他们密切接触，接触后及时洗手，用具及时消毒。尽量少去人员密集的公共场所。外出时根据天气变化，及时增减衣物，出汗了要及时擦干，适当避风。

Tom：避风？

李莉：是的。春天风气主令，人很容易感冒，平常要注意避风邪，被褥衣着不能减得过早过快。春天昼渐长夜渐短，要习惯早起，然后多到户外晒太阳，这也有利于调养肝脏。春天肝气旺，脾气相对不足，人会"春困"，应该夜卧早起。

Tom：原来这么多讲究啊！

李莉：是啊。除了生活起居要多留心，您也要保证营养健康的饮食，保持心情愉快，按时服药，有不舒服及时就诊。这张单子上罗列了一些出院的注意事项，您看一看，还有不明白的您再问我。

Tom：Okay, thank you!

II. Emotion Management in Nursing Care

Li Li：Tom, why did your blood pressure suddenly rise to such a high level?

Tom：Oh! I got angry with my son.

Li Li：Please calm down. Lie down and take a rest. Let me tell you how to manage your emotions.

Li Li：You know, people's emotions have a close relationship with their physical health. In order to stay healthy, you need to control your temper because getting angry will harm your liver. People are easy to lose their temper in summer because of the hot weather. Developing hobbies such as reading, watching TV, listening to music can help you to calm down. Doing exercises, such as playing basketball, taking a walk, and practicing Tai-chi, or traveling, all could help you to distract your attention and regulate your emotions.

Li Li：We also have the Five-Element Music Therapy in TCM, which means choosing particular types of music for specific symptom patterns to treat the disease. According to the restriction of five phases, the melodies such as "Jiang He Shui" (means "river water") and "Hangong Qiuyue" (means "Autumn Moon and Palace") are good for managing your mood and blood pressure.

Tom：Really?

Li Li：You may try it. You can also choose some more specific activities, such as "lowering blood pressure exercise" and "tongue exercise". Those activities are not only simple but also helpful for regulating your blood pressure.

Tom：I have learned these before.

Li Li：Great! We all have bad days sometimes. What's important is to find a proper way to improve your mood. Here we have public activity room where you can watch TV, read books, and listen to music. You can come here to talk with us when you are in bad mood.

Tom：好的，谢谢您！

2. 情志护理

李莉：汤姆，怎么突然血压这么高呀？

Tom：嗨，还不是因为我那不争气的儿子。

李莉：您躺下歇一会，消消气儿。听我给您说道说道。

李莉：咱们这个情绪呀跟身体健康有密切的关系，要保持身体健康，您就得好好调节心情，总生气伤肝脏。夏天天儿热，人容易激动发火，您更得保持好心情。别总念叨孩子的事儿，培养培养自己的兴趣爱好，看电视，看书，听音乐这些都可以宁心养神；有时间出去锻炼锻炼，打球、散步、打太极拳、旅游这些都可以帮您转移注意力，调节情绪。

李莉：我们中医有五音疗法，它讲究根据不同证型选择不同的音乐。您生气的时候可以听一听《江河水》《汉宫秋月》，这是利用五行相克原理，以商调式音乐制约愤怒情绪，帮您稳定血压。

Tom：是么？

李莉：您可以尝试一下。您也可以选择一些更有针对性的活动，比如降压操、舌操，这些活动简单易行，可以帮助您调节血压。

Tom：这个我学过的。

李莉：那就好。人都会有心情不好的时候，关键是要找到合适的方法改善情绪。我们这儿有活动室，心情不好的时候可以过去看看电视，看看书，听听音乐，您也可以找我们唠一唠。

Tom: Sounds great!

Li Li: Well, take a rest please. I'll come back soon.

Tom: Okay, thank you!

III Advice on the Exercises for Health Promotion

Li Li: Tom, why do you always stay in bed?

Tom: I think that staying in bed to rest is good for my health.

Li Li: That is not necessarily true. The doctor said that you could get up to do some activities. Doing exercises can strengthen your body and maintain your health.

Tom: What kind of exercise should I do?

Li Li: There are a variety of exercises. For example, you could take a walk in the corridor after a meal, which is good for digestion. You could also visit the Garden of TCM Culture in the afternoon to get some fresh air.

Li Li: You could also do some slow and gentle exercises, such as Taichi chuan and Baduanjin qigong, which can increase blood circulation, promote digestion, improve health, and promote longevity. We practice every afternoon in the ward. Come and join us!

Tom: I will.

Li Li: You should wear loose clothes and suitable shoes for these exercises.

Tom: No problem.

Li Li: You can go to the park to breathe fresh air and exercise after you leave the hospital. Don't exercise when you are hungry since it will lead to hypoglycemia. Don't exercise immediately after meals since it could influence digestion and lead to stomach diseases. Don't exercise before going to bed since it will lead to insomnia caused by over excitation. You can do some housework in your power when you are at home, and don't sit or lie in bed all the time.

Tom: Got it! Thank you so much!

Tom：真不错！

李莉：好了，您先休息一下，等会儿我再来看您！

Tom：好嘞，谢谢您！

3. 运动养生

李莉：Tom，您怎么总躺在床上呀？

Tom：我觉得躺着静养对身体好。

李莉：不一定呀，医生说您可以下床活动的。适当运动可以增强体质，保持身体健康呢！

Tom：怎么运动呢？

李莉：运动的方式有很多啊！吃完饭您可以在走廊里走两圈，帮助消化；下午可以去院子里的中药文化园转转，呼吸呼吸新鲜空气。

李莉：您还可以做一些缓慢柔和的运动，类似太极拳、八段锦。这些都有助于改善血循环、促消化、强身益寿，我们每天下午进行教学，您可以来活动室跟我们一起练习。

Tom：好的。

李莉：参加锻炼时尽量穿宽松的衣服，选一双合适的鞋。

Tom：好的。

李莉：等您出院以后还可以多去公园锻炼，呼吸呼吸新鲜空气。不过饿的时候别运动，容易低血糖；饭后也不宜立即运动，影响消化还容易引起肠胃的疾病；睡前不能剧烈运动，要不然太亢奋会失眠。在家也可以做一些力所能及的家务活，劳动也是一种锻炼，不要再长时间坐着躺着啦。

Tom：我知道了，谢谢您！

Key words

windy spring   hot summer

damp midsummer   dry autumn

cold winter

Useful Sentences

1.Keep balanced diet and a regular daily schedule to maintain good health.

2.Wards should be comfortable, tidy, quiet and safe, and have enough daylight, fresh air, and appropriate temperature and humidity.

关键词汇

春风	夏暑
长夏湿	秋燥
冬寒	

有用的句子

1. 要保持身体健康，应做到饮食有节，起居有常，生活规律。

2. 病室宜舒适整洁、安静安全，阳光充足、空气新鲜，温湿度适宜。

Chapter 3　Common Terms in TCM Practice（Chinese–English）

第三章　临床常用中医术语（中－英）

a

ashi point

moxa stick

moxibustion with moxa stick

moxa cone

belch

tranquilize the mind

tuina, medical massage

b

eight methods

cupping

white coating

hemiplegia

wrap-boiling

dry and cracked coating

sorrow

nasal congestion and runny nose

papula

dry stool

constipation

passing bloody purulent stool

ice pack

mechanism of disease

tonification

tonifying kidney

tonifying kidney and replenishing qi

a

阿是穴

艾条

艾条灸

艾柱

嗳气

安神

按摩；推拿

b

八法

拔罐

白苔

半身不遂

包煎

爆裂苔

悲

鼻塞流涕

扁平丘疹

便干

便秘

便脓血

冰袋

病机

补法

补肾

补肾益气

nourishing blood

tonifying qi and replenishing blood

insomnia

aphasia

c

gastric upset

shivering

pattern of intestinal dampness-heat

tidal fever

deep pulse

morning stiffness

teeth-marked tongue

administered after dissolved

pattern of conception and governor vessels disharmony

bleeding

panting, asthma

gasp

windy spring

sharp pain

migraine pain

d

difficulty in defecation

soft unformed stool

loose stool

large intestine

taking the medication as tea

补血；养血
补益气血
不寐
不语

c

嘈杂
颤抖
肠道湿热证
潮热
沉脉
晨僵
齿痕舌
冲服
冲任失调证
出血
喘促
喘息
春风
刺痛
窜痛

d

大便不畅
大便不实
大便稀溏
大肠
代茶饮

morbid leucorrh(o)ea

gallbladder

pattern of stagnant heat in gallbladder

pattern of gallbladder heat invading stomach

sweating only on head

pale tongue

light red tongue

night sweat

de qi

geographical tongue

acupoint pressing

electrode

cold winter

pattern of toxic–heat accumulation

polyhidrosis

dream–disturbed sleep

polyphagia

e

nausea

deafness

tinnitus

auricular point

auricular point sticking therapy

urinary and fecal incontinence

f

promoting sweat to release the exterior

带下异常

胆

胆腑郁热证

胆热犯胃证

但头汗出

淡白舌

淡红舌

盗汗

得气

地图舌

点法

电极板

冬寒

毒热蕴结证

多汗

多梦

多食易饥

e

恶心

耳聋

耳鸣

耳穴

耳穴贴压

二便失禁

f

发汗解表

cold

fever

lassitude

Vaseline

sour regurgitation, acid regurgitation

taking medication after meal

taking medication before meal

formula

greasy and sweet, strong-tasted foods

lung

pattern of spleen-qi and lung-qi deficiency

pattern of lung qi stagnation

pattern of lung and kidney deficiency

pattern of lung-kidney qi deficiency

pattern of lung-yin deficiency

wind/wind pathogen

pattern of the exterior fettered by wind-cold

pattern of wind-cold attacking collaterals

pattern of wind-fire attacking upward

pattern of wind-heat invading the exterior

pattern of wind-heat invading lung

pattern of wind-heat attacking collaterals

pattern of wind-phlegm blocking colleterals

athma induced by wind

pattern of external wind invading

invigorating vital qi and the body

floating pulse

curdy coating

abdominal pain

发凉

发热

乏力

凡士林

反酸

饭后服

饭前服

方剂

肥甘厚味

肺

肺脾两虚证

肺气郁闭证

肺肾两虚证

肺肾气虚证

肺阴虚证

风；风邪

风寒束表证

风寒袭络证

风火上扰证

风热犯表证

风热犯肺证

风热袭络证

风痰阻络证

风哮

风邪外犯证

扶正强身

浮脉

腐苔

腹痛

diarrhea

abdominal distension

g

liver

pattern of damp–heat in liver and gallbladder

pattern of liver and gallbladder stagnation

pattern of heat accumulaton in stomach and gallbladder

pattern of hyperactive liver–fire

pattern of liver fire flaring up

pattern of stagnant heat in liver channel

pattern of liver and kidney deficiency

pattern of liver and kidney depletion

pattern of liver–kidney yin–deficiency

pattern of liver qi invading stomach

pattern of stagnant qi in liver and stomach

pattern of stagnant heat in liver and stomach

pattern of liver depression and spleen deficiency

pattern of liver depression and qi stagnation

scaling

perianal wet

perianal fissure pus

perianal abscess

perianal itching

perianal pain

high fever

hypertension

plaster

hemoptysis

腹泻

腹胀

g

肝

肝胆湿热证

肝胆郁滞证

肝胆蕴热证

肝火亢盛证

肝火上炎证

肝经郁热证

肝肾不足证

肝肾亏虚证

肝肾阴虚证

肝胃不和证

肝胃气滞证

肝胃郁热证

肝郁脾虚证

肝郁气滞证

干燥脱屑

肛周潮湿

肛周溃口流脓

肛周脓肿

肛周瘙痒

肛周疼痛

高热

高血压

膏药

咯血

moxibustion with ginger

indirect moxibustion

ataxia

osteodynia

fracture

limb dysfunction after fracture healing

Gua Sha (scraping therapy)

scraping plate

joint deformity

arthroncus and arthralgia

cupping spots

h

cold, cold pathogen

pattern of congealing cold and blood stasis

alternative fever and chill

pattern of cold-damp inducing arthralgia

pattern of cold and dampness stasis

pattern of cold wheezing

promoting sweat

harmonizing method

melena

amaurosis

red tongue

decocted later

thick coating

dyspnea

slippery pulse

eliminating phlegm

隔姜灸

隔物灸

共济失调

骨痛

骨折

骨折愈合后肢体功能障碍

刮痧

刮痧板

关节畸形

关节肿痛

罐痕

h

寒；寒邪

寒凝血瘀证

寒热往来

寒湿痹阻证

寒湿瘀滞证

寒哮证

汗法

和法

黑便

黑矇

红舌

后下

厚苔

呼吸困难

滑脉

化痰

relief

yellowish leukorrhagia

jaundice

yellow coating

circling moxibustion

faint

activating blood

activating blood and eliminating stasis

activating blood and eliminating stasis

activating blood and dredging collaterals

activating blood and nourishing yin

activating blood to relieve pain

fire, fire pathogen

pattern of heat accumulation

j

too hungry to eat

activating channel qi

indirect moxibustion

invigorating spleen

reversing fire

crimson tongue

releasing the exterior

detoxification

detoxifying toxin and reducing swelling

clearing summer heat

steep wax

acupoint massage

fright

缓解

黄带

黄疸

黄苔

回旋灸

昏厥

活血

活血化瘀

活血祛瘀

活血通络

活血养阴

活血止痛

火；火邪

火毒蕴结证

j

饥不欲食

激发经气

间接灸；隔物灸

健脾

降火

绛舌

解表

解毒

解毒消肿

解暑

浸蜡法

经穴推拿

惊

dyskinesia in neck and upper limbs

have a pain in neck and shoulders

IV (intravenous) therapy nurse

mirror tongue

moxibustion

lassitude

k

increasing appetite

anti–inflammation and analgesic

granula

cough and expectoration

fear

halitosis

bland taste in mouth

dry mouth

thirst

bitter taste in mouth

thrush

sticky slimy sensation in mouth

mouth odor

astringent in mouth

sour taste in the mouth

facial paralysis

l

wax cake

wax bag

颈肩及上肢活动受限

颈肩疼痛

静脉治疗护士

镜面舌

灸（法）

倦怠乏力

k

开胃

抗炎镇痛

颗粒剂

咳嗽咯痰

恐

口臭

口淡

口干

口渴

口苦

口糜

口黏腻

口气

口涩

口酸

口眼歪斜

l

蜡饼法

蜡袋法

wax therapy

hypochondrium pain

abdominal urgency

tenesmus

physiotherapy room

regulating qi

draining dampness

inducing diuresis to alleviate edema

taking medication before sleep

scale

decocted separately

retained cupping

six fu-organs

six excesses

spasm

m

numbness

moxibustion with grainsized cone

pattern of blood vessel stasis

pulse menifestation

plum-blossom needling

oppressive pain

erosion

red complexion

florid complexion

complexion

pale complexion

slightly pale complexion

蜡疗技术

肋痛

里急

里急后重

理疗室

理气

利湿

利水消肿

临睡服

鳞屑

另煎

留罐

六腑

六淫

挛急

m

麻木

麦粒灸

脉络瘀阻证

脉象

梅花针

闷痛

糜烂

面赤

面红

面色

面色苍白

面色淡白

lusterless complexion

sallow complexion

improving eyesight

swelling and pain in eye

xenophthamia

pattern of failing to nourish eye collaterals

blind

dryeye

eyepain

dizziness

itching of eye

eating in evening and vomiting in morning

n

poor appetite

slimy coating

greasy coating

abnormal urine output

hydrouria

turbid urine

spine pinching

anger

o

vomiting

hematemesi

面色少华

面色萎黄

明目

目赤疼痛

目睛干涩

目络失养证

目盲

目涩

目痛

目眩

目痒

暮食朝吐

n

纳呆

腻苔

黏腻苔

尿量异常

尿量增多

尿浊

捏脊

怒

o

呕吐

呕血

p

dysuria

bladder

foamy urine

prohibited combination

erubescence

cutaneous pruritus

purpura

lesions pink

lesions hypertrophy infiltration

lassitude

spleen

pattern of spleen qi deficiency

pattern of spleen- kidney qi deficiency

pattern of spleen-kidney yang deficiency

pattern of dampness-heat in spleen and stomach

pattern of deficiency-cold in spleen and stomach

pattern of spleen deficiency with blood stasis

pattern of spleen deficiency and qi sinking

pattern of spleen deficiency and overdampness

pattern of spleen deficiency and dampness accumulation

pattern of spleen deficiency and stomach heat

stuffiness and fullness

taking medication frequently in smaller doses

balancing yin and yang

normal pulse

p

排尿困难

膀胱

泡沫尿

配伍禁忌

皮肤潮红

皮肤瘙痒

皮肤紫癜

皮损淡红

皮损肥厚浸润

疲乏无力

脾

脾气虚证

脾肾气虚证

脾肾阳虚证

脾胃湿热证

脾胃虚寒证

脾虚夹瘀证

脾虚气陷证

脾虚湿盛证

脾虚湿蕴证

脾虚胃热证

痞满

频服

平衡阴阳

平脉

q

seven emotions

short breath

pattern of deficient qi failing to control

pattern of qi deficiency and blood stasis

pattern of qi deficiency

pattern of both qi and blood depletion

pattern of qi and blood deficiency

pattern of qi and yin deficiency

pattern of qi stagnation and phlegm obstruction

pattern of qi stagnation and phlegm condensation

pattern of qi stagnation and blood stasis

palpation and pulse taking

light food

clearing

clearing liver and purging fire

clear heat

clearing heat and detoxifying toxins

clearing heat to cool blood

clearing heat and purging fire

clearing heat and tonifying yin

papule

dry autumn

difficulty in flexion and extension

dispelling wind and dampness

dispeling dampness

eliminating stasis to promote regeneration

eliminating stasis and reducing edema

q

七情

气促，气短

气虚不摄证

气虚血瘀证

气虚证

气血亏虚证

气血两虚证

气阴两虚证

气郁痰阻证

气滞痰凝证

气滞血瘀证

切诊

清淡食物

清法

清肝泻火

清热

清热解毒

清热凉血

清热泻火

清热滋阴

丘疹

秋燥

屈伸不利

祛风除湿

祛湿

祛瘀生新

祛瘀消肿

sparrow-pecking moxibustion

r

pattern of searing heat-toxin

pattern of heat toxin and blood stasis

pattern of heat toxin

hot wheezing

kneading

softening hardness and dissipating mass

soft tissue injury

moistening intestine

s

triple energizers

dispelling cold

itch

rough pulse

excessive internal heat

pattern of upper heat and lower cold

heartburn

oliguria

lack of vitality

stiff tongue and speech difficulties

tongue coating

pale coating

tongue manifestation

tongue inspection

tongue body

雀啄灸

r

热毒炽盛证

热毒血瘀证

热毒证

热哮证

揉法

软坚散结

软组织损伤

润肠

s

三焦

散寒

瘙痒

涩脉

上火

上热下寒证

烧心

少尿

少神

舌强语蹇

舌苔

舌苔淡白

舌象

舌诊

舌体

red tongue

fever getting worse at night

coma, unconsciousness

nervous tension

mental fatigue

fatigue and lassitude

kidney

pattern of kidney essence depletion

pattern of kidney qi depletion

pattern of kidney deficiency and blood stasis

exudation

promoting production of fluid

insomnia

loss of vitality

dampness

pattern of dampness–heat arthralgia

pattern of dampness–heat and toxin accumulation

pattern of dampness–heat internal obstruction

pattern of dampness–heat infusing downward

pattern of dampness–heat stasis

pattern of dampness–heat and stasis obstruction

pattern of dampness–heat accumulation

pattern of dampness–heat blocking collaterals

pattern of thick dampness

replete pulse

postprandial abdominal distension

poor appetite

blurred vision

restless fever in hands and feet

舌质红

身热夜甚

神昏

神经紧张

神疲

神疲乏力

肾

肾精亏损证

肾气亏虚证

肾虚血瘀证

渗出

生津

失眠

失神

湿；湿邪

湿热痹阻证

湿热毒蕴证

湿热内阻证

湿热下注证

湿热瘀结证

湿热瘀阻证

湿热蕴结证

湿热阻络证

湿浊证

实脉

食后腹胀

食欲不振

视物模糊

手足烦热

sweating in palms and soles

dispersing wind

soothing liver

soothing liver and harmonizing stomach

soothing liver and invigorating spleen

soothing liver and regulating qi

loose striae and interstitial space

regulating qi movement

summer heat, summer heat pathogen

pattern of summer-heat-dampness attacking the exterior

acupoint

rapid pulse

vesicles

edema, oedema

thought

four qi

four examinations

numbness in limbs

ache

t

yellowish and greasy coating

excessive phlegm

pattern of phleqm-heat stagnation

pattern of phlegm clouding orifices

phlegm rale

pattern of phlegm-heat in large intestine

pattern of phlegm-heat internal obstruction

pattern of phlegm-heat disturbing the internal

手足心汗

疏风

疏肝

疏肝和胃

疏肝健脾

疏肝理气

疏通腠理

疏通气机

暑；暑邪

暑湿袭表证

腧穴；穴位

数脉

水疱

水肿

思

四气；四性

四诊

四肢麻木

酸痛

t

苔白黄腻

痰多

痰火郁结证

痰蒙清窍证

痰鸣

痰热腑实证

痰热内闭证

痰热内扰证

pattern of phlegm-heat blocking lung

pattern of internal retention of phlegm-dampness

pattern of phlegm dampness

pattern of phlegm dampness blocking collaterals

pattern of phleqm amalgamated with stasis

pattern of thick phlegm obstructing lung

probe

scald

pain, ache

lose weight

regulating qi and blood

harmonizing spleen and stomach

relaxing bowels

dredging channel and activating collateral

dredging collaterals

migratory pain

heaviness in head and body

headache

headache and painful stiff nape

dizziness

dizziness, light-headedness

distention of head

top heavy

lower temperature

acid regurgitation

dysphagia

W

pattern of internal phlegm retention and exterior cold

痰热阻肺证

痰湿内停证

痰湿证

痰湿阻络证

痰瘀互结证

痰浊雍肺证

探棒

烫伤

疼痛

体重下降

调节气血

调理脾胃

通便

通经活络

通络

痛无定处

头身困重

头痛

头项强痛

头晕

头晕目眩

头胀

头重脚轻

退烧

吞酸

吞咽困难

W

外寒内饮证

Chinese topical medicines

abdominal distension

epigastric oppression and poor appetite

cowherb seed

inspecting

pattern of diseased defense and qi phases

stomach

pattern of exessive heat in stomach and intestine

pattern of stasis in stomach collateral

epigastric region

epigastralgia

epigastric flatulence

pattern of stomach-yin deficiency

pattern of stomack-yin deficiency

warming

moxibustion with mild stimulation

warming channels to dispel cold

warming channel and dredging collateral

warming stomach

warm property

warming yang

warming middle energizer and invigorating spleen

warming the middle energizer and dispelling cold

slow fire

listening and smelling

inquiry about cold and heat

inquiring

non-invasive

dawn diarrhea

外用中药

脘腹胀满

脘痞纳呆

王不留行籽

望诊

卫气同病证

胃

胃肠实热证

胃络瘀阻证

胃脘部

胃脘疼痛

胃脘胀满

胃阴不足证

胃阴虚证

温法

温和灸

温经散寒

温经通络

温胃

温性

温阳

温中健脾

温中散寒

文火

闻诊

问寒热

问诊

无创的／非侵入性的

五更泄

five flavors

vexing heat in chest, palms and soles

vexing heat in the chest, palms and soles

five zang-organs

strong fire

aversion to cold

aversion to cold with fever

X

joy

fine pulse

purgation

edema in lower limbs

dyskinesia in lower limbs

decocted first

pattern of congenitally deficiency

string-like pulse

promote digestion

emaciation

reducing swelling and relieving pain

poor urine flow

brown urine

frequent urination

small intestine

wheeze

pattern of searing pathogenic heat

pattern of overactive pathogen and vital qi deficiency

hypochondriac pain

diarrhea

五味

五心烦热

五心烦热

五脏

武火

恶（wù）寒

恶（wù）寒发热

X

喜

细脉

下法

下肢浮肿

下肢活动受限

先煎

先天不足证

弦脉

消食

消瘦

消肿止痛

小便不畅

小便黄赤

小便频数

小肠

哮鸣

邪热炽盛证

邪盛正虚证

胁痛

泄泻

purge fire

heart

dysphoria and insomnia

dysphoria and thirsty

susceptibility to rage due to dysphoria

pattern of heart-qi and lung-qi deficiency

palpitation

unease

pattern of timidity due to heart deficiency

pattern of heart blood stasis

move qi

moving qu and reducing distension in stomach

move qi to relieve pain

oppression in the chest

fullness and discomfort in chest and hypochondrium

vacuous pulse

pattern of deficiency-induced asthma

suspended moxibustion

dizziness

acupoint injection

acupoint patching

hematuria

pattern of blood heat

pattern of blood deficiency

pattern of qi stagnation and blood stasis

pattern of blood stasis and water retention

pattern of phlegm condensation and blood stasis

pattern of blood stasis and fluid retention

pattern of blood stasis

泻火

心

心烦不眠

心烦口渴

心烦易怒

心肺气虚证

心悸

心神不安

心虚胆怯证

心血瘀阻证

行气

行气消痞

行气止痛

胸闷

胸胁苦满

虚脉

虚哮证

悬灸

眩晕

穴位注射

穴位贴敷

血尿

血热证

血虚证

血瘀气滞证

血瘀水停证

血瘀痰凝证

血瘀饮停证

血瘀证

pattern of blood dryness

fuming-washing therapy

y

pressing pain

dry throat

sore-throat

slurred speech

facial numbness

xerophthalmia scheroma

pattern of yang qi depletion

pattern of dyspnea and yang deficiency

pattern of yang deficiency and water overflow

pattern of yang deficiency

nourishing heart and tranquilizing the mind

melting separately with heat

inability to turn the torso

waist soreness

backache, lumbago

pain in waist and lower extremitie

medicated cupping

the homology of medicine and food

nature of medicines

badsleep

disorder of consciousness

pattern of yin deficiency and toxin lingering

pattern of yin deficiency and wind stirring

pattern of yin deficiency and overactive fire

pattern of yin deficiency and overactive yang

血燥证
熏洗疗法

y

压痛
咽干
咽痛
言语蹇涩
颜面麻木
眼干燥
阳气亏虚证
阳虚喘脱证
阳虚水泛证
阳虚证
养心安神
烊化
腰背部转侧不利
腰酸
腰痛
腰腿疼痛
药罐
药食同源
药性
夜寐不安
意识障碍
阴虚毒恋证
阴虚风动证
阴虚火旺证
阴虚阳亢证

pattern of yin deficiency

pattern of yin and yang deficiency

pattern of yin fluid depletion

decrease in food intake

dull pain

anxiety

pain in right hypochondriac region

distension and fullness in right hypochondriac region

pattern of blood stasis amalgamating with toxin

pattern of blood stasis and toxin accumulation

pattern of blood stasis

pattern of stasis blood blocking collaterals

pattern of original qi collapse

irregular menstration

menoxenia

Z

dryness

delirious speech

perspiration and shaking chills

damp midsummer

distending pain

acupuncture and moxibustion

diagnosis

pattern of vital–qi deficiency and toxin lingering

pattern of lingering pathogen and deficient vital qi

symptom pattern

numbness in limbs

flaccidity and weakness of limbs

阴虚证

阴阳两虚证

阴液亏虚证

饮食减少

隐痛

忧

右肋疼痛

右肋胀满不适

瘀毒互结证

瘀毒内结证

瘀血凝滞证

瘀血阻络证

元气败脱证

月经不调

月经异常

Z

燥；燥邪

谵语

战汗

长夏湿

胀痛

针灸

诊断

正虚毒恋证

正虚邪恋证

证型

肢体麻木

肢体痿软

swelling in limbs

direct moxibustion

stopping bleeding

relieving itch and pain

therapy

Chinese Patent Medicine

Chinese medicinal

TCM enema

TCM cold compress

TCM iontophoresis

TCM bathing

TCM hot ironing compress

TCM hot compress

TCM application

TCM fuming

TCM injection

the TCM diet

swelling

nourishing yin

nourishing yin and clearing heat

nourish yin and moisturize the lungs

spontaneous perspiration

slide cupping, moving cupping

肢体肿胀

直接灸

止血

止痒镇痛

治法

中成药

中药

中药灌肠

中药冷敷

中药离子导入

中药泡洗

中药热熨敷

中药湿热敷

中药涂药

中药熏蒸

中药注射剂

中医饮食

肿胀

滋阴

滋阴清热

滋阴润肺

自汗

走罐

Chapter 4　Common Diseases Names in TCM （Chinese–English）

第四章　常用中医病名（中－英）

b

psoriasis

acute deafness, sudden deafness

nasosinusitis

c

dyspnea

quick pulse, paroxysmal atrial fibrillation

d

colon polyp

leukorrhea, pelvic inflammatory disease

erysipelas

gallbladder distention, cholecystitis

e

hiccup

ear distended pain

f

lung cancer

pulmonary heart disease

lung distension, chronic obstructive pulmonary disease

g

acute episodes of hepatolithiasis

b

白疕
暴聋
鼻渊

c

喘病
促脉证（阵发性心房颤动）

d

大肠息肉
带下证（盆腔炎性疾病）
丹毒
胆胀（胆囊炎）

e

呃逆病
耳胀

f

肺癌
肺心病
肺胀（慢性阻塞性肺疾病）

g

肝胆管结石急性发作期

anal fistula

anal abscess, perianal and perirectal abscesses

high fever

osteoarthrosis

rheumatism involving bone

osteonecrosis, femoral head necrosis

h

mixed hemorrhoid

j

muscular rheumatism

abdominal mass, liver cirrhosis

acute pharyngeal tumefaction

acute tonsillitis

acute nonlymphocytic leukemia

furuncle and carbuncle

colorectal cancer

clustered nodules

palpitations

open fracture of tibia and fibula

k

aphtha

l

chronic shank ulcer

肛漏病

肛痈（肛门直肠周围脓肿）

高热

骨关节病

骨痹（风湿性骨关节炎）

骨蚀（股骨头坏死）

h

混合痔

j

肌痹

积聚（肝硬化）

急喉痹

急乳蛾病

急性非淋巴（髓）细胞白血病

疠病

结直肠癌

筋结

惊悸

胫腓骨骨折

k

口疮

l

臁疮

premature ovarian failure

stiff neck

m

chronic fatigue syndrome(CFS)

chronic renal failure

facial paralysis, facial neuritis

eye itch

o

vomiting

acute gastritis

q

optic atrophy

r

mammary nodule

breast carcinoma, breast cancer

acute mastitis

weak eyesight

s

herpes zoster

focal segmental glomerulosclerosis

卵巢早衰
落枕

m

慢性疲劳综合征
慢性肾衰
面瘫病
目痒病

o

呕吐
呕吐（急性胃炎）

q

青盲

r

乳癖
乳腺癌
乳痈（急性乳腺炎）
弱视

s

蛇串疮（带状疱疹）
肾风（局灶节段性肾小球硬化）

t

acid regurgitation, gastroesophageal reflux disease

W

fever caused by the exterior contraction

arthralgia with joint deformity, RA(rheumatoid arthritis)

tennis elbow

gastric cancer

gastroptosis

epigastralgia

peptic ulcer, gastriculcer

X

knee osteoarthritis

cervical spondylosis

diabetes

diabetic peripheral neuropathy

diabetic nephropathy

diabetic retinopathy

bronchial asthma

obstruction of heart-qi

heart failure

angina pectoris

dizziness

blood collapse

t

吐酸证（胃食管反流病）

w

外感发热

尪痹（类风湿关节炎）

网球肘

胃癌

胃缓

胃脘痛

胃疡

x

膝痹病（膝关节骨性关节炎）

项痹病

消渴病

消渴病痹症

消渴病肾病

消渴目病

哮病（支气管哮喘）

心痹

心衰病

胸痹心痛病（心绞痛）

眩晕

血脱

y

muscular strain of the lumbar region

herniation of lumbar intervertebral disc

drug-induced liver injury

urticaria

depressive disease

z

mumps

severe palpitations

hemorrhoids

stroke

lichen planus，anaphylactoid purpura

y

腰肌劳损

腰椎间盘突出症

药物性肝损伤

瘾疹

郁病

z

痄腮

怔忡

痔病

中风

紫癜风（过敏性紫癜）

Appendix :   Common Terms in TCM Practice (Chinese-English)

a

abdominal distension

abdominal pain

abdominal urgency

abnormal urine output

ache

acid regurgitation

activating blood

activating blood and dredging collaterals

activating blood and eliminating stasis

activating blood and nourishing yin

activating blood to relieve pain

activating channel qi

acupoint

acupoint injection

acupoint massage

acupoint patching

acupoint pressing

acupuncture and moxibustion

administered after dissolved

alternative fever and chill

amaurosis

anger

anti-inflammation and analgesic

附：常用中医术语查询表（中－英）

a

腹胀；脘腹胀满

腹痛

里急

尿量异常

酸痛

吞酸

活血

活血通络

活血化瘀；活血祛瘀

活血养阴

活血止痛

激发经气

腧穴；穴位

穴位注射

经穴推拿

穴位贴敷

点法

针灸

冲服

寒热往来

黑矇

怒

抗炎镇痛

anxiety

aphasia

application of Chinese topical medicines

arthroncus and arthralgia

ashi point

astringent in mouth

ataxia

athma induced by wind

auricular point

auricular point sticking therapy

aversion to cold

aversion to cold with fever

b

backache， lumbago

badsleep

balancing yin and yang

belch

bitter taste in mouth

bladder

bland taste in mouth

bleeding

blind

blurred vision

brown urine

c

Chinese medicinal

忧

不语

中药涂药

关节肿痛

阿是穴

口涩

共济失调

风哮

耳穴

耳穴贴压

恶（wù）寒

恶（wù）寒发热

b

腰痛

夜寐不安

平衡阴阳

嗳气

口苦

膀胱

口淡

出血

目盲

视物模糊

小便黄赤

c

中药

Chinese Patent Medicine

Chinese topical medicines

circling moxibustion

clear heat

clearing

clearing heat and detoxifying toxins

clearing heat and purging fire

clearing heat and tonifying yin

clearing heat to cool blood

clearing liver and purging fire

clearing summer heat

cold

cold winter

cold, cold pathogen

coma, unconsciousness

complexion

constipation

cough and expectoration

cowherb seed

crimson tongue

cupping

cupping spots

curdy coating

cutaneous pruritus

d

damp midsummer

dampness

dawn diarrhea

中成药

外用中药

回旋灸

清热

清法

清热解毒

清热泻火

清热滋阴

清热凉血

清肝泻火

解暑

发凉

冬寒

寒；寒邪

神昏

面色

便秘

咳嗽咯痰

王不留行籽

绛舌

拔罐

罐痕

腐苔

皮肤瘙痒

d

长夏湿

湿；湿邪

五更泄

de qi

deafness

decocted first

decocted later

decocted separately

decrease in food intake

deep pulse

delirious speech

detoxification

detoxifying toxin and reducing swelling

diagnosis

diarrhea

diarrhea

difficulty in defecation

difficulty in flexion and extension

direct moxibustion

disorder of consciousness

dispeling dampness

dispelling cold

dispelling wind and dampness

dispersing wind

distending pain

distension and fullness in right hypochondriac region

distention of head

dizziness

dizziness

dizziness

dizziness, light-headedness

draining dampness

得气

耳聋

先煎

后下

另煎

饮食减少

沉脉

谵语

解毒

解毒消肿

诊断

腹泻

泄泻

大便不畅

屈伸不利

直接灸

意识障碍

祛湿

散寒

祛风除湿

疏风

胀痛

右肋胀满不适

头胀

目眩

头晕

眩晕

头晕目眩

利湿

dream-disturbed sleep

dredging channel and activating collateral

dredging collaterals

dry and cracked coating

dry autumn

dry mouth

dry stool

dry throat

dryeye

dryness

dull pain

dyskinesia in lower limbs

dyskinesia in neck and upper limbs

dysphagia

dysphoria and insomnia

dysphoria and thirsty

dyspnea

dysuria

e

eating in evening and vomiting in morning

edema in lower limbs

edema, oedema

eight methods

electrode

eliminating phlegm

eliminating stasis and reducing edema

eliminating stasis to promote regeneration

emaciation

多梦

通经活络

通络

爆裂苔

秋燥

口干

便干

咽干

目涩

燥；燥邪

隐痛

下肢活动受限

颈肩及上肢活动受限

吞咽困难

心烦不眠

心烦口渴

呼吸困难

排尿困难

e

暮食朝吐

下肢浮肿

水肿

八法

电极板

化痰

祛瘀消肿

祛瘀生新

消瘦

epigastralgia

epigastric flatulence

epigastric oppression and poor appetite

epigastric region

erosion

erubescence

excessive internal heat

excessive phlegm

exudation

eyepain

f

facial numbness

facial paralysis

faint

fatigue and lassitude

fear

fever

fever getting worse at night

fine pulse

fire, fire pathogen

five flavors

five zang–organs

flaccidity and weakness of limbs

floating pulse

florid complexion

foamy urine

formula

four examinations

胃脘疼痛

胃脘胀满

脘痞纳呆

胃脘部

糜烂

皮肤潮红

上火

痰多

渗出

目痛

f

颜面麻木

口眼歪斜

昏厥

神疲乏力

恐

发热

身热夜甚

细脉

火；火邪

五味

五脏

肢体痿软

浮脉

面红

泡沫尿

方剂

四诊

four qi

fracture

frequent urination

fright

fullness and discomfort in chest and hypochondrium

fuming-washing therapy

g

gallbladder

gasp

gastric upset

geographical tongue

granula

greasy and sweet, strong-tasted foods

greasy coating

Gua Sha (scraping therapy)

h

halitosis

harmonizing method

harmonizing spleen and stomach

have a pain in neck and shoulders

headache

headache and painful stiff nape

heart

heartburn

heaviness in head and body

hematemesi

四气；四性
骨折
小便频数
惊
胸胁苦满
熏洗疗法

g

胆
喘息
嘈杂
地图舌
颗粒剂
肥甘厚味
黏腻苔
刮痧

h

口臭
和法
调理脾胃
颈肩疼痛
头痛
头项强痛
心
烧心
头身困重
呕血

hematuria

hemiplegia

hemoptysis

herbal bathing

high fever

hot wheezing

hydrouria

hypertension

hypochondriac pain

hypochondrium pain

i

ice pack

improving eyesight

inability to turn the torso

increasing appetite

indirect moxibustion

inducing diuresis to alleviate edema

inquiring

inquiry about cold and heat

insomnia

insomnia

inspecting

invigorating spleen

invigorating vital qi and the body

irregular menstration

itch

itching of eye

IV (intravenous) therapy nurse

血尿

半身不遂

咯血

中药泡洗

高热

热哮证

尿量增多

高血压

胁痛

肋痛

j

冰袋

明目

腰背部转侧不利

开胃

间接灸；隔物灸

利水消肿

问诊

问寒热

不寐

失眠

望诊

健脾

扶正强身

月经不调

瘙痒

目痒

静脉治疗护士

j

jaundice

joint deformity

joy

k

kidney

kneading

l

lack of vitality

large intestine

lassitude

lesions hypertrophy infiltration

lesions pink

light food

light red tongue

limb dysfunction after fracture healing

listening and smelling

liver

loose stool

loose striae and interstitial space

lose weight

loss of vitality

lower temperature

lung

lusterless complexion

j

黄疸

关节畸形

喜

k

肾

揉法

l

少神

大肠

乏力；倦怠乏力；疲乏无力

皮损肥厚浸润

皮损淡红

清淡食物

淡红舌

骨折愈合后肢体功能障碍

闻诊

肝

大便稀溏

疏通腠理

体重下降

失神

退烧

肺

面色少华

m

mechanism of disease

medicated cupping

melena

melting separately with heat

menoxenia

mental fatigue

migraine pain

migratory pain

mirror tongue

moistening intestine

morbid leucorrh(o)ea

morning stiffness

mouth odor

move qi

move qi to relieve pain

moving cupping

moving qu and reducing distension in stomach

moxa cone

moxa stick

moxibustion

moxibustion on ginger ； moxibustion with ginger

moxibustion with grainsized cone

moxibustion with mild stimulation

moxibustion with moxa stick

m

病机

药罐

黑便

烊化

月经异常

神疲

窜痛

痛无定处

镜面舌

润肠

带下异常

晨僵

口气

行气

行气止痛

走罐

行气消痞

艾柱

艾条

灸（法）

隔姜灸

麦粒灸

温和灸

艾条灸

n

nasal congestion and runny nose

nature of medicines

nausea

nervous tension

night sweat

non-invasive

normal pulse

nourish yin and moisturize the lungs

nourishing blood

nourishing heart and tranquilizing the mind

nourishing yin

nourishing yin and clearing heat

numbness

numbness in limbs

o

oliguria

oppression in the chest

oppressive pain

osteodynia

p

pain in right hypochondriac region

pain in waist and lower extremity

pain, ache

pale coating

n

鼻塞流涕

药性

恶心

神经紧张

盗汗

无创的 / 非侵入性的

平脉

滋阴润肺

补血；养血

养心安神

滋阴

滋阴清热

麻木

四肢麻木；肢体麻木

o

少尿

胸闷

闷痛

骨痛

p

右肋疼痛

腰腿疼痛

疼痛

舌苔淡白

pale complexion

pale tongue

palpation and pulse taking

palpitation

panting, asthma

papula

papule

passing bloody purulent stool

pattern of lung-kidney qi deficiency

pattern of blood stasis and fluid retention

pattern of blood stasis and water retention

pattern of liver qi invading stomach

pattern of blood stasis

pattern of blood stasis

pattern of blood deficiency

pattern of blood dryness

pattern of blood heat

pattern of blood stasis amalgamating with toxin

pattern of blood stasis and toxin accumulation

pattern of blood vessel stasis

pattern of both qi and blood depletion

pattern of cold and dampness stasis

pattern of cold wheezing

pattern of cold-damp inducing arthralgia

pattern of conception and governor vessels disharmony

pattern of congealing cold and blood stasis

pattern of congenitally deficiency

pattern of damp-heat in liver and gallbladder

pattern of dampness-heat accumulation

面色苍白

淡白舌

切诊

心悸

喘促

扁平丘疹

丘疹

便脓血

肺肾气虚证

血瘀饮停证

血瘀水停证

肝胃不和证

血瘀证

瘀血凝滞证

血虚证

血燥证

血热证

瘀毒互结证

瘀毒内结证

脉络瘀阻证

气血亏虚证；气血两虚证

寒湿瘀滞证

寒哮证

寒湿痹阻证

冲任失调证

寒凝血瘀证

先天不足证

肝胆湿热证

湿热蕴结证

pattern of dampness–heat and stasis obstruction

pattern of dampness–heat and toxin accumulation

pattern of dampness–heat arthralgia

pattern of dampness–heat blocking collaterals

pattern of dampness–heat in spleen and stomach

pattern of dampness–heat infusing downward

pattern of dampness–heat internal obstruction

pattern of dampness–heat stasis

pattern of deficiency–cold in spleen and stomach

pattern of deficiency–induced asthma

pattern of deficient qi failing to control

pattern of diseased defense and qi phases

pattern of dyspnea and yang deficiency

pattern of exessive heat in stomach and intestine

pattern of external wind invading

pattern of failing to nourish eye collaterals

pattern of gallbladder heat invading stomach

pattern of heart blood stasis

pattern of heart–qi and lung–qi deficiency

pattern of heat accumulation

pattern of heat accumulation in stomach and gallbladder

pattern of heat toxin

pattern of heat toxin and blood stasis

pattern of hyperactive liver–fire

pattern of internal phlegm retention and exterior cold

pattern of internal retention of phlegm–dampness

pattern of intestinal dampness–heat

pattern of kidney essence depletion

pattern of kidney deficiency and blood stasis

湿热瘀阻证

湿热毒蕴证

湿热痹阻证

湿热阻络证

脾胃湿热证

湿热下注证

湿热内阻证

湿热瘀结证

脾胃虚寒证

虚哮证

气虚不摄证

卫气同病证

阳虚喘脱证

胃肠实热证

风邪外犯证

目络失养证

胆热犯胃证

心血瘀阻证

心肺气虚证

火毒蕴结证

肝胆蕴热证

热毒证

热毒血瘀证

肝火亢盛证

外寒内饮证

痰湿内停证

肠道湿热证

肾精亏损证

肾虚血瘀证

pattern of kidney qi depletion

pattern of lingering pathogen and deficient vital qi

pattern of liver and gallbladder stagnation

pattern of liver and kidney deficiency

pattern of liver and kidney depletion

pattern of liver depression and spleen deficiency

pattern of liver depression and qi stagnation

pattern of liver fire flaring up

pattern of liver-kidney yin-deficiency

pattern of lung and kidney deficiency

pattern of lung qi stagnation

pattern of lung-qi deficiency; pattern of lung-yin deficiency

pattern of original qi collapse

pattern of overactive pathogen and vital qi deficiency

pattern of phlegm clouding orifices

pattern of phlegm condensation and blood stasis

pattern of phlegm dampness

pattern of phlegm dampness blocking collaterals

pattern of phlegm-heat blocking lung

pattern of phlegm-heat disturbing the internal

pattern of phlegm-heat in large intestine

pattern of phlegm-heat internal obstruction

pattern of phleqm amalgamated with stasis

pattern of phleqm-heat stagnation

pattern of qi and blood deficiency

pattern of qi and yin deficiency

pattern of qi deficiency

pattern of qi deficiency and blood stasis

pattern of qi stagnation and blood stasis

肾气亏虚证

正虚邪恋证

肝胆郁滞证

肝肾不足证

肝肾亏虚证

肝郁脾虚证

肝郁气滞证

肝火上炎证

肝肾阴虚证

肺肾两虚证

肺气郁闭证

肺阴虚证

元气败脱证

邪盛正虚证

痰蒙清窍证

血瘀痰凝证

痰湿证

痰湿阻络证

痰热阻肺证

痰热内扰证

痰热腑实证

痰热内闭证

痰瘀互结证

痰火郁结证

气血两虚证

气阴两虚证

气虚证

气虚血瘀证

气滞血瘀证

pattern of qi stagnation and blood stasis

pattern of qi stagnation and phlegm condensation

pattern of qi stagnation and phlegm obstruction

pattern of searing heat–toxin

pattern of searing pathogenic heat

pattern of spleen deficiency and dampness accumulation

pattern of spleen deficiency and overdampness

pattern of spleen deficiency and qi sinking

pattern of spleen deficiency and stomach heat

pattern of spleen deficiency with blood stasis

pattern of spleen– kidney qi deficiency

pattern of spleen qi deficiency

pattern of spleen–kidney yang deficiency

pattern of spleen–qi and lung–qi deficiency

pattern of stagnant heat in gallbladder

pattern of stagnant heat in liver and stomach

pattern of stagnant heat in liver channel

pattern of stagnant qi in liver and stomach

pattern of stasis blood blocking collaterals

pattern of stasis in stomach collateral

pattern of stomach–yin deficiency

pattern of stomack–yin deficiency

pattern of summer–heat–dampness attacking the exterior

pattern of the exterior fettered by wind–cold

pattern of thick dampness

pattern of thick phlegm obstructing lung

pattern of timidity due to heart deficiency

pattern of toxic–heat accumulation

pattern of upper heat and lower cold

血瘀气滞证

气滞痰凝证

气郁痰阻证

热毒炽盛证

邪热炽盛证

脾虚湿蕴证

脾虚湿盛证

脾虚气陷证

脾虚胃热证

脾虚夹瘀证

脾肾气虚证

脾气虚证

脾肾阳虚证

肺脾两虚证

胆腑郁热证

肝胃郁热证

肝经郁热证

肝胃气滞证

瘀血阻络证

胃络瘀阻证

胃阴不足证

胃阴虚证

暑湿袭表证

风寒束表证

湿浊证

痰浊壅肺证

心虚胆怯证

毒热蕴结证

上热下寒证

pattern of vital-qi deficiency and toxin lingering

pattern of wind-cold attacking collaterals

pattern of wind-fire attacking upward

pattern of wind-heat attacking collaterals

pattern of wind-heat invading lung

pattern of wind-heat invading the exterior

pattern of wind-phlegm blocking colleterals

pattern of yang deficiency

pattern of yang deficiency and water overflow

pattern of yang qi depletion

pattern of yin and yang deficiency

pattern of yin deficiency

pattern of yin deficiency and overactive fire

pattern of yin deficiency and overactive yang

pattern of yin deficiency and toxin lingering

pattern of yin deficiency and wind stirring

pattern of yin fluid depletion

perianal abscess

perianal fissure pus

perianal itching

perianal pain

perianal wet

perspiration and shaking chills

phlegm rale

physiotherapy room

plaster

plum-blossom needling

polyhidrosis

polyphagia

正虚毒恋证

风寒袭络证

风火上扰证

风热袭络证

风热犯肺证

风热犯表证

风痰阻络证

阳虚证

阳虚水泛证

阳气亏虚证

阴阳两虚证

阴虚证

阴虚火旺证

阴虚阳亢证

阴虚毒恋证

阴虚风动证

阴液亏虚证

肛周脓肿

肛周溃口流脓

肛周瘙痒

肛周疼痛

肛周潮湿

战汗

痰鸣

理疗室

膏药

梅花针

多汗

多食易饥

poor appetite

poor urine flow

postprandial abdominal distension

pressing pain

probe

prohibited combination

promote digestion

promoting production of fluid

promoting sweat

promoting sweat to release the exterior

pulse menifestation

purgation

purge fire

purpura

r

rapid pulse

red complexion

red tongue

reducing swelling and relieving pain

regulating qi

regulating qi and blood

regulating qi movement

relaxing bowels

releasing the exterior

relief

relieving itch and pain

replete pulse

restless fever in hands and feet

纳呆；食欲不振

小便不畅

食后腹胀

压痛

探棒

配伍禁忌

消食

生津

汗法

发汗解表

脉象

下法

泻火

皮肤紫癜

r

数脉

面赤

红舌；舌质红

消肿止痛

理气

调节气血

疏通气机

通便

解表

缓解

止痒镇痛

实脉

手足烦热

retained cupping

reversing fire

rough pulse

S

sallow complexion

scald

scale

scaling

scraping plate

seven emotions

sharp pain

shivering

short breath

six excesses

six fu–organs

slide cupping, moving cupping

slightly pale complexion

slimy coating

slippery pulse

slow fire

slurred speech

small intestine

soft tissue injury

soft unformed stool

softening hardness and dissipating mass

soothing liver

soothing liver and harmonizing stomach

soothing liver and invigorating spleen

留罐

降火

涩脉

S

面色萎黄

烫伤

鳞屑

干燥脱屑

刮痧板

七情

刺痛

颤抖

气促，气短

六淫

六腑

走罐

面色淡白

腻苔

滑脉

文火

言语謇涩

小肠

软组织损伤

大便不实

软坚散结

疏肝

疏肝和胃

疏肝健脾

soothing liver and regulating qi

sore-throat

sorrow

sour regurgitation; acid regurgitation

sour taste in the mouth

sparrow-pecking moxibustion

spasm

spine pinching

spleen

spontaneous perspiration

steep wax

sticky slimy sensation in mouth

stiff tongue and speech difficulties

stomach

stopping bleeding

string-like pulse

strong fire

stuffiness and fullness

summer heat; summer heat pathogen

susceptibility to rage due to dysphoria

suspended moxibustion

sweating in palms and soles

sweating only on head

swelling

swelling and pain in eye

swelling in limbs

symptom pattern

疏肝理气

咽痛

悲

反酸

口酸

雀啄灸

挛急

捏脊

脾

自汗

浸蜡法

口黏腻

舌强语蹇

胃

止血

弦脉

武火

痞满

暑；暑邪

心烦易怒

悬灸

手足心汗

但头汗出

肿胀

目赤疼痛

肢体肿胀

证型

t

taking medication after meal

taking medication before meal

taking medication before sleep

taking medication frequently in smaller doses

taking the medication as tea

TCM cold compress

TCM enema

TCM fuming

TCM hot compress

TCM hot ironing compress

TCM injection

TCM iontophoresis

teeth–marked tongue

tenesmus

the homology of medicine and food

the TCM diet

therapy

thick coating

thirst

thought

thrush

tidal fever

tinnitus

tongue body

tongue coating

tongue inspection

tongue manifestation

t

饭后服

饭前服

临睡服

频服

代茶饮

中药冷敷

中药灌肠

中药熏蒸

中药湿热敷

中药热熨敷

中药注射剂

中药离子导入

齿痕舌

里急后重

药食同源

中医饮食

治法

厚苔

口渴

思

口糜

潮热

耳鸣

舌质；舌体

舌苔

舌诊

舌象

tonification

tonifying kidney

tonifying kidney and replenishing qi

tonifying qi and replenishing blood

too hungry to eat

top heavy

tranquilize the mind

triple energizers

tuina, medical massage

turbid urine

U

unease

urinary and fecal incontinence

V

vacuous pulse

Vaseline

vesicles

vexing heat in （the） chest, palms and soles

vomiting

W

waist soreness

warm property

warming

warming channel and dredging collateral

warming channels to dispel cold

补法

补肾

补肾益气

补益气血

饥不欲食

头重脚轻

安神

三焦

按摩；推拿

尿浊

U

心神不安

二便失禁

V

虚脉

凡士林

水疱

五心烦热

呕吐

W

腰酸

温性

温法

温经通络

温经散寒

warming middle energizer and invigorating spleen

warming stomach

warming the middle energizer and dispelling cold

warming yang

wax bag

wax cake

wax therapy

wheeze

white coating

wind/wind pathogen

windy spring

wrap–boiling

X

xenophthamia

xerophthalmia scheroma

y

yellow coating

yellowish and greasy coating

yellowish leukorrhagia

温中健脾

温胃

温中散寒

温阳

蜡袋法

蜡饼法

蜡疗技术

哮鸣

白苔

风；风邪

春风

包煎

X

目睛干涩

眼干燥

y

黄苔

苔白黄腻

黄带

参考文献

1. 孙秋华.中医护理学 [M].北京：人民卫生出版社，2014.

2. 郝玉芳，马良宵.中医护理学 [M].北京：人民卫生出版社，2015.

3. 腾佳林.中药学 [M].北京：人民卫生出版，2007.

4. 周仲瑛.中医内科学 [M].北京：中国中医药出版社，2015.

5. 张伯礼.中成药临床合理使用读本 [M].北京：中国古籍出版社，2011.

6. 北京大学第一医院中西医结合研究所译.WHO 西太平洋地区传统医学名词术语国际标准 [M].北京：北京大学医学出版社，2009.

7. 郝玉芳.中医护理学基础 [M].北京：人民卫生出版社，2015.

8. 沈爱娟，祝海林，段建华，等.太阳穴手动按摩装置研究与应用 [J].护理学报，2013.20（9A）：77-78.

9. 邱茂良.针灸学 [M].上海：上海科学技术出版社，1985.

10. 陈鹏，张海芬.郑胜明.颈性头痛风池穴按揉术诊疗规范化方案研究 [J].浙江中医药大学学报，2012，30（4）：411-412.

11. 施亮华，冷晓辉，翟剑霜，等.按压内关穴治疗呃逆疗效观察 [J].实用临床医药杂志.2012，16（8）：43-44.

12. 冯肇颜.按压足三里配合床上体操促进腹部术后肛门排气的尝试 [J].国际医药卫生导报，2014，20（4）：559-562.

13. 贾东生，苑斌.刺五加片口服与按摩百会穴治疗失眠22例 [J].中国中医药现代远程教育.2010，8（15）：47.

14. 解勇，何春江，运动员赛前失眠的推拿治疗.四川中医 [J].2002，（20）：77-78.